创伤疗愈
经典书系

儿童

Awakening the
Ordinary Miracle
of Healing

心理创伤 的

预防

Trauma Through a Child's Eyes

与疗愈

（Peter A. Levine）　　（Maggie Kline）

[美] 彼得·A.莱文 玛吉·克莱恩 —著　杨磊 李婧煜 —译

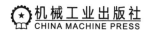

机械工业出版社
CHINA MACHINE PRESS

图书在版编目（CIP）数据

儿童心理创伤的预防与疗愈 /（美）彼得·A. 莱文（Peter A. Levine），（美）玛吉·克莱恩（Maggie Kline）著；杨磊，李婧煜译.—北京：机械工业出版社，2023.6（2024.7 重印）

（创伤疗愈经典书系）

书名原文：Trauma Through a Child's Eyes: Awakening the Ordinary Miracle of Healing

ISBN 978-7-111-73370-6

I.①儿⋯　Ⅱ.①彼⋯②玛⋯③杨⋯④李⋯　Ⅲ.①儿童－精神疗法

Ⅳ.① R749.940.5

中国国家版本馆 CIP 数据核字（2023）第 124722 号

机械工业出版社（北京市百万庄大街 22 号　邮政编码 100037）
策划编辑：刘利英　　　　　　责任编辑：刘利英
责任校对：张爱妮　李　婷　　责任印制：单爱军
保定市中画美凯印刷有限公司印刷
2024 年 7 月第 1 版第 3 次印刷
170mm×230mm・24.5 印张・360 千字
标准书号：ISBN 978-7-111-73370-6
定价：99.00 元

电话服务　　　　　　　　　网络服务

客服电话：010-88361066　　机　工　官　网：www.cmpbook.com

　　　　　010-88379833　　机　工　官　博：weibo.com/cmp1952

　　　　　010-68326294　　金　书　网：www.golden-book.com

封底无防伪标均为盗版　　　机工教育服务网：www.cmpedu.com

谨以此书献给世界上正在成长和尚未出生的儿童。希望他们在成长中能摆脱心理创伤的阴影，生活愉快，少受苦难；希望他们能提升心理韧性，内心保持平和，生活充满乐趣，丰富先天智慧。也祝愿我们所有人，因为儿童是我们的未来，是我们的希望。

——彼得、玛吉

推荐序

在美国，每年有超过 400 万儿童受到创伤事件的影响。[1] 如果在这个统计中，关于"心理创伤"的定义局限于狭义的、非常明显的不利情境，如性侵犯、身体虐待、严重伤害、亲人离开或死亡，那么从"心理创伤"的广义视角来看，遭受各种大大小小创伤的儿童人数绝对远远超过 400 万。正如彼得·莱文和玛吉·克莱恩两位作者在本书中所描述的那样，心理创伤并非由外部事件决定，而是由儿童的神经系统对事件的处理方式决定的。基于莱文博士数十年的开创性工作，他们明确表示，正是不良事件引发的未解决情绪的残留和冻结造成了长期的负面影响。

作为一名为成瘾者提供心理服务的医生，我每天都能看到早期创伤经历是如何储存在人们身心之中的，这些创伤经历对外表现为用暴力伤害他人，对内表现为自我伤害的观念或行为。

预防、共情以及巧妙地处理心理创伤的潜在负面影响至关重要。我们知道，负面体验不仅能够让个体形成痛苦的记忆或无意识负面状态，还可能导致脑化学物质和身体生理机制的终生变化。创伤经历甚至可以影响未出生的胎儿。一项研究发现，遭受"9·11"恐怖袭击事件的孕妇，其子女出生后长至一岁时，血液中的应激激素——皮质醇水平仍会异常。[2] 多项对人和动物的研究发现，不良的早期经历可能会导致大脑中负责调节情绪和行为的基本化学物质出现永久性失衡。

许多我们认为理所当然、经常发生的"普通"日常事件其实都有可能造成心理创伤。儿童越小，这些事件的伤害性越难为人所觉察（却依然能给儿童造成创伤性的影响）。例如，某儿童不小心摔倒，这是件小事，但是如果他不能以健康合理的方式来处理摔倒事件的影响，尤其是因为"过度反应"而感到羞耻或被贴上"过于敏感"的标签，这次"微不足道"的摔倒就会给该儿童造成心理创伤。如果儿童没有得到足够的支持、没有做好充分的准备或者他的反应没有得到共情，即使是采取医疗措施也会产生长期的负面影响。正如莱文和克莱恩极力宣称的那样，我们的文化以多种方式在不知不觉中给孩子们带来了创伤，比如，非必要的侵入性分娩手术，制度化、机械化的教学方法，父母过于痛苦而忽视孩子情感需求的离婚案件。

本书也传达了一个好消息：许多心理创伤是可以预防的。事件的发生是不可避免的，但它们的创伤影响可以大幅度降低，或者至少最小化。关键在于，成人要允许和鼓励孩子在遭遇创伤事件时能够顺其自然，将本能的惊恐、战栗等情绪反应自然表达出来；而不是试图压抑或控制这些反应，对孩子进行单纯说教或投射成人自己的恐惧和焦虑。

作者传授的秘诀是成人首先要关注自己的情绪状态，因为只有成人保持镇定、游刃有余和胸有成竹的状态，儿童才有可能缓解紧张。成人所持的状态比应对方式更为重要。更准确地说，当成人面对令人不安的情境时，所持的状态将决定应对方式和应对结果。莱文和克莱恩向读者推荐了最好的教练——自己的身体和感觉，以此来指导创伤治疗工作。

莱文和克莱恩在书中介绍的心理创伤预防技术具有科学、简洁、对具体步骤解说到位、具体操作的理论依据充分等优点。他们以严谨的态度在实践中将"心理创伤预防"的原则具体运用于从婴儿期到青春期的孩子，满足不同阶段孩子的特定需求。本书不是一本教材，尽管它可以有效地代替许多教材；也不是一本应对心理创伤的自助图书。这本书的目的是唤醒父母或心理工作者等儿童照料者爱的洞察力，是指导成人帮助儿童渡过难关的手册，如果没有成人的共情和熟练的干预，这些难关会给儿童留下终生创伤。

　　我认为没有任何一本书可以与本书相媲美。如果说有些书以其创造性"打破原有模式"，本书则更进一步：它开创了自己的独特风格，能够为关注儿童健康和幸福的人们提供帮助。

——加博尔·马泰博士（Gabor Maté）

《每个孩子都需要被看见》

《身体会替你说不》等著作的作者

序　言

　　本书旨在成为儿童心理创伤预防和治疗领域的一本通俗易懂、具体详细的指南，既能够为儿童的父母、照料者等人提供预防和治疗儿童心理创伤的方法，也能为在学校、医疗机构和心理治疗室等机构从事儿童工作的各学科专业人员提供必要的工具。本书一方面提出了便捷易操作的建议，帮助陷入困境的人群重新寻回轻松安全的生活；另一方面还根据两位作者的工作经验介绍了大量案例。

　　彼得·莱文博士的工作得益于他医学生物物理学、心理生理学和心理学的多学科背景，他的新颖观点来自他对野生动物在自然环境中的本能行为进行的细致观察。基于观察到的自然现象，他注意到动物天生对创伤症状具有免疫力，为此在 35 年的时间里创立并完善了名为"身体体验疗法"（somatic experiencing，SE）的心理干预方法。

　　莱文博士对心理创伤的独特疗法得到了广大业内外人士的广泛认可。他的国际畅销书《唤醒老虎：启动自我疗愈本能》（*Waking the Tiger: Healing Trauma*）已经以 18 种语言出版。他还出版了《治愈创伤：恢复身体智慧的新方案》（*Healing Trauma: A Pioneering Program in Restoring the Wisdom of Your Body*）（配套光盘版）；还有音频课程：《不要再来伤害我：引导儿童走出创伤》（*It Won't Hurt Forever: Guiding Your Child Through Trauma*）和《性疗愈：转化原本难以避免的伤害》（*Sexual Healing: Transforming the Sacred Wound*），这两个音频课程均由"Sound True"平台录制。莱文博士是一位广受欢迎的演讲者、教师和顾问，他在亚利桑那州的社区成瘾戒除康复中心——"原上草中心"（The Meadows）担任顾问，还在社区主持了应对战争创伤和自然灾害创伤的基层工作，其专业培训项目更是在国际上发展迅速。

玛吉·克莱恩是一名教师、心理治疗师和学校心理学家，近 30 年来一直致力于帮助各年龄段的儿童。10 多年前，她师从莱文博士，积淀了丰富的知识，为心理创伤解决方案奠定了坚实的基础，该方案有效而又温和，不受文化、种族、宗教和社会经济等因素的限制。她创造性地将艺术、游戏、诗歌、故事与身体体验疗法运用于私人诊所和公立学校等场所，以及儿童父母等对象，她还是莱文博士负责的人类福祉基金会（FHE）专业认证项目的高级培训师，负责开展身体体验疗法的培训。此外，玛吉还于 2004 年印度洋大海啸后前往泰国进行创伤救援工作。她与彼得·莱文在"Sound True"平台共同制作了音频学习节目，并于 2002 年在《母亲》杂志第一期上共同发表了《不要再来伤害我：引导儿童走出创伤》一文。

世界上许多儿童遭遇过严重可怕、无法应对的经历，这些经历即使是成人也难以承受，会给年轻生命带来更加沉重的打击。彼得和玛吉衷心希望能帮助这些儿童减轻不必要的痛苦。创伤会引发暴力，暴力会进而造成新的创伤，作者旨在提供必要的知识、案例和练习活动来打破这种恶性循环。当内心的混乱转化为平静时，儿童可以自由地发展出强大的自我意识，为成为真正的自己奠定基础。在这份内容翔实的指南中，作者试图引导读者去建立"关爱社区"，培养和增强儿童先天的心理弹性；引导社区、学校、医院和诊所树立预防为主的意识，以扭转当前的不利局面，指明新的前进方向。

多种创伤刺激都能够导致个体产生各种症状，对内表现为焦虑和疾病，对外表现为多动和侵犯。本书能够为这些症状提供有效的治疗方案。彼得和玛吉两位作者希望越来越多的有识之士能够加入进来，学习并运用创伤心理干预技术，营造一个安全幸福的社会，保证儿童自由健康地成长。

本书概览

　　本书逐步讲述了"情绪急救"（emotional first aid）在孩子受伤和情绪崩溃后的具体应用，主要面向广大普通读者，也有专为家长、教育和医务工作者提供的感兴趣章节。

　　心理创伤不仅来自儿童虐待和暴力等灾难性事件，也可能来自通常被认为影响甚微的事件，如轻微交通事故、侵入性医疗措施和手术治疗、父母离婚或分居、摔倒、骑自行车发生意外等。然而人们往往将这些常见的经历看作普通事件，忽视了它们带来心理创伤的可能性。无论是什么原因造成的心理创伤都能被治愈，而且可以使用书中介绍的技能来进行预防。

　　两位作者旨在通过提供一些具体方法来减少儿童不必要的痛苦，这些方法可以指导与儿童有关联的成人，进而预防和治疗心理创伤对儿童的负面影响。莱文博士在创伤领域有近 40 年的研究经验，他认为创伤的基础是生理反应，因为人类先天具有特殊的生存机制，在面对威胁时往往来不及思考，主要靠本能做出反应。这种观点很大程度上来自莱文博士的生物学背景，但是其独特的理论取向是基于他对野生动物行为的研究提出来的。

在《唤醒老虎：启动自我疗愈本能》的第 1 章中对此进行了详细介绍。

动物行为与人类创伤现象之间的联系最早由莱文博士在 20 世纪 60 年代末发现，他发现野生动物虽然经常受到捕猎的威胁，却很少体验到创伤。莱文博士对该现象进行深入研究后发现动物有一种与生俱来的能力，在遭遇生命威胁后能够彻底"摆脱"不良后果，不会遗留负面影响。对人脑的研究让他开始思考人类是否拥有与动物相同的先天能力，只是由于某些未知原因，人类没有利用或抛弃了这种能力。大量的临床实践有力地证明了该理论的正确性。莱文博士发现，在适当的指导下，人类也可以"摆脱"原本可能令人崩溃的事件带来的压倒性的负面影响，恢复正常生活。如果这些事件没有得到解决，创伤的微弱症状会随着时间的推移而累积，直到重大事件被遗忘很久之后才会浮出水面。他注意到，这种情况通常表现为对儿童的权利感和幸福感缓慢而又持久的破坏。创伤往往是限制儿童潜能实现的伤害性事件，通过理解和处理创伤造成的生理影响及程度较轻的心理影响，可以将创伤转化为让儿童获得控制感、心理弹性、力量和成长的机遇。

即使是专业人士，也没有充分认识到或常常忽略未解决的"普通"事件的累积效应可能与灾难性事件一样具有破坏性，因此本书显得尤为重要。虽然已经出版了几本关于儿童医疗急救的书，但没有一本书介绍对具有创伤风险的事件的"情绪急救"。赞德（Zand）、沃尔顿（Walton）和朗德特里（Roundtree）合著的畅销书《儿童医疗急救：给父母的指南》中有一章关于"理解童年创伤"的内容，作者即为莱文博士。

尽管目前已有几本面向普通大众的科普读物面世，然而它们只是介绍了童年缺失、父母离婚、丧亲以及伴随的情绪反应中的某一个主题，亟待出版一本系统全面的指导手册，来指导父母和专业人士温和地引导儿童走出在遭遇各种毁灭性生活事件后即刻产生的惊吓。莱文博士在工作中和书中首次提出了关注非语言生理成分的观点，主张从生理角度出发来治疗心理创伤，关注焦点从传统的有关创伤事件的故事转为之前常被忽视的身体自身的故事，近20年内出版的专业书籍均未涉及该观点。

本书以大量案例介绍了日常生活中的创伤事件，从症状预防的角度讨论了可能造成心理创伤的常见情况，如摔倒、交通事故、外科和牙科手术、溺水、突然分离（例如离婚、死亡、走失）、自然灾害和目睹暴力都有可能给儿童造成心理创伤。虽然这些普通事件不一定会造成心理创伤，但成人要善于通过儿童的语言行为判断他们是否已经被看似微不足道的不幸事件压垮。有了这些知识，成人可以激发儿童自有的内在疗愈过程，以此帮助"处于风险"之中的儿童。另外，本书还以较大篇幅介绍了如何降低儿童遭受性侵犯风险的知识。

此外，本书还设计了一些练习，用于帮助成人及儿童获得相关知识的亲身体验。这些练习能够帮助成人协调好自己的内部状态，切实感受身体是如何发生改变、给自己带来自由感和力量感的。如果成人理解了消除惊吓、恐惧情绪和解除身体紧缩状态的原理，就能够更好地指导儿童。

成人帮助儿童的角色在许多方面类似于创可贴。创可贴并不能治疗伤口，但它能够保护伤口，为身体的自我愈合做好支撑和防护。由于儿童对成人的情绪状态非常敏感，因此对成人来说，保持冷静沉着是非常重要的，这样才能有效满足孩子的心理需求。本书概述了帮助父母成为高效"创可贴"的具体步骤。

本书也有交互式设计，附有韵律儿歌和插图，可以由父母、教师、社会工作者、护士、医务和心理健康专业人员读给幼儿听。本书可以帮助儿童做好接受必要的医疗措施的准备，也能帮助儿童在遭遇压倒性事件或伤害事件后尽快恢复正常，以防止创伤反应的恶化。这些活动既适用于一对一场景，也适用于小群体乃至整个班级的儿童。

儿童先天具有强大的心理弹性，能够从"压力过载"和创伤中恢复健康。有了本书提供的支持和指导，父母和其他成人可以帮助儿童预防创伤反应的出现及恶化。此外，本书还可以用来帮助儿童解决已知和未知的过去创伤事件的残余影响。对过去创伤与现在创伤的预防和治疗将提升儿童的自然复原力，使他们在未来遭遇可能存在风险的情境时能够更加机智、更加灵活。若儿童在父母的支持下也不能解决问题，则应该及时寻求心理治疗师的帮助。

Trauma Through a Child's Eyes

目　　录

第一部分

理解心理创伤

Trauma Through
a Child's Eyes

第 1 章

什么是心理创伤
心理创伤的工作性定义

爬行动物的争斗和领地保护本能，早期哺乳动物的后
代抚养和家庭意识，大脑皮层的符号和语言能力，既能加
重我们的灾难，也能促进我们的救赎。

——琼·休斯敦[1]（Jean Houston）

什么是创伤（trauma）？如今，我们频繁看到"创伤"这个词。专业期刊和主流杂志的头条栏目经常出现"被侵犯之后""解锁创伤"之类的标题。《奥普拉脱口秀》等热播节目向让数百万观众介绍过创伤对生理和心理的负面影响。尤其是"9·11"事件之后，社会高度重视灾难应对方面的研究，各种专业学术交流会上发布的众多研究数据也充分说明创伤对年轻人具有重大影响。现如今大家都已知晓创伤能够给儿童的情绪、身体、认知发展和行为带来破坏性影响。

尽管已有研究对受创者进行了各种各样的研究，但研究集中于各种症状的诊断和用药，少有研究揭示创伤的各种原因，有关创伤预防和治疗的文章更少。"在造成人类痛苦的各种原因之中，创伤可能是最常被回避、被忽略、被轻视、被否定、被误解和未得到处理的原因"。[2]幸运的是，父母、教师和健康专家等人群能够预防创伤的负面影响，并为儿童提供尽可能多的帮助。

随着越来越多的个体目睹甚至遭遇地区性事件或全球性事件，父母、教育者、医疗工作者和治疗师迫切需要学习如何更好地预防创伤。如果你们想帮助越来越多的在痛苦中挣扎的儿童恢复与生俱来的心理弹性，就非常有必要了解创伤的根源。在本章中，我们希望通过对创伤的仔细观察，来弥合人们对创伤的误解和创伤特点之间的鸿沟。

心理创伤源于神经系统，而非源于外部事件

当任何经历如同晴天霹雳骤然降临到我们身上，使我们惊呆时，创伤就发生了！它压垮了我们，让我们发生改变，意识与身体脱节。它还破坏了我们所有的应对机制，让我们感到四肢无力，全身瘫软，孤单无助，万念俱灰。

创伤是赋权（empowerment）的对立面，创伤易感性因人而异，受到多种因素的影响，其中既往创伤史和年龄的影响最大。儿童年龄越小，越有可能被一些常见事件压倒，而这些事件却很难影响大龄儿童或成人。

人们普遍认为创伤症状是外部事件的结果，反映了外部事件的类型和严重性。虽然应激源（stressor）的强度对创伤具有重要影响，但高强度的应激源不等于必然带来创伤。这是因为"创伤并非源于外部事件本身；相反，创伤源于人类的神经系统"。[3]"单一事件"创伤（与长期发生的忽视和虐待相比）的基础是生理的而不是心理的。因为面对威胁时我们来不及进行思考，只能依据本能做出自然反应。人脑的主要功能是维持个体生存！人类在长达2.8亿年的时间内进化出的遗传本能构成了创伤反应的根源。这一本能位于人脑中最古老和最深层的结构中，被称为"爬行动物脑"，简称"爬行脑"。

当脑的这些原始部分感知到危险时，它们会自动激活大量能量。比如，当一位母亲突然看到自己的孩子被压在车下时，体内肾上腺素分泌量激增，帮助她迅速冲过去掀起汽车，救出孩子并转移到安全的地方。这反过来又引起了剧烈的心跳以及其他20多种生理反应，从而使个体做好准备来防御或保护自己及亲人。这些快速的非自主变化包括消化器官和皮肤的血流量减少，战斗状态下负责运动的大肌肉群血流量增加、快速的浅呼吸、唾液分泌量减

少、瞳孔放大增强眼睛的信息接收能力、凝血能力增强、言语能力下降。肌纤维有可能变得高度兴奋，达到颤抖的程度；也有可能在恐惧中崩溃，因为身体不堪重负而停止了运转。

对自身反应的恐惧

当一个人不理解身体内部发生的变化时，那些本是增强身体能力的反应就会带来破坏性。当一个人由于体型、年龄或其他弱点而无法动弹或行动迟缓时，如尚不具有奔跑能力的婴幼儿，这些反应尤为可怕。然而，具备奔跑能力的大龄儿童和成人有时也会遇到难以动弹的场景，例如手术、被性骚扰或被性侵。当个体无法逃跑或战斗，或个体认为自己无法逃跑或战斗时，会表现出"冻结"（freeze）反应。冻结是个体对不可避免的威胁最后做出的自动反应，即使这种威胁是由于自身血液中的微生物超标引起的。婴儿和儿童由于自我保护能力有限，特别容易出现冻结反应，因此很容易受到创伤。这就是为什么成人支持有助于儿童预防创伤及疗愈的原因。

冻结反应之下隐藏着各种生理机制。个体出现冻结反应时，虽然身体看起来处于惰性状态，但是那些推动身体准备逃跑的生理机制可能仍然处于"满负荷"状态。在受到威胁时启动的感觉 - 运动 - 神经元预案反而陷入停滞或"惊吓"状态，此时，个体皮肤变得苍白、眼睛显得茫然、时间感被扭曲。然而这种无助状态下蕴藏着巨大的生命能量，这些能量一直等待着去完成已经开始的应激反应。此外，年幼的儿童往往会绕过主动反应，直接进入抑制状态。无论是哪种情况，他们都需要我们的引导才能完全回到现实生活中来。此外，许多年幼的孩子不是通过逃跑来保护自己，而是通过奔向自己依恋的成人来保护自己。因此，为了帮助儿童解决创伤，成人需要多给儿童带去安全感。

从长远来看，这种能量外溢和生理变化是如何影响我们的？该问题的答案是理解创伤的一个重要内容。答案取决于具有潜在伤害性的事件发生时和发生后的情况。个体如果能尽快"耗尽"防御系统激活的多余能量，就可以避免受到创伤。能量并不会自动消散，如果它们迟迟没有得到完全释放，会被困在身体内，诱发创伤症状。

孩子年龄越小，保护自己的资源就越少。例如，学龄前儿童或小学生面对恶犬，既无法逃跑，也无法与之搏斗；年龄更小的婴儿甚至无法自我保暖。从这个角度来说，成人敏锐觉察并及时满足儿童的安全需要、温暖需要和安静需要，得到儿童的尊重和信任，可以有效帮助儿童预防创伤。此外，成人也可以为儿童提供毛绒玩具、其他玩具或可爱的虚拟人物。当儿童不得不与父母暂时分离时，这些物品可以提供安慰；当他们晚上去自己的卧室睡觉时，它们可以充当哄睡"神器"。这些资源对成人来说效果甚微；对儿童来说却能有效地帮助他们承受压力，预防创伤。

儿童时期曾受过惊吓但幸运地获得过以上安全连接的成人由于亲身经历，会格外关注儿童的各种需要，采取合适的措施满足儿童。然而，这样的情况毕竟是少数，从历史上看，儿童的需要要么被完全忽视，要么被严重低估。畅销书《心智成长之谜》（*The Developing Mind*）的作者、发展精神病学家丹尼尔·西格尔（Daniel Siegel）发布了一份神经生物学领域的综合报告，报告强调成人提供的安全和防范对儿童具有重要意义。个体生命早期脑发育过程伴随着神经元的塑造和消除，儿童和照料者面对面的互动可以促进脑发育，提升儿童的智力、心理弹性和自我调节能力。当儿童遭遇创伤事件时，其神经模式中的相关印记会显著增强。因此，为了促进儿童大脑的健康发育和行为的健康发展，成人有必要学习并实践本书所介绍的情绪急救工具。

创伤处方

个体出现创伤症状的概率与自身抑制水平、最初为准备战斗或逃跑而调动的生存能量的剩余量有关，此时自我保护程序已经失效。儿童特别容易受到创伤的困扰，需要成人支持来消除这种高度紧张的状态。所谓婴幼儿"太小不会受到影响"或"因为他们不记事所以没关系"的观点是不正确的，因为胎儿、新生儿和婴幼儿由于其神经系统、运动系统和知觉系统发育不健全，容易受到压力和创伤的负面影响。这种脆弱性也见于因永久性或暂时性残疾而行动受限的大龄儿童，如有儿童因骨科损伤或矫正而使用夹板、支架或石膏。请看一个真实的案例。

杰克的故事

优等生杰克是一名 11 岁的童子军，他在加利福尼亚州遭遇了一次小地震，震后不久患上了"学校恐惧症"。他的父母并没有把恐惧症和地震联系起来，认为杰克的症状相当神秘。杰克也对自己严重的学校恐惧感到困惑。他解释说自己最近做完背部手术后已经感受不到疼痛，很渴望回到学校和朋友们在一起。然而，他胃部强烈的不适感又使他难以下床。当他遭受恐慌情绪的折磨时，躺在床上无法活动。我共为杰克进行了 3 次咨询。首次咨询，当我聚焦于杰克惶恐不安的感觉（以及他的资源）时发现一个令人惊讶的故事。地震给杰克留下印象最深刻的画面是书柜在摇晃。然而，书柜并没有倒塌，是什么让杰克的感受如此痛苦，以至于不得不远离同学？随着咨询的持续进行，原因很快浮出水面。

当杰克第一次感觉到震动时，他无法准确预测危险程度，他的"爬行脑"觉察到的唯一内容就是"危险信号"，神经系统紧接着非常警觉地对感知到的危险做出了反应。所以即使短暂的震动已经结束，他仍然感到恐慌。当我得知杰克幼时曾因背部手术包扎固定石膏数周时，立即理解了杰克的过度反应。他被治疗过程吓坏了！被石膏模型固定住了！他跟其他年幼的孩子一样，开始在遭遇可怕事件后无力应对主观感知到的四周潜伏的危险。于是杰克受到惊吓后全身瘫软，无法逃离危险情境。在杰克的案例中，石膏模型的"绑缚"让他无法动弹。

当脑发出感觉 – 运动的神经冲动，但肢体却不能运动时，或者运动本身可能会带来危险时，如遭遇性侵犯或接受手术，可能会出现创伤症状，产生烦躁、焦虑、慌乱、麻木等不适感。当身体不能再承受压倒性的感觉时就会崩溃，出现糟糕的退避行为，即习得性无助——这是任何动物在无法主动逃避威胁的情况下容易出现的结果。从背部手术治疗到 11 岁，杰克童年早期的可怕经历一直潜伏在内心深处，长时间处于"被遗忘"状态。

问题是尽管这个事件已经从外显记忆中消失，但身体并没有忘记。在身体能够回到放松的警觉状态之前，完成之前未完成的感觉——运动冲动是一种生理需要。因此，尽管杰克的固定石膏已被拆除，然而未释放完毕的能量和自己被绑缚的神经"印记"仍然存在于神经系统中。

身体残留印记的原因：脑科学研究的启发

为什么即使威胁结束我们也无法摆脱它？为什么我们不同于动物，如果没有得到必要的帮助，就会留下倍感焦虑而又刻骨铭心的记忆，让我们发生永久性的改变？

著名的神经学家安东尼奥·达马西奥（Antonio Damasio）著有《笛卡尔的错误》(*Descartes' Error*)《感受发生的一切》(*The Feeling of What Happens*)等书，他发现情绪在脑中存在专门的解剖映射（anatomical mapping），[4] 用以维持生存。也就是说，恐惧情绪在脑中有一个特殊的神经回路，对应于身体不同部位的特定物理感觉。我们一旦看到、听到、闻到、尝到或感觉到威胁信号，骤然产生的恐惧感会帮助身体制订"逃离或冻结"计划，将自己迅速从危险中解救出来。这个过程会触发记忆，很多时候个体甚至没有形成创伤开始时刻的外显记忆，更会触发强烈的身体反应，如心率迅速加快、大量出汗、感觉痛苦等，这些强烈反应不断出现，就好像威胁持续存在一样。创伤事件诱发的强烈情绪留下了同样强烈的印记，能够提高我们的生存能力，下一次面对同样的危险，可以从容应对。但是，为什么当真正的危险不复存在时，这种反应会带来适应不良？让我们再来看一项研究。

波士顿大学创伤研究带头人巴塞尔·范德考克（Bessel van der Kolk），通过磁共振成像研究了恐惧反应，[5] 发现中脑中有一个小杏仁状的结构，被称为杏仁核。杏仁核对视觉和听觉高度敏感，会组织脑的多个区域来共同处理威胁情境。《情绪大脑》(*The Emotional Brain*) 一书的作者、纽约大学的约瑟夫·勒杜（Joseph LeDoux）认为杏仁核负责早期预警系统，可以提醒并调动身体做好应对危险的准备。[6] 当个体感知到威胁时，杏仁核被快速激活，于是肌肉开始紧张，大量分泌激素并迅速送达全身，帮助个体应对威胁，提高生存概率。负责思维和推理的额叶皮层则负责对信息进行处理，如分辨一只狂吠的狗是朋友还是敌人，身后的影子是跟踪者还是路人，前方的条形物是蛇还是棍子。如果判断狗对自己是友好的，那么额叶皮层就向杏仁核发送信息以平息恐惧。

遗憾的是，创伤患者的大脑皮层发出的信息无法指挥杏仁核，我们无法理性地驱散恐惧，于是出现各种难以控制的反应，表现为对他人发泄极端情绪、默默忍受毁灭性的感觉，或忽视诱发恐惧反应的不良刺激。正如巴塞尔·范德考克所说："在创伤后应激障碍中，额叶皮层被过于敏感的杏仁核控制，思维被情感劫持。因此，创伤后应激障碍患者非常敏感，即使是非常小的刺激，也会引发反应，让他们感觉自己的生命时刻处于危险之中。"[7]

回到杰克的故事

前面的科学解释使我们很容易理解多年后当杰克因第二次手术躺在床上时，小地震是如何从他首次手术的遗留创伤中引发无助感（由身体感觉引发）的。他的身体对当前危险做出的反应说明他仍然被限制在石膏模型中。由于他的身体受到过度敏感的杏仁核的支配，激增的肾上腺素引发了一连串反应，这些反应与他对首次手术的恐惧反应一样糟糕。尽管这些焦虑感表面上看来没有任何意义，但它们使杰克不能正常融入外在世界。当他无法保护自己时所产生的感受其实源于过去的创伤事件，且这种感觉早已铭刻到他的"身体记忆"中，只会削弱他应对地震的信心。由于无法厘清这些危害健康的内部感觉的来源，杰克开始恐慌起来。

杰克所谓的学校恐惧症，其实是对不安感的恐惧。这种不安感是杰克受到限制无法跑到安全之地时，大量释放由早期"印记"诱发的压力激素所导致的结果。幸运的是，当杰克逐渐学会接纳自己的恐惧感时，他的身体就会与过去建立联系，并通过双腿颤抖的方式释放出麻痹的感觉。然后，杰克奇迹般地感觉到双腿想快速奔跑！这正是他的感觉运动系统在第一次手术时计划实施却无法做到的事情。

大部分人都经历过某些看似"普通"的可怕事件，并且没有从这些事件中恢复过来。其中一些看似"被遗忘已久"的经历能够诱发各种情绪症状和生理症状，甚至能影响厌恶和喜好。下一个案例说明这些不曾被关注的事件是如何影响儿童的。

亨　利

四岁的亨利突然不再吃以前最爱的花生酱、果冻和牛奶，当母亲把这些食物端给亨利时，他会变得非常激动，身体绷紧，并一把推开它们，这让亨利的母亲非常担忧。更令人不安的是，每当听到狗叫时，他就会全身颤抖，大声哭泣。母亲无论如何也想不到这种"偏食"和对狗叫声的恐惧与一年前亨利坐在高脚凳上发生的"普通"事件有直接联系。

当时亨利坐在高脚凳上吃自己爱吃的花生酱、果冻和牛奶，他开心地举起半空的玻璃杯让母亲倒满牛奶。然而，亨利没拿稳玻璃杯，杯子砰的一声掉在地上。狗受到惊吓，突然后退撞倒了高脚凳。亨利摔下来，头先触地，躺在地板上大口喘气，呼吸困难。母亲惊叫起来，狗也汪汪乱叫。从母亲的角度来看，亨利对食物的厌恶和对狗的强烈恐惧毫无关联。然而，从创伤的角度来看，摔倒前喝牛奶、吃花生酱和狗乱叫之间的简单联结，构成了巴甫洛夫的条件反射，导致他既恐惧狗叫声，又厌恶这三样食物。

在治疗师的指导下，亨利开始反复"练习"有控制地摔倒在枕头上（本书后文有详细说明），他逐渐适应了身体的重力感，学会了放松肌肉。在此之前，他厌恶曾经爱吃的食物，听到附近的狗叫时难以入睡。而做过几次游戏练习后，这个小男孩再次津津有味地吃起了花生酱等食物，开心地逗狗玩。

动物带来的启发

为什么野外被捕食的动物很少受到创伤？虽然自然环境中野生动物不会像杰克那样经历外科手术和定型模具，但它们的生命经常受到威胁，有时一天经历数次危机。然而，它们在野外却很少受到创伤。对野生动物的观察可以得出如下结论：动物具有从各种各样的危险中复原的内在能力，[8]它们通过战栗、快速眼动、摇摆、喘息和完成运动来消耗滞留的能量。如果我们仔细观察，会发现动物身体恢复平衡的过程伴随着深呼吸。深呼吸能带出机体深处的体验，是正常的自我调节机制和体内平衡机制的一部分。值得高兴的是，我们人类与动物朋友具有相同的能力。

那么为什么人类依然会发生创伤症状呢？这个关键问题有多种解释。一个原因是人类比其他生物复杂得多，天生就有超强的理性头脑，简单来讲，就是我们总是想得太多。思维往往与评价相伴，动物无法用语言来评价它们的感觉和体验，没有内疚、羞耻或责备之情。因此，动物不会像人类一样阻碍恢复平衡、维持稳定的自我疗愈过程。另一个原因是人类不习惯如此强烈的身体反应。如果我们缺乏引导这些自主反应的技能，那么这些在动物身上习以为常的本能对儿童和成人来说却很可怕。此外，儿童健康成长离不开成人的保驾护航，且依赖期远长于动物幼崽的依赖期。儿童只有得到照料者的保护才能恢复正常。

大多数幼龄期的哺乳动物遇到威胁时不是迅速逃离，而是奔向能提供"保护伞"的对象，这个对象通常是母亲，也包括其他成年同类。与此相似，当人类的婴幼儿感受到威胁时，他们会紧紧搂住依恋对象。事实上，所有年龄段的人在遭遇恐惧或压力时都会寻求他人的安慰，如"9·11"事件发生后，当事人与家人或朋友的通话长达几个小时。

如果本应爱护和保护儿童的成人却来伤害、羞辱或侵犯儿童，容易给儿童造成"两难困境"，产生长期的负面影响。这种"两难困境"破坏了儿童内心深处的自我意识和信任感，导致安全感和稳定性大幅降低。因此，如果你的孩子有严重的依恋问题（在领养、寄养家庭中，以及有过分离或虐待经历的家庭中最容易发生），建议去寻求专业心理治疗师的帮助，即使当前没表现出严重症状，也是行之有益的。

幸运的是，本书将指导你帮助儿童像动物一样通过感觉来体验和活动，从而消除强烈的痛苦！你掌握的新知识能帮助儿童从这些非自主反应的体验中摆脱恐惧。无论你是父母、教师、心理治疗师还是医务人员，都可以通过嬉戏、艺术、游戏和活动来帮助自己的孩子和其他像杰克、亨利这样的孩子，如第5章介绍了包含动物意象的韵律儿歌。由于动物具有本能性和非评价性，它们可以成为强大的资源，帮助儿童直接与自己先天具有的自愈能力产生联系。

书中列举了大量的真实案例来说明成人应该如何支持儿童从可怕的、压倒性的经历中康复。虽然不少读者来自私人诊所或学校心理咨询行业，但本书仍然以面向儿童照料者为主，为他们提供"情绪急救"工具。这本书旨在帮助治疗师的自我提升，还能帮助儿童的父母和其他照料者（如医务人员）学习如何识别创伤症状，同时学习便捷易操作的技能来减轻或预防各种事故后的创伤症状。当然，如前所述，强烈建议受创者在必要时接受心理治疗。

第 2 章

心理创伤事件的来源
从普通事件到特殊事件

雨点不停地滴落……

犹如星星滴落的眼泪……犹如星星滴落的眼泪。

雨点不断地诉说着：

我们有多么脆弱……我们有多么脆弱。

——斯汀 *"Fragile"*（歌曲《脆弱》）

本章将探索创伤的诱发事件。有些诱发事件爆发猛烈，易于识别；有些诱发事件则是生活中的日常事件，包括心理工作者在内的大多数人往往会忽视这些日常事件。本章将通过具体案例来讲解怎样帮助儿童顺利度过日常事件和重大事件。

许多父母和心理工作者会把创伤定义为一次突如其来的可怕事件，这类事件较为少见，偶尔运气不佳时才会遭此不幸。在人的一生中，没有人能完全逃脱创伤无处不在的魔爪。尤其是那些在弱小的婴儿期就遭受创伤的人，往往一生都背负着创伤的印记，给日常生活蒙上了一层阴影。

暴力、抢劫、校园枪击、绑架、身体虐待和性侵犯等创伤事件超出了儿童的承受能力，这类事件对绝大多数儿童来说都是难以应对的。另外，一些日常事件不会给成人造成心理创伤，然而，对儿童来说，这些习以为常的事件也有可能带来长期的负面影响。

儿童心理创伤产生的常见原因

摔倒、意外事故、侵入性医疗措施或外科手术是创伤反应最常见的诱因，却因为在日常生活中经常发生，以至于人们很难将事后出现的创伤症状和它们联系起来。一般情况下，这些事件不会持续产生负面影响。然而，不怕一万，就怕万一，为避免此类事件造成创伤体验，要树立"预防重于治疗"的理念。正如你将在本书第二部分学到的那样，在不幸事件发生后，及时预防创伤比治疗创伤要省时省力。为了更好地揭示那些日常事件如何对儿童产生负面影响，让我们一起来看看城乡一天的生活中儿童身边可能发生的各种典型场景。

儿童身边的真实生活事例

下文介绍了 5 位儿童的生活世界，帮助读者直观形象地了解各个年龄段创伤事件的来源。其中的一两个场景甚至会让你想起你认识的某个人！读完这 5 位儿童的困境后，你会发现是哪些事件导致他们如此痛苦。

每次一家人准备上车时，丽莎都会歇斯底里地哭闹。

卡洛斯是一个非常害羞的 15 岁男孩，他长期逃学。"我不想继续在恐惧中度过每一天，"他说，"我只想过正常的生活。"

二年级的萨拉每天早上都会准时上学：但是每到上午 11 点，她就会跑到医疗室说自己胃痛再次发作，尽管她有慢性症状，但并没有检查出任何的器质性病变。

柯蒂斯是一个受欢迎的、性格温柔的中学生，但他告诉母亲说自己总想去踢打别人！他不知道这种冲动来自哪里。两周后，他开始对弟弟表现出攻击性行为。

凯文是一个 3 岁的小朋友，父母很担心他的"自闭症"行为。因为他经常躺在地板上，身体僵硬，假装正在死去，又慢慢地苏醒过来，大喊着："救救我……救救我！"

这些儿童有什么共同之处？他们的症状是怎么出现的？这些症状会随着时间的推移逐渐消失还是更加严重？为了解答教师、医护人员、家长等相关人员的困惑，让我们来分析他们苦恼的根源。

先来看那个大声哭闹的丽莎。3 岁时，家里的面包车被追尾，当时妈妈开车，她系着安全带坐在后座上，她们都没有受伤。肇事车辆也只是轻微受损，事故被认定为轻微剐蹭事故。事故发生时，小丽莎并没有哭泣，直到几周后才出现哭泣行为，从表面来看，她的哭泣与事故没有任何联系。事实上，这次事故让小丽莎出现麻木感，直到几周后，麻木才逐渐消失，恐惧开始浮现，当她走近家里的面包车时，之前表现出的迟钝和食欲不振等症状变成了恐惧的泪水。

丽莎只是经历了一次人生的小插曲，而卡洛斯受到的伤害却是随着时间的推移而加深。5 年多来，他一直被精神异常的继兄恐吓，家里的大人却认为这只是兄弟之间的吵架，所以没有出面帮助卡洛斯。卡洛斯非常害怕，一方面害怕继兄伤害自己，另一方面担心父母会因为自己不能包容精神异常的继兄而感到愤怒。他曾试图向母亲吐露内心的恐惧，但母亲没有帮助他，还反过来要求他更宽容地接纳继兄。除了同样因为家庭矛盾而烦恼的姐姐，再没有人能理解他的痛苦或困境。与此同时，卡洛斯每天都幻想着成为一名职业摔跤手，但他连每天起床上学都坚持不下来，更不用说成为高中运动队的一员了。直到卡洛斯透露了他的自杀计划，父母才意识到反复的身体伤害和精神折磨严重危害了卡洛斯的身心健康。

下一个例子是萨拉，她马上就要升入二年级，为此感到非常高兴。在一次愉快的购物之旅中，她买好了上学要穿的新衣服。回家后却突然得知，父母要离婚，父亲将在 2 周后搬走！她骤然从开学前的兴奋转为恐慌和悲伤，肠胃开始感觉不舒服。难怪她会成为医疗室的常客！

一天早上，柯蒂斯和几名同学在公共汽车站等校车时，目睹了一起驾车枪击案件，受害者在人行道上死亡。回到学校后，他们都接受了心理咨询。然而，随着时间的推移，柯蒂斯仍然显得烦躁不安。

最后一个孩子是凯文。他是剖宫产出生的，随后发现小肠和直肠畸形，需要立即进行修复手术，所以出生后 24 小时进行了紧急手术。一般来说，为了延续病人的生命，需要采取各种必要的医疗措施和手术治疗。但在拯救生命的喜悦和祝福中，人们极易忽视这样一个现实，即这些治疗也可能会带来心理创伤，在手术切口愈合后的很长时间内依然影响患者的情感和行为。

除了柯蒂斯目睹枪击事件和凯文出生后接受重大手术，另外 3 个事例在生活中并不少见。事实上，它们都是典型的生活事件。虽然各个"事件"差异巨大，但共同点在于事件的主人公都难以应对自己的遭遇，每个孩子都因所发生的事件以及他们的体验方式而受到创伤。我们是怎么知道的？答案很简单。事件过后，每个孩子都以特定的方式继续生活，仿佛该事件仍在持续发生。他们被限制或固定在某个时间内，因为他们的身体对"危机"时刻发出的警报做出了反应。虽然他们的外显记忆中并没有该事件的内容，但他们的游戏、行为和身体等方面的不适显示了他们仍在苦苦挣扎，难以应对内部混乱。

上述案例能够帮助你初步了解儿童无法承受的各种日常事件的广度和深度。为了帮助读者深入认识创伤的各种诱因，下文将创伤潜在的诱发事件分为五类。虽然有些诱发事件在意料之中，但有些诱发事件则出乎意料。它们分别是：①意外事故和摔倒；②医疗措施和手术治疗；③暴力行为和袭击；④悲伤和丧失；⑤环境应激源。本章将围绕每一类事件介绍相关案例和急救措施。

意外事故和摔倒

婴儿在蹒跚学步的过程中经常摔倒，这是他们第一次与地心引力进行较量。尝试用不稳定的、摇摇晃晃的双腿走路对他们而言是一个重大挑战。一般来说，这种跌跌撞撞不会对婴儿的身体和情绪造成伤害。这种运动技能的反复练习，有助于培养婴儿的能力和信心。然而，婴幼儿在不小心的时候，偶尔会从楼梯、床或高脚椅子上摔下来。这些情况下的摔倒，可能会给身体和情绪带来伤害。

注意事项

婴儿和学步儿脑震荡的典型症状包括持续哭泣、强迫和无法平静，还可能表现为游戏习惯的改变、对喜爱的玩具或食物失去兴趣、失去平衡、无法巩固新习得的技能，如走路、说话或如厕行为等。这些症状既可能是创伤的症状，也可能是脑震荡的症状。如果你发现他们持续出现上述任何一种症状，甚至有恶化趋势时，必须立刻送他们去医院。特别是头部受到撞击时，更应该去医院进行检查。

随着孩子的成长，他们喜欢参与舞蹈、体操和其他运动。通常，因为孩子不想在父母或同龄人面前显得软弱，他们受伤时会忍住不哭。然而，这种故作坚强的做法常常会干扰情绪和生理压力的释放。在孩子的生活中，另一个常见的事件是和小丽莎一样遭遇交通事故。

对所有年龄段的儿童来说，另一个可能遭遇的重大危险事故是溺水。溺水可能发生在浴缸、泳池、池塘、湖泊或海洋等多个场所。父母一时不注意，结果孩子呛水了，甚至消失在水中，如大龄儿童和青少年可能会被激流卷到水底或被海浪不断拍打。溺水是窒息的形式之一，后果非常可怕。除此之外，儿童被被子裹紧或被枕头压住、摔倒后呼吸困难、被宠物压住喉咙或胸部、和哥哥姐姐疯狂打闹、使劲挠痒痒，以及临床上气管插管等事件都会阻碍呼吸，导致孩子有窒息感。这些事故总结如下。

意外事故和摔倒

- （从楼梯、床、高脚椅上）摔倒
- 运动伤害（团队运动、自行车、滑板、滑雪板等活动中受伤）
- 汽车事故（即使是低速行驶）
- 溺水和窒息

医疗措施和手术治疗

正如我们在凯文（他出生后立即接受手术）身上看到的那样，这一类事件，尤其是现代医疗技术，最容易受到信任，也最容易出现问题。这些创伤性影响似乎是住院治疗和侵入式医疗措施所固有的。当孩子与父母分离、受到惊吓、被限制、对将要发生在他们身上的事情毫无准备时，这种创伤更有可能发生。

1944 年，精神病学家、医学家大卫·利维（David Levy）博士研究发现经历常规医疗措施的住院儿童与从欧洲和北非战场返回的发生"炮弹惊吓症"的第二次世界大战（以下简称"二战"）老兵具有相同的症状![1] 然而，现代侵入性医疗措施仍然是非常容易被忽视的创伤诱发事件之一。

随着超声波、脑部扫描仪器和其他设备的出现，现代医学变得越来越复杂，一些会给儿童带来压力的操作程序却被认为是常规医疗措施，在临床上越来越频繁地得到应用。儿童在接受检测和治疗之前需要获得外部支持，做好心理准备，这样才能扬长避短，充分发挥医学技术的积极效果。

医疗措施和手术治疗

● 手术和医疗措施（缝合、扎针、静脉注射、探索性身体检查）
● 牙科治疗
● 危及生命的疾病和高烧
● 活动长期受限（支具疗法、夹板疗法、牵引疗法）
● 中毒
● 胎儿宫内窒息和分娩并发症（脐带绕颈、麻醉、药物和酒精滥用等）

暴力行为和袭击

自从 20 世纪 70 年代的妇女运动和越南战争后退伍军人返回以来，身体虐待、性侵犯和战争带来的负面影响成为心理工作者和媒体关注的焦点。然而，许多父母仍然没有意识到自己的孩子经常遭到攻击，而且攻击往往发生在自己家里或社区中。本书将详细讲解如何识别儿童的症状，以及如何与儿童进行安全交谈将受创程度降至最低。

一个经常被忽视的暴力行为子类别是目睹暴力行为。我们的孩子已成为"M 一代"（电子媒体）的一部分。无论是否喜欢，他们都受到电子游戏、电视、电脑和音乐中暴力画面的密集"轰炸"。当进行多任务操作时，他们可能同时接收来自不同媒体的多个影像信息。对父母来说"M"则意味着"监控"（Monitor）孩子看到和听到的东西。当然，随着孩子渐渐长大，也不再适合对他们进行全面监控，此时很有必要和子女围绕暴力镜头的影响进行交流。

暴力行为和袭击

- 欺凌（学校、邻居、兄弟姐妹）
- 动物攻击（狗、蛇）
- 家庭暴力
- 目睹暴力行为（现场目击、通过电子游戏或电视观看）
- 身体虐待、性侵犯和忽视
- 战争、流离失所及其代际效应
- 恐怖袭击
- 绑架

丧失

所有孩子在童年期都会遭遇丧失（loss）。一方面，家庭成员或宠物的死亡是不可避免的。另一方面，美国家庭的离婚率约为50%。因此，成人需要从多方面入手来帮助孩子应对丧失。本书将介绍惊吓和悲伤之间的重要区别，以及如何帮助儿童度过这两个阶段。

丧失

- 父母离婚
- 亲人或宠物死亡
- 离别
- 迷路（在购物中心或在陌生社区）
- 财产损失（家庭财产和其他财产因灾难或盗窃而损失）

环境应激源

印度洋海啸、卡特里娜飓风和丽塔飓风充分展示了自然灾害的巨大破坏力。其他的环境应激源，如大龄儿童和成人讨厌但尚能忍受的噪声和极端温度，可能会引发婴幼儿的创伤症状，毕竟他们还没有能力进行自我温度调节或主动远离伤害。婴儿在高温的汽车内或寒冷的房间里可能会面临濒死体验。

环境应激源

- 暴露在极端温度下
- 自然灾害（火灾、地震、洪水、龙卷风、飓风、火山和海啸）
- 婴幼儿听到的巨响（争吵、暴力、雷声，尤其是没有大人陪同时）

需要注意的是，儿童遭遇这些应激源，并不意味着他们一定会受到创伤。使用本书第二部分讲述的急救方法去陪伴孩子几分钟，可以有效降低环境应激源造成的持续伤害。创伤急救也可以帮助孩子增强对无法应对的压力的抵抗力，如同为个体接种了"压力免疫"疫苗一样。

柯蒂斯很幸运，他一反常态的易怒状态引起了学校心理咨询师的关注，"他看起来像是随时要打架"。经过咨询师的一次治疗，他如影随形的症状快速消失，身体从惊吓中恢复过来，同时也增强了对原本脆弱的防御系统的信心，有效降低了痛苦程度。在几个月后的随访中，他依然没有表现出任何异常。第 12 章提供了一些活动和案例来帮助危机后受创的学生，其中详细分析了柯蒂斯如何利用外部支持，将他目睹暴力袭击时调动起来但最后却滞留在体内的"战斗"能量完全释放出来。

童年创伤的重大诱发事件

遗憾的是，那些显而易见、触目惊心的创伤应激源的发生频率，并不比成长过程中那些挫折、流血、受伤、离别和疾病等日常事件的发生频率低。以身体虐待、性侵犯和情感虐待等形式存在的暴力行为普遍存在。最普遍和最具破坏性的创伤事件是家庭成员和其他熟人的侵犯。当一个儿童受到本应值得信任并应保护他的家人、邻居、老师或宗教领袖的侵犯伤害时，交织在一起的背叛感、隐秘感和耻辱感更让儿童难以忍受。本书的目的是帮助读者充分理解儿童是如何遭受创伤的，为什么会遭受创伤，以及如何帮助他们康复。当然，由于事件的复杂性，依然需要让儿童接受心理咨询。

家庭和社区暴力的普遍流行

布鲁斯·佩里（Bruce Perry）博士等人的调查显示，家庭、社区及学校暴力的儿童受害者或目睹者高达数百万之多。[2] 在美国，家庭是暴力的高发场所。[3] 1995 年联邦调查局的报告显示，27% 的暴力犯罪行为涉及家庭暴力，其中 48% 为家庭内部成员之间的暴力。[4] 儿童即使不是暴力犯罪的直接受害者，也往往是暴力犯罪的目睹者。

然而，被报道的家庭暴力还不到总数的 5%。在青少年遭受的身体和情感暴力中，家庭暴力——虐待配偶和儿童，占据了绝大多数。儿童有时会遭受父母或单身父母的女朋友或男朋友的直接攻击，而继父继母对儿童的身体虐待、情感虐待和性侵犯更为常见。儿童经常被羞辱，被视为"个人财产"，随时面临被遗弃的威胁。目睹暴力也同样具有伤害性，一个儿童如果听到或看到自己的父母、兄弟姐妹或祖父母被虐待，往往会比被虐待的儿童受到更严重的伤害，变得麻木、无助，要么躲在桌子下面，要么紧贴墙壁站立，要么变成隐形人。甚至许多成年人终生都害怕被别人关注，这是因为他们早期生活在家庭暴力中，很容易变得自卑、沉默。

兄弟姐妹之间的暴力伤害是儿童遭受虐待的另一个重要来源，其发生率远远大于人们的估计，比如卡洛斯就遭受了精神异常的继兄的虐待。斯特劳斯（Straus）和盖勒斯（Gelles）指出美国每年有超过 2900 万儿童受到兄弟姐妹的虐待。[5] 父母经常双方各打五十大板，或者随意打发走因遭受欺负来告状的孩子。兄弟姐妹之间的竞争和冲突是不可避免的，但是当一个孩子经常伤害和羞辱弟弟妹妹或体弱无力的哥哥姐姐时，就会产生可怕的后果。此外，一个孩子欺负其他孩子往往是有原因的，家长应注意从家庭和环境的视角分析原因所在。

此外，恐吓、威胁和攻击等形式的学校暴力也在急剧增加。据估计，仅在美国，每个月就有超过 25 万名学生在学校遭到攻击。[6] 虽然美国对校园枪击这一令人发指的暴力行为进行了广泛的宣传教育，但让儿童感到恐惧的校园欺凌事件仍然经常发生，也往往被忽视、被完全否认，或未及时向学校领导汇报。

除了美国，从芬兰、澳大利亚到日本，欺凌现象在东西方文化中都存在。2001 年，《母亲》杂志刊登了一篇题为《儿童伤害儿童》的文章。文章指出仅在美国每年就发生 300 万起欺凌事件，每天至少有 16 万名儿童因害怕被欺凌而逃学。[7] 在日本，欺凌行为也非常普遍，因此，人们将它称为"ijime"。1993 年，日本报道的校园欺凌事件超过 21 500 起，其中 3 起导致自杀，这让"ijime"一度占据新闻头条。[8] 与此同时，在加拿大多伦多，约克大学的黛布拉·佩普勒（Debra Pepler）在校园用远程设备录制了 52 个小时的影像，结果令人惊吓：短短的 52 个小时内共记录了 400 多起欺凌事件。然而，老师只注意到了 25 起，且只干预了其中一起！据估计，在中等规模的学校里，平均每 7 分钟就会发生一起欺凌事件。[9]

更为糟糕的是，许多家长认为欺凌是成长过程中一个正常环节，尤其认为男孩通过打架对抗欺凌是一种成人仪式。虽然冲突和攻击是生活中正常的一部分，但在兄弟姐妹之间或校园里不应该容忍欺凌。欺凌不同于冲突，欺凌者的目的是伤害、羞辱、社会孤立或勒索受害者。欺凌双方力量对比悬殊，由于身高、力量、年龄或其他因素，一方比另一方拥有更大的权力，就像卡洛斯和他的哥哥。长期研究表明，欺凌者和被欺凌者在成年后都会遇到困扰。被欺凌者在以后的生活中往往出现抑郁和焦虑；欺凌者往往早期经历过创伤，成年后工作和人际关系会受到破坏，有更高的概率发生酗酒、犯罪活动和人格障碍等状况。

如果儿童每一天都过得很痛苦，还被要求压抑痛苦，表现快乐或者反抗痛苦，他们不仅难以培养出良好的性格，还会失去成功所必需的自信和安全感。因此，患有忧郁症、焦虑症、学习困难、多动症等问题的儿童如此之多也就不足为奇了。调查数据的结果显示，和令人发指的高中枪击案件一样，被欺凌儿童的自杀率不断上升，这些儿童被欺凌后向成人报告，成人却不以为意，儿童只能默默忍受，直到忍无可忍时突然爆发或与对方同归于尽。

在第二部分，你将了解父母、社区和学校可以做些什么来帮助欺凌者和被欺凌者。如果没有成人的干预，双方（不管是欺凌者，还是被欺凌者）都难以健康成长。我们应该在社区和校园建立一种安全的氛围，取代暴力氛围。保护儿童不受伤害的最好方法之一是培养他们的信心，向儿童传授必要的方法，帮助他们学习摆脱创伤事件的影响，恢复自我意识，捍卫自我界限，不再成为欺凌者的目标。

替代性暴力：媒体的阴影

暴力画面随处可见！即使是在非暴力的家庭里，儿童也会经常看到暴力场景，被此吸引，甚至为之着迷，或者感到恐惧。不管你是否喜欢，近几十年内才出现的媒体暴力现象是科技革命迅速发展的必然结果。据估计，美国儿童平均每天看电视的时间超过 3 个小时。布鲁斯·佩里博士介绍了休斯敦及其同事 1992 年的一项研究，该研究推测 18 岁左右的青少年在电视上观看的暴力行为累计达 20 万次。[10] 虽然关于媒体暴力是否真正影响了儿童暴力行为的观点仍然存在较大争议，但大多数研究都认为媒体暴力会导致儿童攻击和反社会行为的增加，对未来的暴力行为脱敏，使更多的暴力常态化，未来社会变得越来越危险。

在电视、音乐和电影内容变得越来越暴力的同时，电子游戏在替代性攻击方面影响力更大。[11] 相比于全家一起观看电影和电视，儿童在卧室里使用电脑或手机独自观看暴力视频和暴力游戏，更不容易受到父母的监控。《心理科学》和《当代儿科》杂志都曾发表过对媒体暴力的研究综述。《心理科学》刊发的文章分析了近 20 年内发表的 30 多篇论文，结果发现这些数据有效验证了接触暴力电子游戏对儿童和青少年的公共健康构成威胁这一假设。[12] 1997 年，《加拿大精神病学》杂志刊发一篇元分析论文，该论文对《当代儿科研究》杂志上已发表的论文进行汇总分析，发现大多数研究都表明儿童在玩或观看暴力电子游戏后确实变得更具攻击性。[13]

在经验层面上，一些带有外显攻击性行为的青少年，如果被父母、老师发现玩暴力游戏，并被立刻制止，他们往往会表现出对父母和教师的愤怒反应。这些青少年公开承认他们已经沉迷于暴力的刺激，并且只有玩游戏才能保持良好的状态。这些临床个案表明媒体暴力会影响青少年神经系统的塑造和心理发展。

你该怎么做？首先你应该采取的行动就是多关注孩子在家里和其他地方观看的节目内容，然后和他们一起观看这些节目并进行家庭讨论，并对不同年龄的儿童实施不同措施。对大龄儿童和青少年，要限制他们接触暴力内容的时间；对低龄儿童，要防止他们接触暴力内容，家长尽量少打开电视，也控制好使用电脑的时间。多带领孩子玩适合全家参与、不需要背地里偷玩的游戏。你要仔细检查孩子的观看内容，当然孩子会表示抗议，甚至大发脾气，特别是他们已经成瘾时脾气更加暴躁。一些研究已经证实，孩子确实需要并渴望大人的指导。[14] 你不仅要帮助自己的孩子，还应多和孩子朋友的父母交流，举行社区讲座，对家长进行教育培训，在社区建立"非暴力文化"，通过这些途径来缓解媒体暴力的影响。如果你怀疑或发现孩子已经接触过媒体暴力，请注意他们的言行举止及态度与以前相比是否有变化，如果新出现一些问题，就马上解决。总之，儿童长期接触暴力也是一个值得警惕的创伤来源，而谨慎的父母可以将媒体暴力的影响降到最低。

性骚扰的危害和发生率

不幸的是，即使保守估计，世界上每四个人中就有一个遭遇过性侵犯。对于女孩和妇女来说，被侵犯概率会更高。准确的统计数据并不重要，重要的是知道数百万儿童生活在性侵犯的痛苦中，而性侵者往往是本应爱护他们、保护他们的人！性侵者的名单不仅包括父母、邻居，还包括神职人员、教练、（外）祖父母和童子军领导者。玛丽莲·范德伯（Marilyn Van Derbur）是著名的演讲者，曾当选为美国小姐，著有《美国小姐的内心独白》（*Miss America By Day*）一书，她总结出一个令人惊吓的事实：遭受兄弟姐妹和保姆性侵犯的儿童数量惊人，[15] "据估计，兄弟姐妹之间乱伦的概率可能是亲子间乱伦概率的 5 倍"。[16]

性侵犯之所以具有如此大的破坏力，是因为它侵犯了儿童自我意识结构最深层的核心部分。这是非常隐私难以启齿的秘密，以至于儿童被迫在难以忍受的羞愧和内疚中默默生活。儿童的个人界限被打破，自我认知被扭曲，他们没有意识到自己遭遇了不幸；相反，他们会认为这是自己的过错。

性侵犯会引发一系列症状，这些症状将在第 9 章进行详细介绍。在这里只介绍性侵犯的一个典型症状是个人体验与身体脱离，心理学家称之为"解离"（dissociation），具体表现为注意力分散、健忘、身体某些部位麻木以及早期经历的失忆。儿童常常生活在一种梦境般的状态中，感觉不"真实"。

解离在帮助儿童远离难以忍受的痛苦的同时，也在破坏他们身体自我调整的能力，干扰他们的学习能力、与他人建立亲密关系的能力。有充分的证据表明遭受性侵犯的儿童会觉得自己与他人明显不同，变得越来越孤僻，从小学到高中甚至到大学，都不能与同学建立良好的人际关系。这会影响其心理的健康发展，进而影响日后的一般人际关系和性亲密关系，出现较高的药物滥用和性滥交。

第 9 章的部分内容会为成人应该关注哪些症状、询问儿童有什么问题，以及采取什么措施保护儿童免受性侵犯等方面提供指导，也会指导成人学习如何帮助已经遭受侵犯的儿童。然而，依然要强调的一点是，在儿童性侵犯的案例中，非常有必要寻求专门从事受虐儿童康复、拥有专业知识的心理咨询师的帮助。他们能够防止青少年在常见症状的基础上发展出更严重的症状，如进食障碍和自残行为。

关于胎儿、婴儿和学步儿的观点

人们经常说："事故发生时，她还是个婴儿。"或"幸好车祸发生在他出生前。"言外之意是这些情况给婴儿带来的影响有限，甚至不会有任何影响。这种说法反映了人们对创伤特性普遍存在的误解。从胎儿期到两岁是人生发展的关键期，规划了个体未来发展的蓝图，对身体的各个系统都有重要影响，包括但不限于免疫、情绪的表达和调节、神经系统的弹性、人际沟通、智力和自我调节机制（如体温、激素分泌）。

众所周知，对威胁的标准反应是战斗或逃跑，婴儿不具备执行这两种反应的能力，自然会选择其他反应。由于无法逃离大声争吵、激烈冲突乃至赤裸裸的暴力等混乱场景，婴儿出现了许多适应性症状，如身体颤抖、肌肉僵硬、消化器官紧缩、背部弓起等。最后他们只能听天由命，走向崩溃。更令人不安的是，快速发育中的脑组织会在生存功能方面做出过度反应，阻碍负责调节冲动和情绪的边缘系统和皮层区的发育。婴儿大脑往往会对感知到的危险变得高度警惕，换言之，大脑将恐惧感和无助感内化为一种"常态"。

这种早期塑造对儿童的情绪、行为、激素、免疫系统等方面都有重要影响。长期暴露在压力环境中，儿童越来越无法忍受恐惧和痛苦，出现麻木和封闭，最终发展为终身模式。几年后（通常是孩子开始上学时）被误诊为焦虑障碍、注意力缺陷障碍、多动症、解离障碍、行为障碍或抑郁症。根据布鲁斯·佩里博士的研究，如果婴幼儿在很小的时候就持续遭遇暴力威胁，日后的学习和行为很容易出现问题。[17]

在《托儿所的幽灵：追踪暴力根源》(*Ghosts from the Nursery: Tracing the Roots of Violence*) 一书中，作者罗宾·卡尔·莫尔斯（Robin Karr-Morse）和梅瑞狄斯·S. 威利（Meredith S. Wiley）介绍了一项引人注目的研究，旨在提

醒人们关注个体生命前 33 个月（胎儿期至 2 周岁）的脆弱性。研究发现，孕妇服用药物、尼古丁、酒精或其他有害成分，和婴儿头部受伤、身体虐待和情感忽视等因素都会破坏胎儿 / 婴儿尚未发育成熟的神经系统。由于关键期的互动体验对脑发育具有重要影响，受到以上因素影响的儿童容易出现冲动行为、暴力行为或心理障碍（如抑郁和焦虑）。特别注意的是："子宫是第一个积极塑造人脑的环境。甚至在胎儿首次微笑或生气之前，子宫就是母亲和胎儿进行物质沟通和神经沟通的场所。半个多世纪以来，我们已经知道影响母亲的情绪也会影响到婴儿。1934 年，桑塔格（Sontag）和华莱士（Wallace）博士用非常原始的方法测量母亲及胎儿的心脏和呼吸活动，发现孕妇被精神异常的丈夫追打时，胎儿会跟随母亲一起受到惊吓。"[18]

　　70 多年后的今天，用先进技术对猴子胎儿体内皮质醇和促肾上腺皮质激素的水平进行测量也得出了同样的结论：孕猴承受压力时，胎儿的情绪状态与母猴保持一致。这提示我们，如果自己已经怀孕或刚当上妈妈，你需要保持良好的状态。也就是说，在这个关键时期尽量避免紧张的工作和生活方式，保持心平气和、被照顾、适度参加活动，让自己保持健康的平衡状态。还要定期进行自我检查、关注妊娠期间每一天的身体反应，以此监控自己的压力水平。如果自己感到紧张，那就停止之前的活动，转而去散散步、舒服地躺床上、做个冥想、来个舒服的按摩、读本书、洗个澡或者和朋友相约吃饭等。你也可以做下"跟踪感觉"的练习（见本书第二部分），直到你感觉体内的紧张得到释放，呼吸在全身进行和谐自然的流动。

　　婴儿期的另一个关键发育阶段是出生后 6 ～ 8 个月。这是婴儿开始将感觉（如不适或饥饿）与自己调节这些感觉的行为（如对照料者哭闹）联系起来的关键时期。婴儿通过眼神交流或言语沟通与成人的反应建立联系，将自我调节过程映射到大脑的额叶。婴儿能否成功建立有效的自我抚慰过程取决于与他面对面互动的成人的情绪表现，如果与婴儿互动的成人心怀压力、心理协调能力差、情绪易波动，婴儿就很难发展出健康的依恋关系。

　　幸运的是，自玛格丽特·马勒（Margaret Mahler）在 20 世纪 50 年代率先开展研究起，[19] 约翰·鲍尔比（John Bowlby）、玛丽·梅因（Mary Main）

和玛丽·安斯沃思（Mary Ainsworth）等人在依恋领域进行了深入研究，加上近 10 年内神经生物学在早期脑发育领域的研究，社区和政府开始资助保障人类生命早期脑健康发育的研究项目。因为许多经典之作都已介绍过这个主题，因此本书不将这些内容作为重点，但是依然在第二部分给出了一些简洁明了的建议，以指导父母与婴儿、学步儿和学龄前儿童形成安全的依恋关系。

当心理创伤诱发事件未知时

本章已经介绍了诱发创伤的各类事件和发生率。创伤是健康出现问题的根源，也是许多心理问题和社会问题的根源。儿童常常默默承受着痛苦，每天生活在恐惧之中，甚至会变得越来越麻木，对周遭生活毫无兴趣。

如果儿童感知到威胁或面临真正的威胁，有可能陷入惊吓状态，你如何判断他们是否会经历创伤？下一章将介绍受创儿童的症状表现、成人怎样发现识别这些症状。有时，创伤事件非常隐蔽，甚至经过仔细分析也无法找到。成人要记住一点：任何能破坏儿童的情绪应对能力、处理能力和自我保护能力的事件都有可能带来创伤症状。孩子的年龄越小，资源越有限，就越容易受到伤害。请注意，创伤是依据事件对特定个体的神经系统的影响程度来定义的，而不是依据事件本身的强度来定义的。

幸运的是，我们预防和治疗创伤的"身体体验疗法"是基于生物学，而不是传记学提出来的，因此减轻痛苦的方法并不依赖于详细了解创伤故事的具体内容。虽然身体体验疗法也需要知道创伤的来源，但这只是帮助儿童摆脱创伤的非必要条件。当然，一般情况下，因为身体承载着故事，如果儿童在痛苦中及时得到足够的支持，就容易找到创伤的来源。最重要的是，你很快就会发现，身体里蕴藏着解决方案。

第 3 章

儿童心理创伤的体征和症状

> 母亲又一次抱起儿子，但从很多方面来说，她抱的是
> 另一个孩子。她感觉儿子如同一个蛋壳，看似坚硬，其实
> 一碰就碎。
>
> ——摘自 2003 年哥伦比亚一名被绑架的男孩的故事
>
> 《《洛杉矶时报》，2003 年 12 月 31 日）

众所周知，绑架等突发事件会引发多种症状，在篇首引用的故事中，母亲讲述了她 4 岁的儿子奥斯卡的噩梦：在梦里，男人们切开他的腹部，掐住他的脖子。母亲说儿子脸上经常出现令人心痛的神情：

> 有时一脸迷茫，孤独落寞；有时目光低垂，悲伤欲绝；有时充
> 满恐惧，仿佛刚从噩梦中惊醒，眼中满是迷惑和不解。他也不愿意
> 跟别人讲自己的孤单寂寞。

创伤在儿童身上会以什么形式表现出来？它看起来像什么，感受如何？和绑架相比，习以为常的生活事件是否也会带来创伤后遗症？如果你的孩子"行为不当"，你怎么判断它是创伤表现还是普通的淘气？本章将探讨这些主

题，辅以案例具体讲解创伤定义的核心症状，以及儿童因没有第一时间得到"情绪急救"措施而不断恶化的症状。

本章还会讲述为什么有些儿童会出现持续的侵入症状，如不良记忆、噩梦、易怒等，而另一些儿童却很少出现这些症状。

心理创伤的一般症状

无论是成人还是儿童，当受到的打击超出承受能力时，都会在事件发生后不久就出现明显的症状，如过度反应/过度警觉、紧缩、解离、麻木和封闭（或"冻结"），导致无助感和绝望感。这些都是创伤的一般症状，预示着创伤的存在，共同界定了创伤后心理反应和生理反应的特征。

所有儿童，尤其是婴儿和新生儿，会表现出与成人截然不同的症状，造成这一特点的原因是多方面的。首先，儿童的脑发育水平、思维和知觉发展水平较低，人格尚未成型，依恋照料者；其次，儿童的运动和语言能力有限，反应或应对能力不高。成人的脑发育已经成熟，还能获得各种资源来缓解压力和焦虑。例如，成人可以选择徒步旅行、约朋友聊天、健身、写作、接受治疗或报兴趣班（如瑜伽、合气道或太极）等方式来"管理"他们的感受和症状，以保持健康。

另外，儿童完全依赖成人来识别并满足他们对安全、支持、养育、自我调节和安慰的需要。如果成人没有发展出健康资源，缺少支持系统，遇到创伤时可能出现药物滥用、办公室易怒、无法保护自己等问题。受创儿童也会有类似表现，这也是他们向成人发出求救信号的唯一方式。儿童很少"对外表现"（act out），往往"对内表现"（act in），以微弱的线索向成人暗示他们遇到了问题。本书通过真实案例描述并解释了外化、内化的情绪和行为的体征和症状，以及它们对儿童疗愈的重要意义。

在深入探讨儿童如何让我们知道他们遭受伤害的细节之前，重要的是记住一点：那些创伤症状其实是对威胁事件的正常反应。当个体无法逃离危险时，身体会封闭，之前唤醒的巨量能量滞留在体内，这是人类生理上先天具有的自我保护机制，启动后有时间限制，我们的身体在危险结束后不久会恢复正常的节奏。

　　然而，如果我们感知到威胁时为保护自己而调取的巨量能量没有被"耗尽"，在威胁过后我们的身体反应就会依然和面临威胁时的反应一模一样。由于儿童的自我保护能力较差，和成人相比，他们更容易滞留这些高度兴奋的能量。如果没有成人为儿童提供直接、具体的帮助，未耗尽的能量最终会通过一系列的行为和症状表现出来。毕竟，儿童处理生活压力和困难的行为能力非常有限。

　　举例来说，3 岁的贾里德白天目睹了一场可怕的车祸，结果在凌晨 2 点惊醒，出现夜惊症。主要特征是嗷嗷大哭、乱打乱踢、呼吸急促、脉搏加快和出汗等自主神经反应，这是儿童过度警觉症状的典型例证。实际上，事故已经结束，无人受伤，事故车辆也被拖走。然而，贾里德的状况与此却截然不同。那天晚上（也可能出现得更晚），随着兴奋状态的持续，贾里德目睹车祸现场引发的反应又出现了，还伴随着愤怒及粗暴行为。贾里德在惊恐中惊醒，感觉刺耳的刹车声，金属的碰撞声，橡胶燃烧的气味，以及破碎玻璃的场景仍在发生！

　　人们刚刚陷入惊吓状态时具有非常明显的初始反应，之后的创伤反应则会表现得比较隐蔽，特别是当成人不知道该关注哪些线索时，更显得无迹可寻。父母常常在担心子女是否会遭遇最坏情况的同时，又希望他们会有最好的结果。由于成人和儿童都有强烈的情绪，创伤的重要线索很容易被"一时冲动"所掩盖。有趣的是，各种隐喻完美地传递出我们想知道的有关创伤后身体体验的线索。任何一种语言都有许多类似于"吓呆了""说不出话来""悲痛欲绝""脸色苍白""面无血色"这样的表达，它们生动描绘了发生在脑和身体中的生理反应。

　　下文将逐条讲述受创儿童可能出现的初始症状。为了清楚起见，分别对这些症状进行了单独描述，但实际上创伤反应的核心体征往往是一起产生的。由于儿童的气质、年龄、先天的脆弱性和创伤事件的差异，有可能某一类别的症状明显多于另一类别的症状。

由于儿童的年龄及认知、社会和情绪发展水平的限制，其症状表现与成人截然不同，且不同年龄段之间也存在差异。鉴于此，下文分为婴儿至学龄前、学龄期和青少年三个年龄阶段进行讲述。要注意三点，首先，这三个阶段只是根据气质、成熟度和其他个体差异进行的大致划分，彼此之间虽然差异明显，但也有很多重叠之处。其次，儿童，尤其是青少年，和成人的症状也存在某些相似之处。最后，研究还发现男孩和女孩之间在某些方面存在差异，在介绍相关内容时会穿插这部分研究结果。

识别幼小群体的心理创伤症状：婴儿至学龄前儿童

婴幼儿的运动能力和表达能力有限，他们不能讲述发生在自己身上的事情，也不能像大龄儿童或成人那样保护自己。因此，低龄儿童容易出现恐惧和回避行为，或者出现易怒、退缩、封闭和冲动行为。由于婴幼儿的成长速度很快，当创伤症状持续存在时，会导致正常的发育关键期被推迟。创伤应激的症状可能在单个事件后出现，也可能在系列事件或持续的压力之后出现。

幼儿会因为玩耍、睡眠模式、活动水平改变、夸张的情绪反应（恐惧和愤怒）和身体不适（如胃痛或头痛）而受到创伤，并退行到有安全感的早期发展水平。例如，一个孩子，曾经在父母离开后还可以开心地跟着保姆，现在面对父母的离开却非常焦虑，紧紧地拉住父母不让离开。孩子经历创伤后，就会像章鱼一样顽强地缠在爸爸的腿上，无法做到正常的合作和分离。

即使你的孩子有足够的语言能力进行完整句式的表达，他也很少会用言语来表达内心的苦恼。下面的例子将帮助你了解孩子如何向成人间接展示所承受的伤害。

婴幼儿压力过载时的"封闭"

当婴儿和幼儿压力过载时，他们可能会表现出强烈的痛苦反应，如哭泣、呼吸困难和胡乱摆动。然而更多的时候他们反而会封闭、紧缩和"消失"。尤其是婴儿，基本上只有麻木这一个反应。这是他们无法承受痛苦时的自动反应，是被迫做出的选择，他们只是简单地远离或退缩（婴儿版的解离）。

由于婴儿需要完全依赖成人才能生存，他们并不具备任何防御能力。对成人来说似乎微不足道的东西却很容易击倒婴儿。那些神经系统发育不成熟或因难产导致分娩期胎儿窘迫的婴儿，出生时更加脆弱，更容易受到创伤。

当婴儿因过多活动或过强刺激做出过度反应时，当他们的需要没有得到及时满足时，他们通过"分区"（zoning out）来做出应对。由于不能走路或说话，他们的反应仅限于大惊小怪、哭泣和抗议等。如果婴儿精疲力竭时，这些反应依然徒劳无功，他们会变得麻木。成人需要将这种封闭的状况与"乖宝宝"的安静气质区别开来。

照料者需要关注婴儿是否有眼神迷茫、面无表情、无动于衷等表现。当婴儿的眼神变得迷茫时，意味着他不能再管理身体内部的信号，此时需要成人来及时发现他的异常，提供安慰，减轻痛苦。成人需要仔细观察宝宝的表情，用柔和舒缓的声音跟宝宝说话，这样可以帮助宝宝做好准备，重新建立与身体内部反应的联系。例如，如果突然传来震耳欲聋的声音，你可以说："这些声音太吵了，一定吓到你了。我们换个安静的地方，让我抱抱你，好吗？"婴儿能否听懂你话语的内容并不重要，重要的是你说话的语气。

由于婴儿的神经系统还不成熟，不能进行自我调节。因此，从温度调节到情绪调节，他们全都依赖于父母。如果一个大龄儿童要等很久才能吃午饭，他可能会不耐烦、暴躁。但是，以前的经验告诉他，肯定会有东西吃的。然而，婴儿不知道这一点，等太长时间才能吃饭会被误认为是生死攸关的问题。如果父母觉察到自己的孩子需要什么才能感到安全、舒适和被照顾，并满足他们的这些需要，就能在亲子间建立起信任和基本"善意"的纽带，帮助婴儿发展出安全依恋，开启健康的关系模式。

提供安全和抚育

安全和抚育常表现为温暖、拥抱、食物、舒适的环境、亲子互动游戏、搂抱和摇晃、保护孩子免受自然灾害的伤害、保持安静休息和热闹之间的平衡等方式，但抚育比这些更微妙。比如，当亲朋好友来看望新出生的宝宝时，他们常常捏捏孩子的脸颊，或亲吻时堵塞孩子的呼吸，你要注意宝宝是否有扭动或僵硬的表现，然后温柔地将宝宝从不适中解救出来。这会让宝宝知道你会保护他，他永远不会被陌生人随意触碰，或承受让他感觉不舒服的触摸。虽然这听起来感觉有些牵强，但你的行为向宝宝发出了一个信息：在以后的生活中，你会帮助他免受性侵犯及其他侵犯行为的伤害。那些自我界限和需要得到保护的婴儿会发展出"第六感"，预感到大人对自己的举止是否合适。

人类正是在这个关键的发展时期（从新生儿到学步儿阶段）形成了信任感，相信自己的基本需要能够得到满足、个人界限得到尊重、健康关系能带来回报。如果孩童和抚育者的关系和谐，各种需要能得到充分满足，就能够在脑中建立稳定且持久的神经通路和模式。

婴儿的压力表达方式

学步儿和学龄前儿童压力过大的体征可能表现为"多动"、麻木或封闭，包括不再玩耍、避开人群、嗜睡、过度害羞等，其间可能伴随着号啕大哭或乱发脾气。他们的创伤性应激也可能诱发退化行为，表现出早期阶段的低级行为，如咬手指、尿床、不讲卫生、断奶后仍然想吃母乳或吸奶瓶、说"婴儿话"等都是常见的压力症状。

这些症状都表明孩子已陷入困境，需要你的安慰和耐心陪伴。你要明白这些都是对压力事件的正常反应。当然，压力表达方式也存在个体差异，每个孩子都有不同的气质、性格和弱点，导致某个孩子出现退行反应的事件，可能并不会诱发另一个孩子出现退行反应。此时一定要注意，哪怕你难以接受孩子的退行行为，也不要让孩子感到羞愧。共情和耐心会促进治愈过程。而且，如果你发现自己在此期间"压力山大"，脾气暴躁，切记不要认为自己一无是处，不要为此羞愧。当面对自己的缺点时，如果你用爱心接纳自己，你和孩子就会自然而然地获益。当然，如果孩子的症状持续存在，就需要寻求心理咨询师的帮助了。

学步儿和幼儿如何通过游戏表达创伤"再体验"的症状

面对压力，婴儿可能交替表现出多动和麻木，而学步儿和学龄前儿童则有更多的应对机制。创伤事件发生后，儿童会反复出现创伤体验，就好像创伤仍然在发生，并通过行为表现出来。如果想了解孩子是如何受到创伤影响的，就得注意观察他们在家中或幼儿园玩耍时的行为表现。

一个失控的儿童可能会重复出现能量超载（极度兴奋）状态，表达创伤事件的某个内容。这种表达方式缺乏想象力和多样性，表现较为固定、单一。一个敏锐的成人能够及时发现创伤事件中的哪些因素困扰了孩子。例如，你可能会注意到你的孩子重演某些场景和主题。一个遭遇车祸的孩子，反复将两辆玩具车撞在一起；一个溺水的孩子，反复将一个娃娃的脸摁在水下。儿童无计可施时反复重演的此类行为并不能给自己带来任何缓解或满足。

遭受过严酷体罚或目睹兄弟姐妹被虐待的儿童往往会用士兵、战士等玩偶或玩具人物重演痛苦场景。游戏可以在侵害者和受害者角色之间交替进行。例如，一个洋娃娃起初是受害者，被儿童严厉斥责和打屁股；过会儿儿童又将洋娃娃作为受保护者，轻轻地拍着它，并用简单的话语来安慰它，如"宝宝乖，没事啊"。

凯文的故事

有时，从表面来看给孩子造成困扰的事件和行为受限的游戏之间并没有明显的联系，如果大家普遍认为某个突发事件构不成创伤事件，那么二者之间的联系更不明显。如第 2 章中凯文的案例，他反复地躺在地板上身体僵硬，假装自己濒临死亡，然后逐渐苏醒过来，说："救救我……救救我吧。"凯文的父母对他这些类似自闭症的行为疑惑不解。他们没有意识到之前那次非常成功的手术会给凯文造成恶劣的影响。那次手术挽救了凯文的生命，怎么会给他留下创伤的阴影呢？怎么会与他游戏中奇怪的重复行为联系在一起呢？直到咨询师为凯文提供了积极支持，引导他在游戏中推动故事情节的发展，才发现他的创造力、体验快乐的能力水平较低，社会交往发展水平也出现延迟，3 岁半的凯文仍然在其他孩子旁边独自玩耍（典型的 2 岁孩子的平行游戏），而不是与他们一起玩耍。

为了帮助凯文，咨询师摆出来各式各样的玩偶。他立刻挑选出全副武装的骑士，将它们排成一排，气势如虹地消灭每一个"坏蛋"（塑料士兵）。当被问到骑士们刚刚消灭的"坏蛋"是谁时，凯文严肃地回答说："医生！"这让他母亲大吃一惊，他的侵略性游戏和之前的医疗创伤之间的联系变得清晰起来。

在咨询师的支持下，凯文开始修改他的剧本，提出一个创造性的解决方案，从憎恨医生转为感谢医生。只有通过剧本对自己的医院经历表达了愤怒和恐惧后，他才能自然而然地出现一种令人满意的结局。

幼儿反复体验创伤事件的其他方式

除了游戏，幼儿还通过经常做噩梦、回忆某个事件时非常痛苦、对事件的某些方面特别专注或着迷（例如在目睹房屋失火或野火后希望一遍遍地观看森林火灾视频）等表现，让我们知道他们正在反复体验一段创伤情节。幼儿往往会赋予某些因素神奇的力量来吓唬自己。例如，如果目睹了一座刚刚粉刷成黄色的旧木制房子被烧毁，他们可能会认为所有旧的、木制的和黄色的建筑都是危险的，或者可能担心粉刷会导致房屋被烧毁。

有些刺激不会得到幼儿的有意关注，或与幼儿的经历没有直接联系，但仍然会引起烦躁或怪异行为，这类刺激被称为诱发刺激，与这些行为的触发事件没有直接联系。举例来说，如果你的孩子在电视上看过"9·11"事件的报道，你会发现当他无意间听到一架飞机飞过头顶时，其情绪或行为会发生变化。另一个例子是看过马德里爆炸事件的报道后，再看到或听见火车也会发生情绪和行为的变化。

幼儿如何通过过度觉醒表现出创伤症状

如果你有过不舒服的挠痒痒经历，或看到过别人被挠痒痒，就容易理解过度觉醒的概念了。"痒死了"这个比喻恰如其分地描述了这种体验，孩子本来是开怀大笑，但当本是打闹的挠痒增强到无法忍受时，就成为一种折磨，不再有任何快感。被挠痒者努力抗争想让对方停止挠痒，心脏跳动越来越剧烈，过强的体验让儿童从快速呼吸变成喘息，其中包含着对窒息的恐惧。

当儿童处于过度觉醒状态时，即使没有挠痒或其他外部刺激，他们身体内部也处于"提速"状态。这种刺激来自儿童体内无法关停的神经系统。当儿童害怕或高度紧张时，无论危险是真实存在的还是主观感知到的，增高的心率和呼吸频率使他们体内的"引擎"在几秒内从静止状态飙升至高速状态，而表面上可能依然显得非常平静。他们很容易就变得过度紧张，难以平静。

这种兴奋状态导致儿童彻夜难眠，全天候处于紧张状态。只要多余的能量没有被释放出来，他们就无法彻底放松。

在生活中，你可能看到过非常疲劳的儿童睡前还在嬉笑打闹，结果疲惫的身体中调动起来多余的能量会严重破坏儿童今晚的睡眠。如果儿童有未解决的创伤压力带来的多余能量也会出现这种状况，不同之处在于会导致儿童长期存在睡眠障碍和其他问题，上文贾里德夜惊的故事就是过度觉醒的典型案例。这些问题包括入睡困难和睡眠不好、过度警惕和过度惊吓反应。当过度觉醒症状发展成慢性症状时，变得类似于注意缺陷多动障碍（ADHD）。不幸的是，太多的创伤儿童被误诊为注意缺陷多动障碍并接受错误的治疗。过度觉醒的症状有明显的行为表现，很容易被家长和老师观察到。有时，儿童的能量过于狂野奔放，难以管理，让家长老师非常头疼。

幼儿如何通过强烈的情感向我们展示他们的无助感

在暂时或持续的压制性事件之后，被压抑的令人痛苦的多余能量可能会通过强烈的情绪爆发表达出来，如强烈的担忧、焦虑、愤怒或攻击性，父母常常困惑子女为什么突然出现转变。幼儿则容易出现恐惧情绪，特别是当他们与成人分离、遇到陌生人或应对新挑战时。黏人和发脾气也是幼儿的典型症状，如果成人不知道幼儿问题的起因，也不知道这些新症状出现时该怎么办，会感觉无计可施。例如，学步儿可能通过一直跟随大人或要求被抱着来表达恐惧，期望获得大人的保护。学龄前儿童则可能表现为害怕黑暗，害怕壁橱里或床下埋伏的"怪物"和"鬼魂"，以此表达内心的恐惧。

有时，孩子突然开始讨厌常去玩耍的地方或日常作息，甚至因为家长要求外出或遵守作息规律而愤怒，这是孩子情绪混乱的表现之一；孩子还可能表现出没完没了的犟嘴和提问等行为。其实孩子不是想逼疯大人，他们只是以自己的最佳方式来管理焦虑。孩子不停地问"谁会在那儿""还有谁呢""我们要在那里待多久"等问题可能是为了保持足够的安全感和控制感。

攻击性症状一般随着过多的应激源和压制性环境而出现，儿童的内部体验远远超过了他们的承受能力，往往表现为突然发火、经常发脾气、乱扔玩具、殴打或欺负兄弟姐妹和同伴、咬人、抓人和踢人。父母可能会想，这是否预示着要进入"可怕的 2 岁（或 4 岁）阶段"？区分办法是注意新攻击行为开始出现的时间，如果异常行为的出现与第 2 章中介绍的潜在创伤事件和应激源的发生时间基本一致，则有很大可能是创伤导致的。

幼儿如何通过身体症状（身体不适和愉悦感减弱）表达创伤性紧缩和封闭

一旦身体的神经系统过度觉醒，肾上腺素就会释放到血流中，使骨骼肌为运动做准备。从生物原理来说，身体某些部位的肌肉收缩产生相关反应。但遭遇创伤后，全身都会收缩，处于紧张状态：肌肉、关节和内脏器官会收缩；感觉系统和呼吸系统也会收缩。在此阶段，主要症状是"封闭"。你可能注意到孩子开始变得孤僻、过于害羞、比以前更依赖你，精力不济，嗜睡和易疲劳。

你也可能在孩子身上观察到其他紧缩症状，包括表情呆板，动作僵硬，协调性差，颈肩肌肉紧张，视觉、听觉、嗅觉、感觉和味觉的能力受到抑制，如食物不再具有吸引力。孩子的注意范围变窄，只关注危险刺激，而事实上周围根本没有危险。这种狭隘的意识可以防止孩子感觉到他正在崩溃，有助于减少焦虑情绪。然而，随着时间的推移，这种紧张会让孩子重新产生他们曾试图避免的崩溃感。（成人也是如此！）

在这种状态下，如果没有成人提供指导和安全保护，儿童不可能彻底放松，去充分关注周围的事物，即使周围的事物是有益的，他们也视而不见，因为放松意味着撤去"保护"的警卫。这种封闭是暂时的，但是当封闭变成长期状态后（就像下面桑德拉的例子一样），收缩会导致身体疼痛、失去探索外界的兴趣和乐趣。在儿童眼中，世界充满了危险，只能遗憾地取消那些健康的冒险行为，如激烈比赛中的对抗行为。

儿童可能无法说出身体哪里不舒服。婴幼儿有可能会像长牙时一样变得紧张、烦躁，这是因为他们说不出来自己身体具体哪些部位疼痛。身体症状是所有年龄段儿童都会具有的特征。然而，幼儿特别容易发生"消化道过敏"、腹泻和便秘等不适，伴随肚子痛和头痛。幼儿偶尔还会出现发烧症状，但医学检查发现并不存在感染或其他临床致病因素。创伤应激还可能表现为浅呼吸，或过度换气，导致脑和身体供氧不足，孩子变得易疲劳和嗜睡，有时被家长误认为是"懒惰"行为。

儿童遭遇急性创伤后还可能出现严重的喂养困难或进食困难。有时候突然分离，如搬家或父母去上班，也会破坏孩子的正常饮食习惯。具体案例请见桑德拉的故事。

不能吃饭的小姑娘

请看聪明而好奇的桑德拉在 4 岁时的经历。桑德拉出生后就一直和大家庭住在祖父母家。虽然桑德拉和父母的关系很亲近，但她更爱奶奶。奶奶非常疼爱桑德拉，让她感觉这个家非常温馨安全。桑德拉的父亲里卡多努力工作，攒钱为小家庭买套新房子。当这一天终于到来的时候，每个人都很高兴。然而，当桑德拉搬到新家时，她无法接受她自己与奶奶和老房子的分离。

她对五颜六色的新房间和宽敞的后院视而不见，只关注一件事情：回去找奶奶。桑德拉的身体变得非常紧张，吃不下任何东西，也难以入睡。她的父母忧心忡忡，前来寻求我的帮助。桑德拉不仅不吃东西，而且言行举止就好像变了个人。儿科医生的治疗建议是让桑德拉吃流质食物，避免营养缺失。她的妈妈斯蒂芬妮想尽各种办法来帮助桑德拉吃固体食物，但桑德拉已经三个多月没吃东西了——以前非常喜爱的食物也一口不吃！

当桑德拉来到心理咨询室时，她不愿与我交谈，对玩具、布娃娃毫无兴致，也不喜欢各种艺术品。她看起来非常害怕、悲伤、沉默，让人很难相信几个月前的她是一个精力充沛、活力四射的孩子。她的情绪很压抑，一直紧紧地抱着最喜欢的泰迪熊，目光呆滞。会谈中，桑德拉不想谈论新家和奶奶，只是以点头来承认自己很难过，但是并没有眼泪流出。

我拿出画板和蜡笔，请桑德拉随意涂鸦，于是她画了一个简单的房子。绘画让她放松了一些，尤其是发现我不再问她任何问题时变得更轻松了。然后，我和桑德拉一起检查了"泰迪"的悲伤的心脏和不能吃饭的肚子。很快，桑德拉指出了自己肚子中卡住食物的部位。我让她先把手放在泰迪熊卡住食物的部位，然后放在自己身上"卡住"食物的部位。当桑德拉坐在父亲身边时，我征得她的许可，轻轻地把手放在她的手上，明显地感到她的肚子是紧绷绷的，就好像身体器官为了生存正在努力抗争。桑德拉并没有绝食抗议的想法，她的紧缩是无意识的。她不是不想吃饭，而是吃不下饭！

经过两次咨询，桑德拉和她的父母学会了慢慢地、耐心地轻揉肚子，让肚子放松下来。桑德拉把新家里所有的"鬼怪"都画了出来，尽情宣泄自己的情绪。斯蒂芬妮打来电话反馈说小桑德拉又开始吃饭了，在很短的时间内，她胃口大开，总是吃不够奶奶做的索皮塔（一种墨西哥甜面包）。桑德拉的变化还体现在其他方面，父亲里卡多这样来描述女儿的可喜变化："她就像一朵在深夜绽放的花儿。"

识别学龄儿童的心理创伤症状

学龄儿童（5～11 岁）与学龄前儿童和青少年一样，会表现出本章前面讲述的各种创伤常见症状：过度觉醒、解离、紧缩和封闭（或冻结），并伴有无助感；创伤情境再现、睡眠障碍、身体不适，并表现出与创伤不一致的新恐惧和攻击行为。他们过分担忧，有强烈的"糟糕化"思维，在这个年龄段，儿童学会用名言警句来给自己做辩解，如："君子不立危墙之下！"

学龄儿童随着年龄的增长，有了更多的可用资源，包括更高水平的语言能力、推理能力、道德意识和利他主义。此外，由于儿童到了上学的年龄，他们有责任，也被要求专心学习。由于这些因素，许多经历过创伤的儿童在日常生活之外担负了学习压力和社会化压力，于是创伤障碍的体征和症状可能在学校出现，或变得更加明显。

许多时候，由于学龄儿童的创伤症状会在教室或操场表现出来，因此教师是第一个注意到这些症状的人。儿童很容易被误诊为"学校恐惧症"、注意缺陷多动障碍、抑郁症或品行障碍。第四部分的第 11 章和第 12 章是专门为教师、学校心理咨询师、心理学家、学校管理人员和其他渴望学习如何在学校中帮助学生的人群撰写的。在校园暴力和校园枪击不断升级的背景下，教育工作者非常有必要在学生发生情绪崩溃或暴力行为之前就及时发现学生无法应对的症状，并掌握相应的干预方法。

学龄儿童一方面与低龄儿童一样经常在游戏中再现创伤事件的细节，另一方面由于他们的语言系统更发达，因此可能一遍遍地讲述故事来再现创伤。恐惧和无助通常表现为紊乱行为或焦虑行为。学龄儿童虽然会讲述创伤事件，但他们往往无法用语言准确表达自己的感受，甚至无法准确理解自己的感受到底是什么，只会感觉"困惑""心烦意乱"或"全身战栗"。

他们不仅关注事件本身的细节，还关注如何看待事件发生过程中自己的各种无效应对行为。他们觉得自己负有不可推卸的责任，饱受自责或羞耻感的困扰，这些自责或羞耻感是他们深藏在黑暗中的秘密，会导致他们与家人、朋友日益疏远。他们认为如果自己采取不同的措施，就能避免"可怕事情"的发生。这在分离问题上尤为明显，比如死亡和父母离婚。

医学博士勒诺·泰若（Lenore Terr）是一位精神病学研究专家、著名的创伤研究人员，著有《过度惊吓而欲哭无泪》（*Too Scared To Cry*）一书。她在研究中提出，学龄儿童较少出现回避和麻木的症状，他们更有可能通过故事和游戏进行交流，还会表现出越来越多的"预兆形成"，即某些特定迹象是对已经发生并将再次发生的创伤事件的警告[1]。这与学龄儿童奇妙的思维有关。

意外出现的新情绪

学龄儿童由于道德发展水平更加成熟，不仅能够为自己着想，也能够为他人着想，他们还可能同情创伤的其他受害者及其家庭。如果父母中的一方受伤，他们就担心另一方也可能会受伤，于是密切关注父母的反应。因为他们已经具备较高的未来意识，他们可能第一次担忧自己的安全问题，害怕自己的未来因此被毁，害怕自己生无可恋，对未来不抱任何期望。这个年龄段的孩子可能在人生中第一次被自己的悲伤情绪吓倒。

另一种意外出现的新体验是内心出现报复他人的欲望。回想一下第 2 章提到的中学生柯蒂斯，他在公共汽车站目睹暴力事件后，想"踹身边的每一个人"。在性格成型期，这些新情绪会给孩子带来痛苦的困惑。他们需要成人帮助他们理顺时时刻刻充斥头脑的感觉、情绪、想法和意象。

在学校表现出的症状

当孩子在教室或操场和老师同学在一起时，他们更容易受到刺激出现以下创伤症状：注意力不集中、任务完成能力差、新知识加工能力弱，学习成绩差，这种情况继续恶化会发展成学习障碍。

慢性过度觉醒可迅速转为高度警觉。学生在学校的症状表现有坐立不安、快速惊吓反射、过分关注房间远处的微小噪声或动作，以及躲闪、恐惧的眼神。教师有可能误以为孩子表现出来的是强迫症状，因害怕周围的同学而无法坐在自己的座位上；误以为孩子有"不宁腿"，很容易分心，或者误以为孩子是"总想打架"的挑衅者，类似于幼儿园里的"咬人"现象。

封闭和解离可能表现为注意力不集中、疲劳和"白日梦"，社会交往中显得过于害羞、退缩，甚至与同龄人保持距离。例如，受性侵犯的儿童往往孤独地躲在操场的一角。

研究表明，学龄儿童在症状表现上存在性别差异。男孩的症状多对外表现，而女孩多对内表现。这意味着男孩可能会通过殴打、欺负和取笑他人来发泄愤怒，也可能胆大妄为地去做危险事情来掩盖内心的恐惧。而女孩则将愤怒转向内部，导致更强的抑郁情绪、身体症状、焦虑和自我贬低。

儿童的不动、冻结、解离和无助症状

创伤事件发生后，无论是灾难性事故（如爆炸），还是日常事件（如骑车摔伤），儿童为避免自己第一时间受到冲击，往往会出现冻结反应，通过生理休克和分离机制免受事故的伤害。这种暂时的麻木（实际上是由阿片类药物——内啡肽的内分泌带来的变化）有助于平息创伤事件给身体和心理造成的巨大痛苦。让我们来看看苏西的遭遇。

苏西的惊吓

苏西的故事说明了伴随惊吓而来的冻结感。7岁的苏西第一次沿陡峭的山坡骑着自行车。她很兴奋，决定再来一次！结果第二次下坡时苏西没踩好脚踏板，脚没有跟上脚踏板的转速，很快自行车就失控了，猛地撞向人行道，骤然停下来。苏西的头被车把压住，脸朝下撞在坚硬的混凝土地面上。

事故发生后，苏西吓得魂飞魄散，身体僵硬无法动弹。脸上的伤口触目

惊心，血流不止。她头晕目眩，失去知觉。一个邻居看到后把她从人行道上抱起来，爬过山坡送回家。苏西处于惊吓状态，但没有泪流满面，她痛苦的眼泪被压抑在身体内部，结结实实地"冻结"了。

　　母亲被女儿血肉模糊的脸吓坏了，当看到苏西没有骨折可以站起来时，她松了一口气，称赞女儿说："苏西好棒啊，坚强勇敢不哭泣！"虽然苏西的伤势并不"严重"，但她仍然处于惊吓状态。然而，母亲没有注意到苏西的面部表情和肢体语言写满了苍白无力，惶恐不安。苏西一瘸一拐，内心满怀伤痛，但由于她处于僵硬、分离的状态，所以并没有流泪。由于释放了大量的内啡肽和肾上腺素，苏西身体麻木，感受不到自己的情绪和伤口的疼痛，极大地缓解了痛苦。如果能及时获得成人的支持，在缓冲阶段过后，大人告诉她想哭就哭吧，那么苏西的眼泪就可能在 5 ～ 30 分钟内流出，而不是压抑几十年后才流出。伤口痊愈后，苏西又骑了一次自行车，但她在车上非常紧张，动作僵硬，为了"活着"而紧紧地抓住车把。

　　成年后，苏西自我表露说，自从 7 岁那场自行车事故后，她一直觉得难堪和笨拙。她退出了舞蹈课，对自己身体的敏捷性失去了信心。成年后，她可以继续骑自行车，但形容自己骑车时"总是保持警惕"，"跟不上朋友的速度"。受伤之后，她骑车又发生了几次严重的摔伤，最后一次摔倒导致肩膀受伤，从那以后她就再也不骑自行车了。

　　苏西最近解决了多年前留存在她体内的惊吓。这次她摔倒后，泪水顺着脸庞流下时，她感到了一阵轻微的伤痛，这是她幼年摔伤时从未感觉到的伤痛。当这些感觉消退时，她的脸色变得柔和起来。渐渐地，苏西重拾对自己的信心。有一天，她笑容满面地说她买了一辆全新的自行车，重新开始了自由、舒适的骑行之旅！

　　"冻结反应"是一种重要的生存机制。在第二部分中，你将学习说什么和做什么，从而温柔地指导任何表现出静止迹象的儿童。使用动物意象（如"假扮负鼠装死"）可以帮助儿童放松，让他们感觉这是康复过程中的一个自然阶段。当他们处于最脆弱和最无助的状态时，这可以帮助他们理解和感觉更好的自己。同样令人欣慰的是，只要多花费一点时间，多付出一点耐心，儿童就会放下那些感觉，开始可能会感到颤抖，但很快就会微笑、轻松起来——就像苏西一样发生积极转变，还不用等待 20 年之久才发生转变！

识别青春期的心理创伤症状

许多成人已经表现出创伤症状，或在遭遇不幸后寻求药物治疗或心理治疗。然而，引起这些痛苦问题的创伤事件并非发生在成年期，而是发生在童年或青少年阶段。迪恩·基尔帕特里克（Dean Kilpatrick）博士的研究团队对 4023 名男孩和女孩（12 ～ 17 岁）进行了电话采访，委婉地询问他们生活中的重大创伤经历，调查他们是否遭遇过性侵犯或身体虐待，以及是否目睹过暴力行为（不是在电影或电视上看到）。该研究结果显示"有较高比例的青少年（接近 50%）在青少年时期经历过创伤事件"，其中 40% 的人近距离目睹过暴力事件[2]。

更重要的是，那些目睹过暴力行为的青少年药物滥用的概率是普通青少年的 3 倍。研究也提到了性别差异，有内部创伤症状（退缩、抑郁、身体障碍）或外部创伤症状（易激惹、对抗、见诸行动）的女孩比没有创伤症状的女孩有更高的物质滥用发生率；而对于男孩，只有外化行为问题与物质滥用相关。

遭受过身体攻击的青少年临床抑郁症的发生率是其他青少年的 2 倍；而被性侵者发生创伤后应激综合征的概率比其他青少年高 80%。据估计，美国近五分之一的青少年患有情绪障碍，这一客观事实令人心情沉重。

即使在良好的成长环境里青少年阶段也不平静。所有关于"可怕的两岁"的玩笑都可能在"可怕的十几岁"再次重复，再加上快速增长的身体内部激素混乱，对于身体快速变化的青少年和他们的父母来说，正常的青少年发展可能充斥着混乱和困惑。他们不仅像学龄儿童一样背负着学业压力，还背负着个性化、人生规划和性发育的任务，背负着与家庭目标相冲突的同辈群体压力。

鉴于以上原因，青少年的创伤症状与成人相似。他们头脑中经常出现闪回画面再现创伤体验，并极力回避能触发痛苦回忆的行为、想法和感觉。他们如果没有消除不愉快的记忆，会变得越来越迟钝。由于这个原因，受创青少年选择药物、酒精、尼古丁滥用、性乱交或追逐刺激的危险行为作为自我治疗和应对的回避机制是很常见的。他们也往往比低龄儿童更频繁地出现失眠、易怒、抑郁、焦虑和注意力分散等问题。这些都可能导致逃学、学习困难和对抗行为，被家长和老师误认为是"叛逆行为"。青少年的抑郁和焦虑往往是创伤应激的症状，然而不幸的是，与低龄儿童的多动症一样，这些问题往往采用药物治疗，而不是通过解决其症状背后的未竟事务来治疗。

青少年的过度觉醒和解离

一个"我"深深地隐藏在脑海中，

让我迷茫困惑。

另一个"我"飞舞在空中，

和我形影不离，在床上嬉戏打闹！

——匿名的 13 岁乌干达女孩

如上所述，青少年竭尽全力试图回避能触发创伤事件闪现的想法、感觉和环境，或者建立新的想法、感觉和环境，避免自己反复陷入痛苦之中。不断尝试、提高承受界限是青少年的常见行为，然而在创伤再现中，这方面需要进一步提升。当唤醒能量超过承受能力时，年轻人往往会通过食物、药物、性和音乐来寻找麻木自己的方法。部分青少年并没有通过使用违禁药物或从事危险活动来"自我治疗"，而是通过身体自身的化学麻醉机制来缓解疼痛，并暂时消除可怕的记忆，曾遭受过性侵犯和身体虐待的青少年更容易采取这种行为。如有些青少年可能采取自我割伤或其他自残行为来减轻痛苦，甚至以此提升自己对各种感受的控制感。许多医生认为自我割伤行为可以提高神经递质多巴胺的水平。德国的杰拉德·休瑟（Gerald Huether）研究发现，割伤可能是激素和神经系统自我调节水平失调的表现[3]。

当表现为焦虑或紧张的唤醒能量积累到无法忍受的程度时，身体会采用解离这一自我保护机制将可怕的经历与日常现实区分开来，防止青少年感觉自己疯了。解离就像断路器，当建筑物内电流过载时自动跳闸避免引起火灾；或者像密封舱门，当潜艇被鱼雷击中时，密封舱门能够防止潜艇因大量进水而沉没。心理和身体以类似的方式分离，将不愉快的经历部分或全部屏除在外显记忆之外。通过这种方式，青少年感受到强烈的痛苦时，会立刻割裂这部分内容，就好像它们并不存在一样。这不受青少年意识的控制，是无意识的反应，能够避免个体不堪重负以致"精神崩溃"。

解离程度较轻时表现为短暂的注意力分散、白日梦或恍惚。严重时，少部分人可能会出现长时间的失忆症或各种"亚人格"，各个亚人格交替出现，相互争夺出现的主动权，但彼此之间并不知道对方的存在。解离最常见的表现形式是意识脱离身体出现在其他空间，如有人描述自己"感觉我就像在天花板上向下看自己""我的一部分出现在房间的另一边"或"我感觉自己不是整个人都在这里"。有时，个体不知道自己怎么到达某地，甚至不知道自己在哪里，这些都被称为"神游状态"。通常情况下，解离在闪回或可怕的想法、意象或感觉之后出现，请见下文高二女生格洛丽亚的案例。

格洛丽亚

在格洛丽亚两岁时，她的父亲在隔壁房间开枪自杀。她这样描述父亲自杀后自己的生活："我控制不住地会离开自己的身体……我无法入睡，脑海中浮现出一幅幅画面，当画面太多时，我就会走神。"她无数次地在噩梦中惊醒。格洛丽亚的安全感在生命早期就已经破灭。这段铭刻在内心深处的记忆，使她停滞在父亲自杀的那一刻，就好像悲剧在持续不断地发生。格洛丽亚无法活在当下，她感到自己与同学们不一样，越来越孤单。格洛丽亚的老师或辅导员一开始都没有注意到她的痛苦，直到她经常逃学，成绩不断下滑。

否认是一种温和的解离方式，看起来像自欺欺人，当被问及感受时，孩子和成人都会大声说"我很好"或"没什么不对劲的"。即使是医生和心理咨询师也经常重复这句话："没什么问题，她会好起来的。"

伍迪·艾伦曾说过："我不怕死；我只是希望死亡来临时我不在场。"一定要注意，在解离和否认的庇护下，隐藏着一个被严重虐待的儿童。尽管这个孩子表面上非常平静，但实际上她可能正处于一种高度觉醒的状态。只需要一个简单的提醒，如声音、气味，甚至是事件发生的季节，就能揭开脆弱的伪装，让强烈的感觉、想法和情感如决堤的洪水奔涌而出，就像下文的伊丽莎白一样。

伊丽莎白

2002 年，一个名叫伊丽莎白的 15 岁优等生在盐湖城的家中小睡，却不幸遭到精神失常的绑架者和他妻子的性侵和虐待。当她被救回父母身边时，每一位帮助她康复的人都很惊讶地发现她非常"坚强""健康"。现在你就能明白这其实是否认和解离在起作用！

警察并没有在意伊丽莎白的创伤，还要求她带他们去指认偏远的案发现场，结果导致伊丽莎白压抑的恐惧开始浮出水面。一家报纸报道说，伊丽莎白"开始出现失眠、可怕的闪回，并自责当时为什么不逃跑等问题。然而，一分钟过后，她又恢复了正常，和朋友一起哈哈大笑。然后又变得昏昏欲睡，目光呆滞"。

伊丽莎白被绑架后身体僵直不动，无法逃跑。她对自己无法逃跑而感到内疚，因为她并不明白自己其实是没有任何选择余地的。

无法动弹、冻结、无助和解离是个体不堪重负时不由自主的心理生理反应。这些反应本来是有时间限制的，类似于负鼠（一种体形较小、动作缓慢、不具备自我保护力的小动物）无法逃离猫等捕食者的威胁时装死来保护自己。当危险过后，负鼠会立即爬起来逃回洞穴。人类与其他哺乳动物一样也具备这种能力，但并未意识到自己具有这种能力！当被冻结的庞大的"战斗或逃跑"能量开始释放时，如果没有成人用柔和的话语帮助青少年重拾安全感，他们会感到害怕。此时，需要成人向他们解释这些不断涌现的强烈感觉是正常现象，并帮助他们树立信心去接受这些本能反应，这样才能获得安全感。

伊丽莎白因自己没有勇气逃跑而感到困惑或尴尬，这是可以理解的。在冻结状态下，她绝不会有逃跑的想法；随着冻结状态的消退，她逐渐产生了应该逃跑的冲动。羞愧和内疚的症状是从冻结状态中恢复后产生的正常反应。此时身体是无能为力的，但人类与其他哺乳动物不同，人脑总会进行各种主观评价。强烈的无助感和脆弱感会带给个体强烈的痛苦，那些因为伤害而感觉自己身份和声誉受到损害的青少年感觉尤为痛苦。第二部分将介绍成人能发挥哪些重要作用，来帮助青少年度过这一关键阶段达到痊愈。

当青少年和学龄儿童身体的冻结、不动和随之而来的无助感不能自然消除时，它们会表现为一系列的生理和情绪症状。陷入无助状态的孩子会出现行动减少、不敢尝试新事物、创造力丧失、易激惹、黏人、冷漠和抑郁等症状。在学校，这些孩子学习上可能会出现动机缺失、不完成作业、注意转换困难等问题；身体上显得无精打采，要么像布娃娃一样趴在课桌上，要么说自己总是感觉特别疲劳。他们还可能轻易放弃，不再有坚持不懈完成困难任务的毅力，被误以为是"懦夫"或"懒惰者"。

青少年：关键发育期

尽管青少年与成人的症状在许多方面相似，但由于对自我意识的影响不同，创伤的长期后果是不同的。青少年期是完成自主性的关键阶段，自主性在 2 岁时开始萌芽，到青春期结束时完成发展，个体间具有差异性。这一阶段也是道德、人际交往技能和人格等成型的关键期。青少年开始发展出能力、幽默、人际关系和智力（所有人格特征）等资源，初步构建了抵御创伤负面影响的长城。然而，这个阶段的青少年依然很脆弱，巨大的压力会影响健康人格的形成，破坏健康的发展。如果青少年经常出现解离状态，就有可能导致身份认同障碍。如果他们长期遭受虐待，遭受本应值得他们信任的成人的虐待，那么出现身份认同障碍的风险更高。

由于这一阶段的脆弱性，青少年的症状还会包括充满恐惧、羞耻和内疚的自我贬低意识。本应轻松度过的青春期可能会过早结束，且不能顺利地迈入成年期。以下是创伤引发的各种不良行为症状的检查清单。

青少年创伤症状检查清单

- 人际关系的突然转变，如对最喜欢的人突然失去兴趣

- 变得冷漠、孤僻

- 成绩、生活态度或外表的重大变化

- 行为的突然转变，如反复出现危及生命的行为或其他行为表现

- 情绪的突然变化，特别是出现焦虑、抑郁和自杀想法

- 对酒精和药物的依赖

- 对最喜欢的爱好或运动突然不感兴趣

- 易激惹、易怒和报复欲强

- 性滥交

迟发性心理创伤反应

当成人掌握相关知识，能及时发现过度觉醒、紧缩、解离和冻结这四个初始症状时，就能轻松地引导青少年一步步恢复神经系统的平衡。如果没有掌握相关知识，孩子就会处于局部休克状态，在数周、数月，甚至数年后发展为"继发性"症状，甚至像约翰尼一样，长达几十年后才出现创伤症状。

约翰尼的故事

5 岁的约翰尼兴高采烈地骑着新买的自行车，却不小心轧上碎石撞到树上。他头晕眼花，哭着爬起来，感觉周围的世界发生了变化，自己迷失了方向。他的父母抱着他安慰了会儿，又将他抱到自行车上。父母一直夸赞约翰尼非常勇敢，却没有注意到他有多么惊吓和害怕。

约翰尼很快忘记了这起意外。几十年后，约翰尼开车载全家出行，为了躲避迎面而来的汽车，他需要猛打方向避开对方。然而，他的身体突然僵直，无法转弯。幸好对方司机及时避让，避免了车祸的发生。

几天后的一个早晨，约翰尼开车上班的途中突然感到焦躁不安，心脏开始加速跳动，手心出汗，双手冰凉。他感到有危险袭来，自己会被困在车内，突然有一股莫名的冲动，想跳下车逃跑。片刻之后，他意识到自己刚才的感觉非常"疯狂"，症状逐渐消退。然而，在他工作的大部分时间里，一直存在着一种朦胧而又挥之不去的担忧。直到晚上下班回家，他才感到轻松。

第二天早上，约翰尼早早出发以避开交通堵塞，晚上则与同事加班到很晚才回家。然而，他一到家就急躁易怒，和妻子吵架，训斥孩子。他洗漱后上床睡觉，半夜突然惊醒，冷汗淋漓，隐约记得自己做了一个汽车失控的噩梦。之后的多个夜晚，约翰尼经常烦躁不安。

约翰尼在幼时发生自行车事故后，延迟几十年才出现创伤反应。令人难以置信的是，这类创伤后的延迟反应很常见。我已在创伤领域进行了30多年的研究，可以肯定地说，在我们接待的来访者中，有75%的人创伤症状会潜伏相当长的一段时间。大部分受创者的创伤事件和创伤症状发作的间隔时间为6～18个月；少部分受创者的症状会潜伏数年甚至数十年。

在许多情况下，创伤反应往往由看似无关紧要的事件引发。当然，并不是童年的每一次意外都会产生延迟的创伤反应，有些事件完全没有延迟反应，另一些事件，包括那些被认为是童年期的"微小"事件和遗忘事件，可能会产生显著的延迟效应，尤其是当它们与其他创伤事件重叠时，延迟反应的发生率更高。跌倒、外科手术、失去父母（父母离婚或死亡）、严重疾病（特别是伴有高烧或中毒），甚至包皮环切术和其他常规医疗措施都可能在以后的生活中引起创伤反应，这取决于孩子在事件发生时的体验。

我们需要注意两点，首先，随着时间的推移，会出现创伤的继发性症状。就像胶卷相机拍摄的底片需要时间和曝光才能逐渐变得清晰一样，童年期的创伤症状可以在事件发生后的几个月、几年，甚至几十年后才出现。儿童越早得到身边人的情绪急救或心理咨询师的帮助，就越不可能出现继发性症状。其次，持续太久的症状往往会泛化：影响儿童的生理、情绪、精神、认知和行为发展。此时你可能想提笔记录各种症状，看看孩子是否有继发性创伤。样例详见附录B：症状清单。

性创伤心理症状

对儿童的性骚扰和性侵犯还会受到隐私和羞耻的掩护。只有不到 10% 的性侵犯是陌生人作案的，换而言之，儿童往往是被他们认识和信任的熟人所侵犯，所以创伤症状会夹杂背叛的负面影响，比较复杂。熟人哄骗他们对性侵行为保密，甚至以人身伤害等威胁手段胁迫他们保密。

大多数情况下，儿童不会以言语方式将自己的遭遇告诉成人。如果侵犯者是一个权威人物，如父母、教练、教师或神职人员，儿童更不会告诉别人，只会责怪自己，背负起本应属于性侵者的耻辱。他们害怕告诉大人，因为他们担心受到惩罚或者没人会相信他们。不幸的是，这种情况经常发生。

儿童会以什么方式告诉成人？成人应对哪些症状保持警觉？请参考以下九点建议。

（1）关注儿童是否表现出与当前年龄段不相符的性行为。

（2）关注儿童是否表现出突然拒绝、不情愿或害怕被单独留下，愿意与特定的人在一起，或留在曾经喜欢玩的地方等行为。

（3）关注儿童是否会远离同龄人，或不再喜欢接触教师、辅导员或母亲等能带来安全感的人。

（4）特别注意儿童的生殖器或肛门部位是否有疼痛感、灼热感、瘙痒或淤青。

（5）检查儿童生殖器是否有异常分泌物或性传播疾病的症状。

（6）倾听儿童对其他孩子或大人说的话，这可以成为间接线索。例如："我不想再当祭坛男孩了""安吉丽娜的爸爸穿着印有泰迪熊的内裤"。

（7）观察儿童是否有前文提到的一般症状。如尿床、吮吸拇指等退行行为，睡眠障碍、饮食障碍、注意力分散、多梦、虚幻感，以及其他常见的解离症状。

（8）关注儿童是否发生性格变化。如易激惹、情绪剧烈波动、过度害羞，以及代表羞耻、内疚或保密的姿势的出现。

（9）多问问题。第 9 章会介绍要问什么问题、如何接近孩子并与之建立良好的信任关系，这样他们才会讲述你想要知道的内容。

如前所述，一般情况下遭受身体虐待或性侵犯的儿童需要创伤领域的心理咨询师的帮助。但是，无论一个孩子是否需要咨询师，作为父母、教育工作者和医务人员，你可以做很多事情来预防和治疗创伤。第二部分详细介绍了如何引导儿童度过创伤。

为什么有些儿童有心理创伤症状，另一些儿童则没有

你可能会感到奇怪，为什么有些儿童会出现创伤症状，而另一些儿童则不会出现创伤症状？决定儿童或成人是否会持续受到创伤的因素有很多。第 2 章已经说明创伤发生于神经系统，而不是事件本身。根据创伤的定义，当本来设定为逃离现场来实现自我保护的生理机制，受到身体或内心冲突等各种原因的阻碍时，创伤症状就会出现。换句话说，儿童或成人没有完成一个完整的循环：①利用化学和激素机制；②激发保护、定向和防御的感觉 – 运动活动；③释放过度激活的能量；④恢复放松的警觉或生理动态平衡状态。

影响儿童做出适当反应、完成上述循环并取得成功的因素包括：儿童的身体特征、外部资源、技能和能力以及事件本身。例如，儿童的发育水平和依赖程度是关键影响因素。被单独留在寒冷的房间里，对婴儿来说完全无法应对，对学步儿来说是可怕的，对 10 岁的孩子来说是痛苦的，对青少年或成人来说只是轻微的不舒服。青少年不仅可以在生理上忍耐极端温度，还可以主动行动来改变环境，如多穿衣服、调高空调温度、去温暖的地方、摩擦手臂或者不停地跳动。

儿童的身体特征不仅包括年龄、力量、敏捷性、速度和整体健康度，还包括受到遗传、气质和早期环境三因素综合影响的体质。例如，儿童如果在胎儿到 3 岁期间遭遇了压力和创伤，又没有得到父母的科学救助，很容易在以后的生活中受到伤害，因为婴幼儿的神经系统并不具有自我调节能力。到了婴儿期，自主神经系统中的有髓副交感神经系统才通过依恋得到快速发展，副交

感神经系统具有抑制体内各器官过度兴奋的功能，能让个体恢复平衡状态。

儿童应对创伤的外部资源既包括能提供支持和关怀的家庭、教师、朋友，还包括能宣泄压力、保持快乐的健康渠道，如运动（儿童自由选择的、非激烈对抗的运动）、合作游戏、兴趣爱好、表演艺术、音乐、宠物、武术、游戏、素描和绘画，或者与同伴一起参加社团或俱乐部，培养组织归属感，加强与同龄人的联系，塑造健全的自我意识。青少年还可以积极参加志愿者活动（如社区美化、看望老人、同伴辅导），这些活动能够极大地锻炼能力，培养更深层的归属感，有助于减轻创伤事件的影响。

决定症状发展的其他因素还包括创伤事件的强度、数量以及持续时间，如童年虐待、家庭混乱（包括酗酒、身体虐待和情感忽视）以及战争。最后，能够影响症状的一个重要因素是孩子在创伤事件后立即获得的护理质量，也包括本书第二部分详细介绍的急救措施。当儿童有能力从冻结状态转为流动状态时，他自己体内的资源就会建立起来，从而促进自信、毅力和自尊。

症状持续时，心理创伤如何影响儿童的大脑

为了帮助你更好地理解为什么症状会持续存在并影响儿童的行为，让我们来看看遭遇创伤事件的大脑是如何运转的，这可能会帮助你理解为什么一个孩子在危险过去后表现出这样的行为。

当儿童难以应对的事件异常激烈、持续时间长且不断发生时，大脑的功能就会发生变化，警觉性提升到最高级，就像恐怖袭击的预警级别颜色一样，大脑已经从黄色预警状态提升到红色预警状态。

因为功能已经改变，孩子的安全感变得高度扭曲，在没有真实危险的情况下也会产生危险感。这是因为即使真实的危险已经过去，然而在爬行脑和边缘系统的深层结构中，神经活动持续增强，如果出现创伤事件的相关线索，神经活动更为强烈。由于受到创伤后大脑的工作方式在生理层面发生变化，"对孩子大发雷霆"只会让孩子继续在时间和空间上处于停滞状态。

磁共振成像清楚地显示了受创者神经细胞的电活动只将信息从杏仁核这

一早期预警中心直接传送到负责"战斗、逃跑、冻结"的原始脑，同时负责思考、计划和推理的理性脑（额叶皮层）不再发挥任何作用。如负责语言的布罗卡区受到强烈抑制，几乎不进行任何活动。难怪孩子和成人往往"说不出话来"，无法用语言描述他们的可怕经历。如果没有经历过创伤体验，当杏仁核向大脑的高级中枢发送警戒信息时，理性脑会评估刺激的新异性，并评价是否存在真正的危险。如果不存在，杏仁核的活动就会减弱，一切恢复正常。不幸的是，当儿童遭受创伤时，脑的活动会发生变化，有可能将此时所有的新奇事物或兴奋点标记为潜在的有害刺激，然后传递一系列并不需要的化学物质，像士兵一样冲刺进入战场（原始脑），去打一场并不存在的战争。正是这种持续的能量过剩模式诱发了创伤的症状。

总结：心理创伤的继发性症状群

在上文关于创伤的讨论中，解释了当个体没有足够的时间、力量、速度或身高来对抗压倒我们的力量时，症状是如何出现的。从生理上讲，无论我们的年龄、身高或体形如何，我们都按照遗传程序分泌激素和化学物质，提供必要的能量，控制肌肉反应，来保护和捍卫自己及所爱的人。本章阐述了创伤的初始症状：过度觉醒、紧缩、解离、封闭和不动（伴随冻结、无助感）。此外，还通过案例详细描述了这些症状在婴儿、儿童和青少年各个年龄段中的表现。

如果这些核心症状仍未消退，随着时间的推移，会出现新的症状。此外，当儿童从一个治疗阶段转入下一个治疗阶段时，可能会出现不同于以前的新症状。例如，如果一个儿童迅速解除冻结状态，紧缩有可能会被焦虑所取代。如果创伤症状持续存在，则有可能形成以该症状为主导的症状群。为了便于理解，下面对创伤模式或"症状群"进行了分组。

过度觉醒占主导的症状群

一般而言，如果过度觉醒状态过于持久，形成的症状群会包含以下症状行为：

当过度觉醒占主导地位时，这些症状可能会随着时间的推移而出现：

- 惊恐发作、焦虑和恐惧
- 闪回
- 夸张的惊吓反应
- 对光和声音极度敏感
- 多动、坐立不安
- 夸张的情绪反应
- 噩梦和夜惊
- 回避行为，黏人
- 易关注危险情境
- 频繁哭泣、易怒
- 突然的情绪波动，如愤怒
- 脾气暴躁
- 退行，如酗酒、吮吸拇指、尿床、沉默寡言
- 冒险行为增加

这种高度警觉会导致过度而快速的反应，类似于涡轮增压赛车在几秒内迅速提速，很容易失控。这些症状是身体感觉 - 运动记忆细胞中储存能量过多导致的结果。过度警觉和过度反应是任何事件里都会出现的主要症状。请看一个活泼儿童的案例，由于环境的原因，她在一段时间内受到了限制，阻碍了自然运动能力的发展。当这种约束持续很长时间时，交替出现了抑郁和退避症状。

卡拉的腿部支架

卡拉的故事很好地展示了症状的升级过程。10 个月大的时候，本应该是这个小女孩怀着强烈的好奇心经常扶着家具慢慢探索世界的时候，然而，她却带着金属材质的腿部支具纠正先天性髋关节畸形，并且一直带到 13 岁才结束。在以后的生活中，她变成一束让父母无所适从的能量，用他们的话来说就是"每天都是这样"。

在学校，卡拉被贴上了"多动"的标签。她还在牙齿正畸时经历过牙科创伤。成年后，她感觉牙医非常可怕，所以从不愿去看牙医。十几岁时，卡拉积极参加专业性、竞争性非常强的滑冰运动来宣泄她的过度觉醒，因为她只有在运动中才能体验到一丝快乐，一旦离开溜冰场，她就感到非常恐慌。她还存在人际关系不良、长期缺乏休息等问题。

卡拉在身体体验阶段释放了大量的过剩能量后，她的慢性过度觉醒恢复自我调节能力，降至适度水平。当她能够在身体里"安顿下来"时，她的生活也安顿下来，日常生活和人际关系从之前的焦虑转为现在的满足。

解离、封闭占主导的症状群

经历创伤事件后，部分儿童可能焦躁不安，还有部分可能迷失了人生的方向，表现出由解离这一核心症状发展而来的继发性症状。一般来说，身体虐待或性侵犯未得到解决的儿童、因强烈冲击导致头部受伤、未做好准备接受侵入性医疗措施和麻醉的儿童容易出现该问题。

当解离、封闭占主导地位时，随着时间的推移，可能出现如下症状：

- 注意力不集中
- 失忆和遗忘
- 组织和计划能力下降
- 孤独冷漠
- 情绪反应减弱，人际交往困难
- 容易且频繁地感到压力
- 经常做白日梦，害怕发疯，
- 精力不足，容易疲劳
- 在假想世界或与假想朋友在一起时过度害羞

玛丽莲·范德伯在《美国小姐的内心独白》中讲述了乱伦的主题。书中分享了作者自己和其他人的悲惨经历：解离一开始能够帮助她们化解压力，但长此以往，逐渐影响她们的正常生活。在整个童年期，玛丽莲一直扮演着两个完全不同的身份——"白天的孩子"和"晚上的孩子"，她们的生活截然不同[4]。这种解离能力是儿童无意识中做出的反应，能够帮助儿童借助暂时阻断疼痛的适应性机制来应对危机，生存下去。无论是在家还是在学校，当儿童发生解离时，他们看起来像做白日梦，目光迷茫，心不在焉，或者开小差走神。由于对现实的防御性否认，他们所说的可能与你所看到的并不一致。这些孩子很难与他人交流，经常沉浸在自己的小世界中，或者听别人讲话时左耳进右耳出，过后经常问："你刚才说了什么？"这些受到创伤的孩子在学校常常被误认为患有"注意缺陷多动障碍"。

紧缩、冻结、不动群集

由于紧缩、冻结和不动密切相关，为了简单起见，将它们归类在一起。当长时间持续紧缩、冻结和不动时，父母可能注意到儿童表现出（或儿童自己说出）下文中列出的症状。这些症状可能是解离和过度觉醒的补充，也有可能抢走解离和过度觉醒出现的机会，还有可能解离和过度觉醒交替出现。

当紧缩、冻结和不动占主导地位时，可能出现的症状：

- 头痛、胃痛
- 结肠痉挛、哮喘、消化问题
- 无助的感觉和行为
- 尿床、不讲卫生
- 羞愧感、内疚感
- 回避行为
- 重复行为
- 好奇心减弱
- 愉悦感减弱
- 姿势协调问题
- 精神不振、易疲劳
- 退行至低龄行为

父母或医务人员发现儿童的身体极度不舒适时会非常揪心，但在尝试帮助儿童解决问题的过程中，很容易陷入各种循环困境之中。下文梅丽莎的经历有助于说明这种常见的困境。

可爱的 9 岁姑娘梅丽莎

梅丽莎是长相甜美，有着棕色眼睛的 9 岁女孩，却受到 19 岁继兄的猥亵，最终继兄被捕入狱。而梅丽莎开始表现出各种症状，包括与同龄儿童交往时退缩、过度依恋学校辅导员和老师，她还患有慢性胃痛，在学校频繁去找校医。

梅丽莎的妈妈曾带她去当地医院接受心理咨询，希望能减轻女儿的症状。结果却恰恰相反！咨询师想排除消化系统疾病或梗塞，于是将她转诊至临床医学检查。医生为了确定病因，对梅丽莎进行了胃镜等侵入式医疗，使梅丽莎再次受到创伤。检查过后，梅丽莎拒绝再去找心理咨询师。幸运的是，妈妈拨打校长电话寻求帮助，校长把她转介给玛吉·克莱恩。

梅丽莎要解除性侵犯的冲击带来的腹部紧张，最需要的是获得他人的支持。经过两次 45 分钟的咨询，她的胃痛症状消失了。在消化功能恢复正常后，她能够用语言来描述自己的经历，并向我（作者彼得）、母亲和玛吉说出了自己矛盾的情绪——这正是她度过创伤所需要的支持。

结语

通过本章的学习，你可能已经理解了什么是创伤、儿童潜在的创伤诱因、各年龄组可识别的症状和行为以及未处理的创伤如何影响正在发育中的大脑。第二部分将循序渐进地介绍创伤辅导的工作指南，指导你学习如何帮助儿童预防和治疗创伤。这些实用信息能够帮助你提升预防和治疗儿童创伤的技能和信心。此外，如果儿童症状较为严重，应及时接受心理咨询，以消除"障碍"，恢复健康。

第二部分

儿童心理创伤预防的指导原则

Trauma Through
a Child's Eyes

第 4 章

情绪急救或如何成为优质"创可贴"

要想了解一个人，一小时的陪伴胜过一年的交谈。

——柏拉图

与理解小孩子的把戏相比，理解原子物理学才是小孩
子的把戏。

——尼尔斯·玻尔

第一部分介绍了什么是创伤、创伤的来源以及如何识别创伤的症状等内
容。第二部分将介绍各种实用工具，帮助儿童在压力事件后减少或预防创伤
症状。第 4 章将介绍各种活动，帮助成人和儿童发现身体内部丰富的感觉世
界，进而获得一种感知世界的新语言——爬行脑控制的反应，即本能反应。
通过对本章的学习，读者可以熟练运用这些无意识的内部信号，缓解身体有
意反应和无意反应之间的不协调，向哺乳动物的本能反应靠拢。这种方式不
仅可以帮助儿童平复创伤，还可以帮助成人稳定心神。

除此之外，本章还讨论了如何协调孩子的需求和节律，并指导读者通过

观察、倾听和与孩子产生共鸣等方式来磨炼观察技巧。文中以萨米的案例说明活动是儿童恢复机体平衡和心理韧性的工具。在事故发生后，无论儿童是否已经出现创伤症状，都可以通过游戏活动来缓解压力。最后，本章讲解如何识别两种不同类型的游戏：一种游戏能让儿童在游戏中走向自愈，另一种游戏只是重演儿童的创伤，进而介绍活动指导的基本原则，让读者学习如何通过活动将与痛苦或症状紧密相连的能量释放出来。

为受创儿童提供支持

为了尽量减少或预防创伤体验，成人不能因为儿童的痛苦遭遇而过度紧张。当然，这对成人来说很难做到。事实上，儿童虽然脆弱却极有韧性，所以成人不必太过担忧。因为只要得到适当的支持，儿童就能自己从压力事件中恢复过来。甚至可以说，当他们开始战胜生活中的打击和失败时，便会成长为更有力量、更有弹性和更有活力的人。因为人类自愈的能力是与生俱来的，所以作为一个成人，你的角色其实很简单——帮助儿童学会使用这种能力，发挥类似于创可贴或夹板的功能。它们虽然不能治愈伤口，但可以在身体恢复的过程中起到保护和支撑作用。本章提供的建议、活动和逐步指导方针便是为了让你成为儿童的"创可贴"。

成年人保持镇静的重要性不言而喻。因为你的冷静沉着对儿童来说是必不可少的！当儿童受到伤害或惊吓时，成人出于恐惧和自我保护的本能，也会在第一时间出现惊吓、恐惧或愤怒的反应，这是人之常情。然而，这些情绪也可能会加剧儿童的恐惧反应。如果成人能够保持镇静，就可以降低儿童已经产生的恐惧、羞愧、尴尬和内疚等情绪。因此，最好的矫正方法就是成人先关注自身反应，让自己有足够的时间平息生理反应，而不是责骂或焦急地奔向儿童。

对成人来访者的治疗经验证实个体在童年所经历的创伤事件中，危害最大的是父母不冷静的反应！儿童的年龄越小，他越会通过监护人的面部表情来判断危险或伤害的严重程度。

世事有起终有落

成人要做到冷静沉着，需要事前多加练习，只有确保自己能够自主而又迅速地恢复平衡，才能在面对压力时保持从容淡定。一旦你的身体得知"突然涌现的感觉（能量调动、过度兴奋）终将平静下来（释放能量、放松自我）"，你的神经系统就会变得更有韧性，更能经受生活的起起落落。你如同柔韧的竹枝或柳条，当狂风暴雨来临时，虽然有时会弯到地上，但从不会折断！你的神经系统拥有这种韧性以后，还可以通过肢体语言、面部表情或语调与儿童的神经系统进行直接沟通，把韧性传递给儿童。但这种非语言的沟通方式只有在你与儿童的感觉、身体节奏和情绪形成共鸣之前掌控好自己的情绪才会达成。

共鸣的第一步是分别体验愉悦感和不适感，理解这种体验的重要性，逐步适应、接纳这两种感觉，只有这样才能自然实现更愉悦、更美好的未来。第二步就是扩大你的感觉意识，引导儿童轻松自由地探寻自身的感觉。

在此再简要地介绍下三位一体脑理论，以更好地解释为什么变化的实质在于唤醒对体内感觉的意识。虽然这种深层体验经常被我们所忽视，但我们正是通过自主的呼吸和身体的变化形成自我意识，并塑造了我们的核心存在。也正是基于此，我们能够准确地体验每时每刻的感受，获悉内心深处的所思所想。[1]

冷静沉着的表现

既然我们已经了解了成人保持冷静沉着的重要性，你可能会想："我到底该如何实现这种状态呢？"现代社会中，成年人承受着家庭和事业的双重压力，部分成人也会遭遇一些无法及时处理的创伤事件，在这种情况下，作为父母或其他照料者的成人怎样才能保持冷静沉着，具有良好的心理弹性呢？特别是遇到紧急事件时，比如眼睁睁看着前方蹒跚学步的宝宝在玩耍时，突然摔倒却无法奔过去扶住宝宝，这一瞬间有可能导致宝宝身体受伤，甚至付出生命的代价，成人更加难以保持镇静。

一旦我们明白这一点，答案就很简单了。为了让自己变得更有韧性、更有效率——不管是在处理紧急事件方面，还是在养育子女方面——我们必须熟悉自己面对危险或压力情境时的本能反应。也就是说，在和儿童进行交流之前，我们必须掌握人类本能释放的信号。

三位一体脑理论

三位一体脑理论提出，人脑由理性脑、哺乳动物脑、爬行动物脑三个不同的脑区组成，理想情况下，三部分构成有机整体，共同合作。理性脑即大脑皮层，是最新进化形成的部分，其功能是抑制不适当的行为反应，负责知觉体验、问题解决、制订计划和其他复杂的理性思维能力。哺乳动物脑，即中脑，也被称为边缘系统或情绪脑，[2] 主要处理记忆和情绪。爬行动物脑，也称为爬行脑或原始脑，负责生存以及伴随基本生存调节机制的其他功能。每个脑区都有专门负责的功能，因此每个脑区都有各自独特的语言系统。理性脑专职思维，使用的语言是文字；情绪脑使用的语言是快乐、悲伤等情绪（对幼儿来说，很容易将情绪分为疯狂、悲伤、快乐和恐惧等类型）；爬行脑使用的语言是我们比较陌生却又十分重要的感觉。见图 4-1、图 4-2。

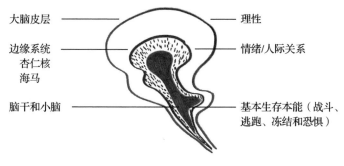

图　4-1

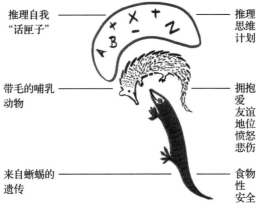

推理自我
"话匣子"

推理
思维
计划

带毛的哺乳
动物

拥抱
爱
友谊
地位
愤怒
悲伤

来自蜥蜴的
遗传

食物
性
安全

Illustration courtesy Connie Barlow©.

图　4-2

　　许多人并不熟悉感觉语言，但无论个体是否意识到，内心都存在着一个基于感觉的世界。幸运的是，这种语言很容易被掌握。熟练运用感觉语言进行自我疗愈就像在国外旅行时学习基本的生存用语一样重要。为了帮助儿童克服创伤带来的危害，我们必须先了解自己的内心世界。我们只需要花费几分钟的独处时间，去关注自己的身体感受，就可以进入感觉世界。这些感觉既包括皮肤感知到的压力或温度变化，也包括身体感知到的颤抖、紧张、肌肉紧绷、紧缩、舒展、刺痛或灼热感。这些都是爬行脑的感觉语言，会在我们遭遇危险或环境变化时决定我们的反应。但它不同于我们大多数人所熟悉的领域，既不在语言的范畴之内，也不在思想的范畴之内，甚至也不在情绪的范畴之内。

　　正是因为爬行脑负责我们的生存能力和机体平衡，因此我们作为成年人一定要充分利用这一深层的本能意识，它不需要任何设备，不花费任何成本，我们只需要着眼于自己的目标，投入一定的时间，高度关注自己的体验，就能轻松掌握内心深处的语言。下面可以通过一些感觉练习加深你的感受。请注意：由于爬行脑不会记录文字，你不可能仅仅通过阅读就掌握它的语言，**必须亲身体验到各种感觉！**

熟悉自己的身体感觉

虽然儿童会因为幼小或恐惧而无法表达自己的感受，但他们能体会到一种强烈的不安感，你也是如此！这种不安感是内心深处挥之不去的恐惧感，是心跳加速、胸口发紧、喉咙哽咽等生理反应。就像灾难过后，新闻报道或目击者经常使用以下语句来描述这种感觉："简直无法用语言形容""四肢冰凉""喘不动气""全身失去知觉""心跳加快，四肢无力"。

请回想一下，当危险突然来临时你有怎样的体验？你能回忆起当时的感觉吗？你是否心跳很快？你是否头晕？是否嗓子发紧或胃不舒服？当危险过后，这种感觉是怎样逐渐消失的呢？也许你会注意到，当肌肉开始放松时，你的呼吸才可能变得通畅一些，但是伴随着刺痛或颤抖。

关注身体的感觉

让我们来做一项简单的练习来加深你的意识。

请保持舒适的坐姿，进行几次深呼吸，然后密切关注身体的感觉。此时你感觉舒服，还是不舒服？你在身体的哪个部位感受到了这种舒适感？你注意到了什么？你觉察到你的心跳和呼吸了吗？或许你已经明显觉察到了肌肉的紧张或放松，觉察到了皮肤的温度，也可能觉察到了"刺痛"感。如果你感觉还行，可以继续下去，试试下面的简单练习。

想象一个愉快的场景：你正在开车去海滩，车内播放着你最喜欢听的音乐。今天刚好是周末，你不紧不慢地开着车。请花一分钟时间体会一下自己此时此刻的感觉。注意体会身体各个部位的感觉，如腹部、四肢、呼吸道、肌肉和皮肤。

突然，不知道从哪儿蹿出的一辆汽车直冲你而来，两辆车差点就撞在一起。对方司机很粗鲁地冲你大吼大叫，好像完全都是你的过错。现在请再次关注身体感觉的变化，你的身体发生了什么变化？

之前是什么感觉？现在是否发生了变化？哪里变得不一样了？你感受到温暖、燥热还是寒冷？你感受到紧张或紧缩了吗？你的心率、呼吸是否有变化？当你审察自己身体的变化来感受当下的身体反应和感觉时，你已进入爬行脑的领域。

现在慢慢地让自己平静下来，然后环顾四周，确保自己是安全的，刚才的情形只是一种想象训练。双脚分开站稳，然后将目光停留在房间内能让你感觉舒适的物品上，比如一朵花、一张照片或一件你喜欢的东西。仔细观察此刻你身体内的感觉。

在日常生活中我们很少会使用感觉语言，上述这种简短的练习能够帮助我们认识到原来感觉语言并不陌生，比如儿童在吃饭时并不会明确地说自己感觉如何，但有时他们会说自己吃得非常舒坦，或者喝完热巧克力后浑身暖洋洋的，这其实就是关于感觉的语言描述。当儿童向成人分享他们的感觉时，可能会把它描述为一种情绪或心境，如快乐、暴躁、疯狂、兴奋或悲伤。这些身体感觉未必是你喜欢的感觉，但是只要你愿意下功夫深入地了解它们，你的直觉和本能就会变得越来越敏锐，自信心也会越来越强。"自我和谐"就是建立在良好的身体自我调节能力之上的，一个无法调节自我身体的人，也就无法实现"自我和谐"，当然，这种自我调节能力可以通过感官训练得到提升。

和孩子一同建立新的语言体系

学习并练习关于感觉的词汇能帮我们快速掌握新的语言体系。首先，请阅读下方词汇清单中列出的描述各种感觉的词汇。为了平衡这些词语的属性，要涵盖积极词汇、消极词汇和中性词汇。你可以一边学着认识身体内部世界的各种新奇体验，一边与孩子一起积累这些新词语，以逐渐熟悉这个美妙的内心世界。

感觉词汇清单
- 寒冷、温暖、炎热、阴冷
- 焦虑、担忧
- 尖锐、迟钝、发痒

- 摇晃、颤抖、刺痛

- 坚硬、柔软、僵硬

- 紧张、冰冷、虚弱

- 放松、沉着、冷静

- 空荡、充满

- 流动的、扩散的

- 强壮、束缚、僵直的

- 头晕、模糊、恍惚

- 麻木、易怒、神经质

- 疼痛、泪流满面、起鸡皮疙瘩

- 轻松、沉重、开放

- 酥痒、凉爽、丝滑

- 静止、湿黏、宽松

※ 注意，感觉不同于情绪，它描述的是身体的感受。即使是尚未学会说话的幼童受到惊吓后也能指出他们身体的哪个部位感到颤抖、麻木或平静，哪个部位感到"疼痛"。

制作一个感觉宝箱

感觉意识是儿童早期发展中的一个非常重要的组成部分，它不仅能够促进自我认知和自我意识的发展，而且对儿童来说，探索味觉、嗅觉、视觉、听觉和触觉也是很有趣的活动。下面两个简单的练习活动可以教你如何体验这些感觉。如果你想记录下你的感受，那么请准备好纸和笔。由于篇幅限制，我们无法在书中提供记录的格式范本。

活动一

（1）找一个空盒子、空罐子或空袋子，能够装下 10 ~ 12 件物品。

（2）选择纹理突出的物品，比如：一根羽毛，一张砂纸，各种形状、大小和纹理不同的石头，一个棉球，一个软绵绵的玩具，一块丝绸布料，一个钢丝球等，把它们装入空盒中。

（3）让儿童闭上眼睛（或戴上眼罩），从中挑选一个物体，凭手感来猜测它是什么。

（4）识别所有物品后，再让儿童触摸每一个物品，并说出接触该物品时皮肤有什么感觉（如发痒、刺痛、冰凉、沉重等感觉）。

（5）接下来，让儿童将不同重量的石头拿在手里比较，并形容一下石头重量很轻、较轻、稍重、较重和很重时，手臂的肌肉有什么感觉。

（6）请儿童分辨在触摸黏滑和丝滑等材质的东西时，他身体内部的感觉和上次相比有什么不同，不同的地方体现在哪儿？是在手臂上、肚子上、皮肤上，还是在喉咙里？

（7）允许儿童主动提问，然后轮流分享并比较双方的感觉体验。

（8）将察觉到的这些感觉体验记录下来。

活动二

（1）用"味觉拼盘"代替活动一中的空盒子。在拼盘里放满不同口味和质地的食物，如甜的、咸的、苦的、辣的、酸的、脆的、软的等。

（2）让儿童戴上眼罩去品尝并识别各种食物。为了避免上一种食物的味觉体验遗留的影响，你可以在每次品尝之间让儿童吃一块饼干。

（3）儿童每品尝一样食物，就说出它的口感是怎样的（油腻的、硬的、滑的、黏稠的，等等），以及味道如何。

（4）然后询问儿童每次品尝的食物给舌头带来什么样的感觉（刺痛、粗糙、冰冷、光滑、干燥、放松、卷曲、麻木、燥热，等等）。

（5）重复活动一中的步骤（6）（7）（8），对比不同食物引发的味觉体验有什么区别。

在紧急情况发生之前，一定要先熟悉自己在各种情况下的感觉体验，并

帮助儿童了解他们自身的体验。你们可以一起创建和增添家庭词汇列表，这项工作其实很简单，只需要像学习一项新技能那样多加练习，你就能变得更细致，更容易识别自己从沮丧恢复到平静过程中的感受。通过这种探究深层次意识内容的练习，你在任何情况下都能淡定从容地帮助儿童免受创伤之苦！

"摇摆"在愉悦和不适的感觉、情绪和意象之间

在身体体验中，"摇摆"（pendulate）一词指的是我们身体的一种自然节律（紧缩和舒张），它引导我们在愉悦和不适的感觉、情绪、意象之间反复切换，产生新的体验和感受。当我们缺乏自我保护的资源时，创伤和压力引发的不适感便随之而来。如果创伤没有得到妥善解决，就会影响我们未来的一言一行，进而蒙蔽我们的自我意识和世界观。一旦体内的这种"摇摆"突然停止，就要及时修复，随着这种节律的恢复，我们很容易在愉悦和不适之间找到一种可容忍的平衡，让机体一直保持活力。此时，不管某种感觉有多糟糕，我们都坚信它很快就会发生改变。

下一个练习是为了进一步加深你对感觉的意识，并让你感受身体内部"摇摆"的自然节律。有伴侣在一旁陪同能更有效地提升练习效果，这既可以帮助你更好地集中注意力，又能让你像自然界中的动物一样，因为同伴的陪伴而获得更深层次的安全感。让我们带着好奇心，一起通过下面的练习活动来探索身体内部这种不断变化的"摇摆"感吧。

探索身体感觉及其"摇摆"变化

注意：你可以请一位朋友为你缓慢地朗读下文，其间要注意留有足够的停顿时间让你思考和练习，以帮助你培养敏锐的意识。当然，你也可以先自己朗读并录音，然后播放录音进行反复练习。

请舒服地坐在椅子上，然后关注身体与椅子接触的部位，感受椅子是如何支撑你的身体的。坐好后，调整呼吸，关注自己的感受方式和整个身体的

感觉体验。然后跟随后面的指导语，仔细体会身体出现的感觉、想法和意象。无论感觉是微弱还是强烈，只要你投入的时间和精力越多，你的觉察力就越强。

现在，想象今天是你的生日。然而，即使是这样一个特别的日子，你也感到孤单寂寞。你不想一个人待着，所以决定去看电影。你在收拾东西时，却发现钱包找不到了。这时你有什么感觉？请仔细感受身体和脑海中的情感、感觉和思维。

如果你感到害怕，这是一种什么样的体验？身体的哪个部位产生了这种感觉？能体验到各种感觉的器官主要有肠胃、胸腔和喉咙。你是否感到身体紧张、沉重，或者恶心？你注意到手掌温度的变化了吗？是有汗、发热还是冰凉？什么部位的感觉在发生变化？随着时间的推移，这些感觉发生了哪些变化？感觉的强度是增加了还是减少了？这些感觉始终停留在同一部位，还是扩散到了其他部位？

你静下心来仔细回想了一下，突然想到："哦，也许我把钱包落在另一个房间了。"于是你来到另一个房间，结果找遍了所有可能的地方，还是没有找到，你开始有些慌乱。再次集中注意力去关注你的身体感觉、情感和思维。

现在，不要着急，保持思路清晰，有条理地寻找钱包："它在抽屉里吗？也许是我进屋的时候把它放在桌子上了……但后来我去了洗手间……它会在哪儿呢……难道是落在浴室里了？"（请在这里暂停一下，再次关注你的感觉。）可是，正在寻找的时候，电话响了，你接起电话，是一位朋友，她说你的钱包落在她家了。你大大地松了一口气！现在，将此刻的感觉和之前的急躁进行比较，好好体验和关注此刻的快乐。

朋友说她马上就要出门，但如果你现在去取，她会等你来了再走。所以你飞奔至她家。当你快速行走时，请感受双腿的力量。你敲了敲门，没人回应。你再次敲门，还是没人回应。你猜测朋友已经出发了，开始有点生气。毕竟，她说会等你的，所以你急匆匆地赶来。请感受此刻你身体的哪个部位感到生气？这是一种怎样的体验？像以前的练习一样，花点时间体验身体的感觉变化。你是如何体验到生气的？你在哪些部位感觉到了生气？它是一种什么样的感觉？

　　这时，从房间里传来朋友低沉的声音，她喊你进来。你打开门，屋内一片漆黑。你慢慢地在黑暗中沿着墙角走进去。此刻你的身体有什么感受？你掏出手机准备给朋友打电话，突然，一群人齐声喊道："生日快乐！"当你意识到这是朋友为你准备的生日惊喜派对时，此时此刻你的身体有什么感觉？

　　这次练习的目的是让你了解在不同情况下可能出现的各种感觉，如沮丧、期待、解脱、冲突和惊讶。如果你注意到不同的感觉状态，并且能够平稳地从愉快过渡到不愉快之后，再恢复到愉快，你就可以体会到"摇摆"是一种什么感觉了。

　　刚才一波三折的情境充满了各种意外，这些意外会激活神经系统。如果是惊喜，这种体验会储存在你的身体里，让你的自我感觉更好；如果是惊吓，会让你陷入痛苦无法自拔，导致无助感的产生和自我感知的减弱。当你深入感受到身体的感觉时，可以自由地从一种状态转入另一种状态。请记住，无论事情多么糟糕，都不是最终的结果。正是情绪的不断转换将我们从创伤的束缚中解放出来。

　　在理想情况下，你能够感受到自己体内这种感觉转换的流动性。如果你通过练习掌握了这种技能，就能帮助儿童顺利地进行自我感知。如果在练习时，你在某种不愉快的感觉、情绪或意象上卡住或冻结，就环顾四周，站起来到处走走，并关注一个能让你感到舒适的物品、动作、想法、人、宠物或自然景观。然后重新关注你身体里出现这种感觉的部位，看看现在会发生什么。

共情儿童的节律、感觉和情绪

　　那么，成人应该怎样为儿童提供适当的支持呢？首要的一点就是让儿童知道，任何人都会产生强烈的情绪体验（如悲伤、愤怒、暴怒、恐惧和痛苦），这是正常的反应。（当然也存在例外，如儿童准备接受医疗措施时，需要平静的心态，此时成人要分散儿童对医疗措施的过度关注，帮助他们远离焦虑等情绪。）如果儿童知道他们的痛苦只会持续一小段时间，不会永远持续下去，那么无论他们现在有什么感受，都会得到安慰和力量。值得注意的是，如果儿童没有受到成人时间安排或情感的影响，往往会快速直观地表达出自己的感受。

成人耐心配合儿童的节律会让他们变得真实。这种接纳和尊重对儿童具有重要意义。就像夹板能够固定断臂一样，你所表现出的积极关注和抚慰性、非批判性的语言能够帮助儿童根据自己的节奏恢复到健康幸福的状态。

儿童能敏锐地解读父母的面部表情、姿势和声音线索。通常情况下，儿童都是按照成人的期望做出反应的，因为他们渴望做"正确的"事情，或者取悦他人、避免受到批评。但是当他们为了表现出"坚强"和"勇敢"而压制自己的感觉时，最终却可能会出现本可以避免的创伤症状。许多正接受心理治疗的成人报告说，为了不让父母担心，他们在孩提时代经常压抑自己的各种感受。有些时候，他们的压抑更像是一种反射性机制，可以减少父母束手无策时的焦虑程度。

怎样避免压制儿童的需要

当意外事故发生时，首先，你要警惕自己可能出现的恐惧感或脆弱感。其次，尽快与自己的身体建立联结。当你暂时处于失控状态时，需要先回归自己的内心。感受自己的双脚是如何接触地面的，当你通过觉察自己的感觉找到着陆感时，你会意外地体验到一种自然呼吸和回归内心的感觉。令人惊讶的是，如此简单的操作就可以让你充满力量，全身心地陪伴孩子。这与乘坐飞机时乘务员提醒"成人先给自己戴好氧气面罩，再去帮助孩子戴上氧气面罩"是一样的道理。

先照顾好自己，才能更好地照顾孩子。当你专注于身体内部，呼吸放慢，体验到感觉变化的流动性时，你就已经走出了临时性的"冻结"的状态。现在你可以密切关注儿童的需要和表达。这样，你就可以顺其自然，避免你和孩子的反应复杂化。

儿童陷入惊吓状态的评估指南

下一步是评估儿童是否陷入惊吓状态。使用以下指南：仔细观察儿童，重点观察他们的皮肤色泽、肌肉张力和体温变化，是否有面色苍白、手心冰凉出汗、肌肉（姿势）僵硬或无力等反应？

（1）观察儿童的面部表情，尤其是眼睛和嘴巴。眼睛、嘴巴是否张大显得很惊讶？眼睛是否显得呆滞或茫然？瞳孔是否扩大？

（2）观察儿童的呼吸和心跳。呼吸是急促还是短浅？心跳是快还是慢？

（3）观察儿童是否出现认知或情绪反应。

（4）儿童是否茫然、困惑？

（5）儿童说话时是否心不在焉？

（6）儿童是否表情茫然？

（7）儿童是否过度情绪化？有没有歇斯底里地哭泣或惊恐地尖叫？

（8）儿童是否过于平静，面无表情，表现得若无其事？

如果儿童在以上清单中有一项或多项都回答了"是"，表明他可能存在慢性压力或急性惊吓的一些症状，需要得到进一步的关注。例如，如果儿童意外受伤，那么请根据常识来判断儿童是需要医疗急救，还是只需要护理人员，或者二者兼而有之。即使是最初一到两分钟的关注都是非常有益的（第 6 章介绍了应对普通事故的 8 步骤急救方案）。

怎样照顾处于惊吓状态的儿童

当陷入惊吓状态时，儿童一开始可能并不会有太多的感受，因为战斗、逃跑或冻结机制释放的化学物质有自然镇痛的作用。例如，如果儿童不小心被割伤，一开始他可能并没有感到疼痛，直到看到血迹才会发现自己受伤了。即疼痛会有延迟性，直到惊吓感开始消失才会感到疼痛。因此即使某儿童神色茫然，面色苍白，但仍然表现得若无其事。（还记得苏西骑自行车摔倒的事故吗？）另外，儿童也可能号啕大哭。请你用平静的声音确认儿童的情绪和身体反应，向他保证你能做到以下 5 点：

（1）告诉儿童他的感觉是正常反应，帮助儿童理解他所经历的一切；

（2）知道该怎样帮助他，并告诉他你作为一个成人可以应对一切；

（3）会把保护他和照顾他作为首要任务；

（4）最糟糕的情况已经结束（如果确实是这样的话），并且情况很快就会好转；

（5）会一直陪着他，直到他感觉好一些。

"一直陪伴儿童"从字面意思来理解，意味着儿童需要成人的在场陪伴；从象征含义来理解，意味着一种能让儿童感受到你每时每刻关心他们的情感力量。你所做的是为儿童疗愈提供安全的环境，向儿童的潜意识发送一条重要信息："现在你是安全的；我会满足你的需求。"

一旦接收到这条信息，儿童就会放弃对身体的控制，放松身体，接纳各种本能的感觉（颤抖、流泪、战栗、哆嗦、激动等），这些感觉会释放多余的能量，并降低过高的激活度。成人那些安慰的话语，如"放松点"或"别哭了，我们去吃冰激凌吧"，起不到安慰效果，不仅无法预防儿童创伤的发生，而且还会起到增强儿童防御心理的反作用。这类话语传达的是不耐烦、误解，或者是大人想让孩子保持安静等含义。

相反，当你的语气、举止和话语传达出安全感时，儿童会快速从"神游"状态中恢复过来。下面的例子可以具体说明这个观点。

一名骑摩托车的少年在城市道路上行驶时，不慎撞到头部，但幸运的是他戴着头盔，头部没有受伤，不过胳膊和腿仍然有剐伤。少年脸色苍白、双眼大睁地爬到我身边，看起来十分反常。可想而知，他肯定吓坏了。

我赶紧让一个路人呼叫救护车，然后坐到他旁边说："救护车马上就到。"由于我知道情绪急救的重要性，也知道这个时候该如何帮他，所以用一种权威和自信的声音说："你受到了惊吓。我会在这儿陪你直到救护车来。"我刚说完这话，这个少年就开始剧烈颤抖。我把手坚定地放在他的上臂外侧（三角肌），鼓励他进行自主的感官体验:"没关系……意外已经过去……要颤抖就颤抖吧……你做得很好……你会没事的。"三分钟后,他的脸上恢复了血色。很快,他开始哭泣,身体的颤抖程度也有所缓解。突然,他深吸一口气,环顾四周,仿佛要看看刚才发生了什么。他终于恢复了感觉,找回了自我!

这里,我们秉承的理念是,当人们脆弱的时候,如果能与内心镇定、懂得如何应对且能传达安全感和共情的他人进行情感上的交流,便会获得足够的安全感,并容纳释放出来的巨量"冲击能量"。只有先为人们提供充足的时间和安静的空间,才能让他们从高度紧张的创伤经历中恢复正常,实现精神和身体的重新联结。当人们对外界发生的事情产生好奇和兴趣时,代表这一循环已经完成,就像发生摩托车事故的青少年开始打量四周一样。

帮助受到惊吓的儿童(无论是自家孩子、邻居家孩子、学生、患者,还是陌生儿童)释放创伤能量,摆脱创伤事件的阴影,是最有效的创伤预防方法。它的基本原理是在战斗或逃避的能量发展成创伤记忆并与创伤症状结合之前,消除潜在创伤症状的根源。现在你已经熟悉了感觉的语言,并懂得了使用感觉语言释放被激活的残余能量的必要性,那么你将怎样依据该原理来预防创伤呢?请见下文的分步指南。

心理创伤预防的急救措施:分步指南

1. 检查身体反应

首先,了解自己的恐惧或担忧程度。然后深吸一口气,再慢慢地呼出,仔细体会当下身体的感觉。如果仍然感到不安,继续深呼吸,直到平静下来。在这期间将注意力聚焦于你的双脚、脚踝和双腿,感受它们是如何接触地面的。时刻提醒自己如何才能将所有的精力都用于迎接眼前的挑战。毕竟只有自己先冷静下来,才能更好地帮助孩子。如果你能及时冷静下来,就可以更快地接受发生的一切,关注儿童的需求。因为成人镇定的表现能够避免进一步对儿童造成惊吓或是让儿童陷入困惑。请记住，儿童对成人，特别是父母的情绪状态十分敏感。

2. 状态评估

如果儿童表现出惊吓的迹象（如眼神呆滞、面色苍白、脉搏和呼吸急促或微弱、定向障碍、过度情绪化或过度平静和若无其事等），不要让他们立刻起来玩耍。你可以试着安抚他们："我会静静地陪在你身边，直到这种恐惧感消失。"记住，要保持冷静，用自信的声音告诉孩子你知道什么是最好的。

3. 惊吓消失后，引导儿童关注自己的感觉

温柔地询问儿童身体内部是什么感觉，并以问句的形式重复儿童的回答——"你感觉身体还好吗？"——等待对方做出点头或其他回应。然后深入地进行接下来的讨论："你的肚子（头部、手臂、腿等）感觉如何？"如果儿童说出一种感觉，就温和地询问儿童它的具体位置、大小、形状、颜色或程度（如是重还是轻）。继续引导儿童将注意力停留在这些问题上，比如"现在这块'石头'（尖锐感、肿块、刺痛）感觉怎么样了？"（儿童倾向于用"像石头一样硬"等比喻来描述自己的感觉。）如果儿童因为年龄太小或过于惊吓而无法表达，就让他将疼痛的地方指给你看。

4. 放慢速度，跟随儿童的节律，仔细观察儿童的变化

时间上的把控是很重要的！虽然这对成人来说可能难度很大，但对儿童来说却是至关重要的。因此，提问时请在两个问题之间停顿 1 ～ 2 分钟，以便为儿童留出进行深层次自我疗愈的生理周期运转的时间。如果问题问得太多或太快，就会破坏自我疗愈的进程。而这一进程不能操之过急，要耐心、冷静地观察儿童那些预示着周期运转结束的线索，只有这样才能释放残余的能量。这些线索包括下意识放松地深呼吸、停止哭泣或颤抖、伸展身体、打哈欠、露出笑容或眼神交流。当然，一个周期的终止并不意味着恢复过程的结束，它是一个周而复始的过程，下一个周期会随之而来。所以要让儿童集中注意力关注自己的感觉，反复确认这一周期是否已经完成。等待并观察是否有其他周期开始的信号。如果儿童表现出疲劳的迹象，请立即停止，过段时间再寻找其他机会来完成这个过程。

5. 不断确认儿童的身体反应

成人一方面要安抚儿童刚才的事情已经过去了，一切都会好起来；另一方面要克制住阻止儿童哭泣或颤抖的冲动，避免干扰儿童的本能反应，直到他们自己停止为止。这个自然周期一般会持续一到几分钟的时间。研究表明，从长远来看，在意外事故后曾经哭出来或战栗过的儿童能更好地从创伤中痊愈。[3] 而你的任务就是通过语言和触摸，告诉儿童哭泣和颤抖都是正常的、健康的反应！如用手轻拍儿童的后背、肩膀或手臂，并轻轻地告诉他们"没事了"或"没关系，哆嗦几下就不害怕了"。这些语言看起来简单，却可以极大地帮助儿童摆脱困境。

6. 相信儿童天生的自我疗愈能力

当你逐渐接纳、适应自己的感觉时，就会放松下来，引导儿童进行自我疗愈。一旦儿童开始自我疗愈，就不要去干扰他们的自愈过程。你一定要信任儿童先天具有的自愈能力，坚信自己的选择是正确的。如果这种自信能让你主动放手，那就花点时间去感受这种强大力量，或者去体验那些在大自然的引导下进行自愈的奇迹。当然，你要做的就是为儿童创设一个安全的环境，并陪在他们身边。例如，你可以适时通过语言或触摸安慰儿童，肯定儿童的表现。为了避免你无意中破坏儿童的自愈进程，切记不要改变儿童的位置，不要分散他们的注意力，不要抱得太紧，也不要距离儿童太近或太远。当儿童开始重新定向环境时，说明他已完成自我疗愈的进程。

7. 无论儿童是否愿意，都要鼓励儿童多休息

儿童即使处于休息和睡眠状态，身体内部依然会不断地释放能量。这时，不要再询问与事故有关的问题，更不要对事故进行深入讨论。事故过后，也许儿童想主动讲述事故经历，或者想通过绘画和游戏重演事故过程。如果事故激活了大量的能量，那么能量的释放过程将持续很长时间。而接下来的恢复过程就很难被觉察，但适时的休息能够让神经系统重新回到放松平静的状态，从而让身体放松、释放热量、调整皮肤血色，使儿童恢复得更彻底。此外，睡眠做梦期间也会发生必要的生理变化。这些变化是自然发生的，你要做的就是提供一个平静、安宁的环境。(要注意：如果儿童头部在事故中受伤，可以让他们

休息，但绝不能让他们睡着，直到医生检查确认安全后，才能同意他们入睡。）

8. 关注儿童的情绪反应

最后，如果儿童休息一段时间后或者等到第二天恢复平静，你可以让儿童讲述他们关于事故的感受和经历。一开始，可以让儿童试着讲述事情的发生经过，在讲述过程中儿童可能会感到愤怒、恐惧、悲伤、担忧、尴尬、羞愧或内疚。你要引导他们认识到这些感觉是正常反应，没必要因此而惊慌。也可以通过分享你自己或朋友曾经的相似经历，让他们懂得这些感觉都是正常的，鼓励他们尽情表达自己的情绪，在此期间你会一直陪伴着他们。之后，让儿童继续描述事故的细节，以此评估他们是否还有隐藏的情绪没有表达出来。绘画、涂鸦和黏土制作能极大地促进情绪的有效释放。就像你在萨米的故事中所了解的一样，对不会说话或无法说话的儿童而言，游戏是特别有效的表达方式。此外，你和儿童还可以用插图来弥补语言表达的不足，这也是一种有趣的方式，可以帮助儿童迅速地进行情绪愈合（见第 5 章）。

现在你已经知道该做哪些事情了，下一步就是提高实践能力以便更好地帮助儿童。虽然在帮助儿童释放能量的过程中，你并不会说太多的话，但是恰当的用语依然会给儿童很大的帮助。除了语句内容，语速和语调也很重要，它们既可以增强儿童的信心，也可以给儿童带来不必要的恐惧。因此，你需要知道怎样才能避免给儿童带来恐惧，并充分发挥大脑的先天潜能促进儿童的疗愈。

掌握爬行脑的语言

由于语言强烈地影响着我们的治愈能力，所以语句内容、语调和语速都是成人帮助一个不堪重负的儿童的基本要素。因为感觉可以进入生命能量的无意识状态，它可以将儿童从过去"被困的创伤经历"转移到现在的可变状态。因此，成人充分利用爬行脑选择恰当的语句内容是非常重要的，理性脑只会激发儿童的自我防御心理。

要做到这一点，关键在于唤醒沉睡的爬行脑，同时小心翼翼地绕过理性脑，避免激活理性脑掌控的合理化、否认、评价和指责等思维模式。我们如何在不干扰庞大的理性脑的情况下，激活更小、更深、更古老、更聪明的爬行脑呢？把握一点即可：治愈本能容易受到游戏或好奇心的吸引。

要想掌握爬行脑的语言，请阅读并练习下面列出的一些指导建议。你可以和朋友、邻居、配偶或其他家庭成员进行配对练习，也可以邀请大龄儿童一起练习。

激活爬行脑的建议箱

在练习过程中，为了激活你内部的爬行脑，需要努力做到：

- 在等待感觉发展的过程中，满怀好奇心进行观察。（想象一张拍立得底片的冲洗过程，一开始你什么也看不见，随着时间的推移，慢慢出现一些模糊的斑点，最终轮廓变得越来越清晰，显示出丰富多彩的细节。）

- 保持中立。不要评价你所关注到的内容是对还是错，是好还是坏。

- 密切关注当下的感觉，直到它发生变化。

- 培养对困难感觉的专注意识和容忍度。

- 如果和搭档一起练习，在他讲述自己的感觉时，要适时强调这种做法的正确性。（例如："没错……当你发现这一点时，你还注意到了什么？"）

- 留出足够的时间。爬行动物往往行动缓慢、循规蹈矩、有条不紊！因此，要参照爬行动物的速度，用缓慢而温柔的声音引导自己进行循序渐进的探索。

- 如果感觉到不舒服或进展困难，可以通过观看让人感觉舒适的物品或与这些物品进行连接来为自己建设一个安全区。

这类物品包括：

- 身体特定部位，如脚、手或心脏；

- 有特殊意义的物品，如照片、石块、羽毛、玩具、毛绒玩具、被子或纪念品；

- 有生命的物体，如宠物、花、树、朋友或奶奶；
- 房间里摆放的物品，如艺术品、软枕头、颜料或各种纺织品；
- 想象中的某个地方。

与朋友一起体验身体感觉

朋友的陪伴可以让你集中注意力，更容易专注于内部感觉，因此，你可以跟喜欢的人面对面坐着，一起体验身体感觉。这个练习的目的是在同伴安静的陪伴下"追踪"身体感觉。简单地说，"追踪"意味着培养一种对自己当前状态的意识，重点在于觉察感觉是如何变化的。当意象、思维和感觉不断变化时，敏锐识别这些内容以及它们对感觉的影响。使用与孩子说话的语气温柔地讲述指导语，引导同伴跟随你的节奏，帮助你扩展感觉中的细节，不断进步。然后互换角色，同伴练习如何追踪感觉，而你则练习怎样提供安全环境、扩大意识范围，增强感觉的流动性和灵活性。每个人练习 10 ～ 15 分钟，然后分享刚才的感悟。

注意：在开始之前，请与搭档一起学习下面的"感觉语言"。它作为一个模板，可以在一系列的提问中"开启"爬行脑。一定不要问"为什么……"的问题，因为这会启动理性脑。

感觉语言汇集

开放式提问：

- 你注意到身体里有什么？而不是"你感到紧张了吧"。
- 你在身体的哪个部位体验到了这种感觉？而不是"你胸部没有这种感觉吧"。
- 你现在经历的是什么感觉？而不是"你仍然感到不安"。

诱导式提问：

- 你的眼睛有什么感觉？（注意不要关注眨眼反应。）
- 你愿意感受双脚是如何移动的吗？（注意不要去关注双脚是否想移动，或尝试移动。）
- 你愿意保持这种感觉，看看接下来会发生什么吗？

通过细节探索感觉：

- 这种感觉有什么特点？
- 这种感觉的大小、形状、颜色、重量分别是什么？
- 这种感觉会扩散吗？请注意它扩散的方向。
- （压力、疼痛、温暖等）是由内向外产生的，还是由外向内产生的？
- 你注意到感觉的中心点了吗？注意到感觉的边界了吗？（或者感觉从哪里开始的，在哪里结束的？）

扩展身体感觉的敏感度：

- 当你体验到 _____ （感觉）时，身体的其他部位发生了什么变化？
- 当你在 _____ （身体部位）体验到 _____ （感觉）时，它是怎么影响你的 _____ 的？

随着时间流逝发生的变化：

- 接下来会发生什么？（即使当事人说"被卡住了"，也要询问接下来的变化）
- 你追随这种感觉时，它去了哪里？是如何变化的？
- 它会移动到哪里（或者它能移动到哪里）？

仔细体会和加深感觉意识：

- 根据个人意愿，尽情享受那种（温暖的、开朗的、刺激的）感觉。

不会永远受到伤害

现在，如果你已经完成了这些练习，你会发现随着时间的推移、目标的改变，安全感和自我意识的提高，不愉快的感觉正在并将会发生改变。虽然现实生活中创伤并不能被完全预防，悲惨的经历难免会发生。但是创伤也不会无限期存在下去，它是可以转化的。记住，只要有可能，你所经历的感觉活动和思维就会帮助你为儿童自行完成这一过程提供机会，避免创伤的消极影响。

创造一个疗愈的机会类似于学习一种新的文化习俗，二者虽有不同，但难度都不高。本质上都是要求你和孩子从思维或情绪领域转移到本能性更高的身体感觉领域。再强调一遍，首要任务是关注感受外部事件的方式和身体做出反应的方式。简言之，机会是由感觉决定的。

儿童可以通过觉察内部感觉细微的变化和反应来释放多余的能量，并完成之前被阻止的感觉和反应。而关注这些变化和反应又会反过来提升觉察变化和反应的能力。

感觉的变化可能非常微妙：例如，原本坚如磐石的阻塞感下一秒可能就会融化为一股油然而生的暖流。只要简单地观察和体验这些感觉，不去施加干扰或进行解释，就会产生积极影响。如果过早地给它们赋予意义或讲述其相关的经历，就有可能使儿童的认知转移到理性脑，阻碍原本爬行脑的通路。因此，在所有本能反应的周期结束之前，不要展开和事故相关的讨论。

伴随感觉出现的身体反应通常包括无意识的战栗、颤抖和哭泣。身体会以特定方式慢慢活动，具体表现在转动头部，用手势或姿势表达意义，一条腿保持跑步的姿势，一只手臂时刻准备抬起来保护脸部，或者缩回脖子躲避危险等动作。

由爬行脑产生的规律有自然周期或生物钟。想想看，自然界的一切都有周期性，如季节交替、月亮盈亏、潮涨潮落、太阳东升西落。动物都要遵循大自然的节奏，其交配、分娩、进食、狩猎、睡觉、冬眠等本能反应都与大自然的生物钟相吻合，对于那些将创伤反应带到自然解决方案的反应也是如此。

对人类来说，这种节律带来了双重挑战。首先，创伤自身的变化速度远远超过人类的预期。其次，它们完全超出了人类的控制范围。创伤的治愈有它自己的周期，因此它们需要被观察、被尊重；不能被评估、被操纵、被催促或被更改。只有给予充足的时间和关注，儿童才能完成康复周期。

　　缓解压力反应不仅能消除未来生活中发生创伤的可能性，还能培养一种更轻松、更灵活地处理危险情况的能力。从本质上说，这是一种应对压力的自愈能力。经常体验和释放压力的神经系统比承受持续压力的神经系统更健康。那些经常关注自己本能反应的儿童会在未来人生中保持更好的健康和活力！

　　根据上述 8 步创伤预防的急救指南，对儿童实施一轮急救操作是否能够达到预期目的？一般情况下，如果是意外、跌倒和其他普通事件，一轮急救就足够有效了。另外，也有必要采取其他措施帮助儿童，如对事故过后不久出现的某些行为保持警惕。

　　如果想确认儿童新出现的行为是否为创伤反应，成人可以尝试跟儿童谈论已发生的事故，并观察儿童的反应。儿童遭受创伤后，可能会避免谈论创伤事件，也可能每当提及创伤事件就变得异常兴奋或恐惧，喋喋不休地讨论该创伤事件。

　　当然，引导儿童回忆过去的经历也能揭示一些问题。那些表现出异常行为模式的儿童，很有可能没有彻底释放残余能量。由于成熟的神经系统能够控制多余的能量，创伤反应可以潜伏多年才出现。因此，告知儿童在过去几年内发生的某个事故导致了他们行为的改变，很有可能会激发他们创伤后遗症的体征。切记，创伤反应如果持续存在，就需要带儿童去寻求心理咨询师的帮助。

　　重新激活创伤症状不一定是坏事。相反，这是一个释放残余创伤能量并完成自我疗愈的机会。所涉及的生理机制虽然是原始的本能反应，但这种本能反应能够允许甚至促进对自然疗愈过程开展的急救干预，儿童也很乐意接纳这些创伤反应的疗愈措施。在实施急救时，要有自信，不要反复怀疑自己实施急救的效果。你的作用就是为儿童的积极转变提供机会和条件，而完成这种转变的一种方法是向前推移过去被卡住的感觉。

　　另一种方法则是帮助儿童"感受和处理"困难情绪。当你通过感觉器帮助儿童从事故带来的惊吓中恢复过来后，还需要帮助儿童处理创伤后的情绪。

情绪不同于感觉，是个体非常熟悉的。儿童在很小的时候就学会用健康的方式来命名和表达情绪。幼儿也容易被贴上"疯狂""悲伤""高兴"和"害怕"的情绪标签。厌恶是另一种强烈的情绪体验，我们有时候能看到儿童皱着眉头、撇着嘴、伸出舌头，似乎处于糟糕的处境。尽管我们希望能隐藏自己的情绪，事实上这是很困难的，情绪随时都可以通过面部表情、姿势和肢体语言表现出来。达尔文也告诉我们，所有哺乳动物都可以通过基本情绪进行即时交流，这源于我们的生理机能，也是另一种生存机制！

感觉和情绪是不一样的

虽然感觉和情绪都被称为体验，但感觉主要是指人类身体内部的生理感觉。培养觉察各种感觉的能力和关注感觉细节的能力，有助于促进感觉的改变，避免陷入某种感觉无法自拔，从而让我们重新保持警觉和活力。感觉是对身体内外体验到的物理感觉进行的描述，不进行解释和评价。描述感觉的词有：温暖、麻木、寒冷、开放、颤抖、平静、黏糊、僵硬、紧张、焦虑、压力和振动。正如前面所强调的，这是爬行脑唯一能表达和理解的语言。驾驭感觉的能力在很大程度上是导致个体进行疗愈的内在原因。请谨记，创伤存在于生理层面，而不是心理层面，内部转变并非源于个体的思维和情绪。也因此，创伤的核心症状必须通过身体释放出来。

情绪像感觉一样是一种生理反应的表达，因此也拥有能量电荷。这就是为什么当个体注意到表达愤怒的身体信号时，可以精确地找出愤怒的来源。情绪可能是一种热血沸腾的体验，一种肩膀收紧的体验，也可能是准备防御时握紧拳头的体验。

情绪上的挫折通常始于思维和感觉的结合。下面的案例适用于成人和儿童。

当老师宣布突击考试（事件）时，我感到忐忑不安（感觉），心想如果这次考试表现不好，这门课就不及格（思维），而后一种恐惧

感油然而生（情绪）。失败的想法（思维）会导致心跳加速（感觉），

呼吸急促（感觉），胃部沉重（感觉），进而可能导致恐慌发作。

在上面的场景中，如果你通过练习已经关注到担忧的第一个体征表现（内心紧张），并能够顺利地接纳这种感觉，那么转变一触即发。在这种情况下，那些起初困扰你的感觉，很快便会平静下来，或者激励你积极应对考试，如突击复习五分钟。如果你仍然担心考不好，就把这些想法搁置一边，带着细致和好奇心重新体验身体内纯粹的感觉。一般情况下，这些感觉要么会降低到适度水平，要么将储备的能量用于认真答题上。无论哪种情况，结果都是积极的：随着恐惧程度的降低，你面对考试不会再慌乱不堪，甚至头脑一片空白。

如果隐藏在情绪中的感觉没有被觉察、跟踪，没有得到调节（或个体的调节能力受损），身体就无法容纳这些能量，如同洪水冲毁堤坝，情感的洪流不断溢出体外，导致个体情绪失控。愤怒、歇斯底里和恐惧都是情绪失控的具体表现。无论是两岁孩童还是成年人，如果无法调节自己的情绪，就会失去理智。

如果父母练习过如何感知孩子的身体反应，懂得如何共情孩子的情绪，他们的孩子就不会情绪失控。调查显示，如果父母经常生气，子女长大成人后就很难区分情绪爆发和情绪调节之间的细微差别。生活不是情感的阴影，而是黑白分明的体验。请想象一下，子女被父母的情感枷锁困住时的场景。

如果父母无法控制自己的情绪，那么当他们陷入愤怒或歇斯底里时，孩子脆弱的神经系统会发生什么变化呢？孩子的大脑发育和身体健康肯定会处于危险之中，因为那些激活的神经元是连接在一起的！情绪的自我调节能力是通过亲子之间的互动形成的。最近十年的神经科学研究告诉我们，儿童的大脑和神经系统不是孤立发展的，而是处于与他人相互作用的动态系统中。

儿童可能会否认自己的情绪。对于儿童，尤其是青少年来说，与自己的感觉脱节或对自己的"复合情绪"感到困惑是很常见的。如果一个儿童受到惊吓，特别是在亲密关系丧失以后，他可能会通过创伤反应中的解离（请见

第一部分）暂时从痛苦和悲伤中解脱出来。其他时候，儿童则会因为担心向成人讲述自己的情绪会产生不良影响，而选择隐藏自己的感受。成人可以在关心、不作评价的态度下做出分享真实情感的表率，让儿童感受到安全感。

不管儿童是因为过于悲伤或陷入惊吓而无法觉察自己的感受，还是故意隐藏情绪体验，你都可以通过观察他们的面部表情和姿势来了解他们的内心感受。就像中国俗话说的那样，"一图胜千言"。儿童的表情和行为线索，如眼神呆滞、弯腰驼背、易受惊吓或黏人都会泄露儿童的情绪。儿童还可能用反向语言来掩饰他们的感受。你要相信自己的眼睛所观察到的儿童的身体表情，毕竟身体是不会说谎的。

那么，你如何帮助儿童处理那些被隐藏的情绪呢？本书介绍的一些技巧性练习活动能够帮助儿童克服不良情绪或处理不适感，这样你会更好地理解帮助儿童处理惊吓、冻结或歇斯底里时存在的细微差别。

以儿童为中心，关注情绪需求

帮助儿童最好的方法是以儿童为中心。如果你已经通过这些练习建立了对自己感觉体验的觉察和包容，那么你很容易就能与儿童在情感层面上建立联系。你需要用心看，认真听，用心感受，时刻去观察他们的需要。这是你和儿童之间的"即兴表演"，没有固定的模板，没有"万金油"的妙招，下面的案例将帮助你学习如何同时理解儿童的感觉和情绪。

用感觉和情绪的语言说话

如果你发现一个孩子受到其他孩子的威胁、攻击后出现了冻结反应，请描述你观察到的情况：

"你在发抖，看起来非常害怕。那个欺负人的孩子吓坏你了！"（情绪）

"谢天谢地，他已经走了，现在没人能再伤害你了。"

"握住妈妈的手，妈妈帮你暖暖。"

"当你握住我的手时，你的手有什么感觉？"（感觉）（如果儿童觉察到当下身体的感觉，如温暖、颤抖、放松、流泪，要留出足够的时间等待儿童发生变化。）

"就让泪水像春雨一样落下吧，你的身体完全知道该怎么做才能让你感觉更好。"

（当儿童松了一口气，恢复到自己本来的样子，找回最初的感觉时）"你寻求帮助是多么明智的选择啊！"

"假设你在咱们家（学校、社区、教堂、公园）附近再次遇到他，你还能做些什么？"

如果儿童与父母分开后，爬行脑处于战斗状态：

"你说你没有生气，但是你看起来很紧张，双手攥成拳头，好像准备回击！"

关注儿童的反应，并对其表示共情，不能批评指责！

儿童如果产生下列两种反应中的一种，成人要"跟随儿童的节律"做出不同反应。

反应 1："哼！我都这样了，你还要求什么？"

反应 2：简单地皱下眉或者说"为什么不能让我一个人静一静？"

在反应 1 中，尽管儿童非常愤怒，甚至处于战斗状态，但他仍然愿意与你互动。为了帮助他激活合作性的社会参与系统，也就是负责问题解决的高级思维脑（即理性脑），你必须先设身处地地跟随他的低级"感觉"脑（即爬行脑），降低愤怒程度。首先要做的便是确认儿童的感受：

"你说得对，亲爱的，你遭受了别人的欺凌，你完全有权生气。这不是你的错。"

继续跟随儿童的引导。不要着急执行自己的原有方案，要密切关注儿童的反应，理解儿童的感受，这有助于儿童讲述那些让你意想不到的创伤细节！

不要讲述自己的感受，否则会破坏你们双方的融洽关系。许多父母一开始都想帮助儿童，但随后还是忍不住在儿童受伤期间说出了自己的感受，偏离了初始目标。

在反应2中，该儿童非常沮丧，他的思维和感觉变得麻木。这种近乎"冻结"或惊吓状态的痛苦很有可能是因为无法承受欺凌而进入封闭状态，他彻底被困住了，内心绝望。在这种情况下，理解儿童意味着给儿童提供一条疗愈的道路。这也是在向儿童表明即使他已经自我放弃，你依然没有抛弃他，你会和他同呼吸共命运，共同扛起伤害！你首先要确认并揭示儿童的状态：

"我知道你不想说话。我只是想让你知道，我明白你的痛苦……无论你什么时候准备好，我都会陪伴你。"

如果受到欺凌的是一个蹒跚学步的幼儿，他的爬行脑在目睹了欺凌事件后会陷入"回避"状态：

当儿童内心烦躁，坐立不安时，要"跟随儿童的节律"应该这样做：

"尼克爸爸的腿上有一个很脏的伤口，对吧？"

"你的腿非常强壮！你现在可以跑得和妈妈一样快！［妈妈陪着孩子一起奔跑，好像在玩游戏］感受你的腿在全速奔跑！跑，继续跑……你成功了！你已经安全了！"然后观察儿童是依然处于惊吓状态还是可以快乐地玩耍。

如果儿童受到惊吓，就改变奔跑方向，俩人相对而跑，让儿童每次都跑到你身前，扑在你怀里感受安全感。注意观察孩子的眼睛，他是不是惊讶到目瞪口呆？他是不是因为害怕看到可怕的画面而用手捂住眼睛？还要观察孩子的颈部运动，他能在奔跑时环顾四周并改变方向吗？他的动作是灵活流畅的，还是非常僵硬？

继续跟随儿童的反应，同时关注他下一步的需要是什么。如果他的眼中流露出惊吓，你可以带孩子玩躲猫猫游戏，让孩子一会儿看不见你，一会儿又能看见你，帮助儿童在积极的追逐游戏和安静的陪伴游戏之间交替转换。当儿童感受到你平静、亲近的语气时，儿童就能体验到安全感，逐渐平静下来。

当儿童体内"庞大"的能量稳定下来时，你发现这些能量可以通过叹气、颤抖、哆嗦或流泪等方式得到释放。当儿童面色恢复正常，似乎已经摆脱惊吓状态时，你就可以通过进一步交谈来帮助他们控制情绪："尼克爸爸的小把戏吓得你马上捂住了眼睛！"

然后你可以通过以下问题来观察儿童的反应和需要：

（1）孩子需要安全感吗？

（2）他需要确信尼克的爸爸是安全的吗？

（3）他是否在暴力场景卡住了？是否需要切换到下一个故事？

（4）他需要通过眼泪或愤怒来发泄情绪吗？

如果儿童仍然陷入恐惧的画面无法自拔，你也可以尝试"窥视"游戏。例如，选择一个毛绒玩具或人偶娃娃来扮演尼克的爸爸。让儿童以有趣的方式一次只观看泰迪熊、玩具士兵、超级英雄的部分身体。例如，你可以用手遮住儿童的眼睛，然后让他通过手指缝向外观看玩偶，逐渐尝试直到他能够毫无痛苦地把玩玩偶。

如果学步儿之前被严重割伤过，他可能正在努力修复被重新激活的早期创伤。你可以编一个暖心的故事安慰他，比如他和爷爷从医院回家后一起冲调巧克力饮品；或者缝合伤口时玩泡泡游戏。当儿童能够从故事中获得安全感时，才能以更强的信心忍受痛苦的创伤体验，这样就可以摆脱麻木感，释放多余的压力能量。在成人的见证和引导下，儿童最终流出恐惧的泪水或释放愤怒的情绪。

儿童的年龄越小，就越容易陷入糟糕体验。上面的例子中，在经历了最初的恐惧反应后，你可以向儿童解释出血可以清洗并保护伤口，然后陪伴儿童通过角色扮演进行急救。你还可以提议去看望尼克的父亲，看看他是否已经康复。最后一次观察儿童的反应，确认他是已经走出创伤，还是依然陷在创伤中。如果儿童依然被困在创伤中，就再次跟随儿童的感受，看看他接下来需要什么。你可以询问儿童觉得尼克的爸爸现在是什么状态。如果他年龄太小不会表达，就让他通过点头或摇头来回答是否还感到害怕，然后继续玩伤口修复的游戏，直到所有的惊吓和恐惧都消失。

通过游戏帮助受创儿童

如果急救指南已经减少了创伤的负面影响，但并没有完全避免创伤，或者儿童已经遭受了早期创伤事件诱发的症状，你仍然可以让儿童借助绘画和游戏来展示创伤经历中哪些部分没有得到解决，进而帮助他修复这种能量循环。

父母、教师和医护人员等与儿童相关人员经常遇到儿童在玩耍时意外受伤的情况。该怎么做才能有效缓解那些多次发生的痛苦经历所带来的羞耻感、不公正感和背叛感呢？请见萨米的案例，该案例具体说明了在儿童遭遇常见的创伤事件后，怎样设置一个合适的游戏场景帮助儿童修复创伤。

萨米的故事

萨米的父母周末较忙，不能陪伴他，所以他都是和祖父母一起度过周末。最近，萨米十分暴躁，什么事情都要自己说了算。他对什么都不感兴趣，还会莫名其妙地乱发脾气。就算睡觉的时候，也要在床上翻来覆去，就像在与床铺较劲。对于周末缺少父母陪伴的两岁半儿童来说，因亲子分离焦虑而导致的暴躁行为很常见。然而，以前萨米很喜欢周末去祖父母家，所以祖父母认为这种新出现的行为很不正常。

他们讲述了萨米发生变化的转折点：原来萨米在六个月前从高脚椅上摔了下来，磕到了下巴，血流不止，被送到了当地的急诊室。当护士过来给萨米测量体温和血压时，他非常害怕，根本无法进行测量。最后，医生只能使用"小儿固定专用带"将萨米的躯干和四肢都固定住。萨米唯一能活动的身体部分就是头和脖子，他拼命挣扎。但是，为了进行医疗抢救，医生只能收紧束缚带，再用手固定萨米的头部，为他缝合下巴。

痛苦的急救结束后，爸爸妈妈带萨米出去吃了汉堡，之后还去了游乐场。萨米的妈妈非常细心，感受到这次痛苦的治疗经历给小萨米带来的恐惧和不安。但很快大家就忘记了这件事情。令人意想不到的是，后来萨米的脾气越来越差。萨米所表现出的易怒和专横是否与他从创伤中感受到的无助感有关？

据了解，萨米曾多次因伤去过急诊室，但从未表现出如此强烈的恐惧和惊慌。当他的父母回来后，我决定探讨一下萨米的创伤应激反应是否与之前的就诊经历相关。

萨米全家都来到心理咨询室。我当着萨米全家人的面，把萨米的毛绒熊放在椅子的边缘，摇摇欲坠。当我说小熊受伤了，需要送去医院治疗时，萨米立刻尖叫着跑出屋子，穿过小桥，沿着一条狭窄的小路跑向小溪。之前的怀疑得到了证实：那次医院中的急救治疗经历不仅没有被遗忘，而且给萨米带来了严重的创伤症状。萨米的行为也让我们明白刚才的游戏给他带来了情绪上的强烈冲击。

当被妈妈从小溪边带回的萨米得知要再做一遍刚才的游戏时，就紧紧搂住妈妈。我向萨米保证一定会保护好他的玩具熊。结果，萨米又跑了，但这次只是跑进了隔壁房间，趴在床上，用双手拍打着床板，饱含期待地看着我。

我问萨米："你生气了吗？"萨米看了我一眼，给出肯定的回答。我看着他，将他的表情解释为同意继续的信号，于是，将玩具熊放在毯子下面，让萨米躺在玩具熊的旁边："萨米，我们一起帮助小熊吧。"

　　我抱起玩具熊，请求大家一起来帮忙。萨米开始饶有兴趣地看着，但很快就站起来跑向妈妈，并抱着妈妈的腿说："妈妈，我很害怕。"

　　为了不给萨米造成压力，我和家长一直等到萨米准备好，才继续玩游戏。这一次，祖母抱起玩具熊，萨米积极地参与了救援。可是当小熊身上的毯子被拿开时，萨米再次跑向妈妈，比以前更紧地抱住妈妈。他开始在恐惧中摇摆、颤抖，但是他胸膛中一股越来越强烈的兴奋和骄傲油然而生。当他再次跑向妈妈时，不再抱着妈妈，而是兴奋地跳了起来。萨米再一次做好了准备，游戏继续。除了萨米，所有人都帮助小熊脱困了。每一次，萨米拿开毯子躲进妈妈的怀里时都变得更有活力。

　　当轮到萨米和小熊一起躺在毯子下面时，他开始变得异常焦虑和害怕，多次跑回妈妈的怀抱，最后才勉强接受挑战，战战兢兢地和小熊一起躺在毯子下面。我轻轻地把毯子拉下来，看到萨米的眼睛因恐惧而睁得大大的，片刻之后，他抓住小熊，掀起毯子，一头扑进了妈妈的怀里。他抽泣着，颤抖着，尖叫着："妈妈，带我出去……妈妈，把这东西拿开！"爸爸吓了一跳，告诉我这正是萨米在医院被固定专用带绑住时尖叫而喊出的话。他当时对儿子在两岁多的时候就能提出如此直接、具体的要求感到非常惊讶，所以清楚地记得这一点。

　　大家又陪萨米玩了几次逃脱游戏。萨米表现得越来越有力量、越来越勇敢。他不再害怕地跑向母亲，而是兴奋地跳来跳去。每次成功逃脱，大家就一起鼓掌欢呼："耶！萨米拯救了玩具熊！"两岁半的萨米已经从几个月前痛苦的创伤中恢复过来。

讨论：那些没有获得帮助的儿童会怎么样

　　如果萨米没有得到帮助，他会不会变得更加焦虑、亢奋、固执或控制欲更强？会不会出现尿床或回避行为？会不会在青少年或成年时以暴力方式重演这一经历？或者会不会莫名其妙地出现胃痛、偏头痛和焦虑等生理症状？所有这些情况都有可能出现。虽然我们不知道创伤经历会在何时、以何种方式，甚至是否会以截然不同的方式来影响儿童的生活，侵犯他们的生活。但是我们可以通过预防措施来保护儿童，避免他们出现这些问题行为。就算再微小的措施也能帮助他们更加自信、更加自然地成长。

像萨米这样的儿童很少能在创伤事件发生后立即得到有效帮助。但是，那些面对麻木、羞耻、失落和愤怒时会表现出战栗和抖动的青少年却可以在关键时刻轻松获得帮助。不过，通过指导性的游戏，儿童可以安全地释放在各类事故中调动起来的强烈能量，抵御可怕而又痛苦的创伤经历。注意，儿童必须得到成人的支持和保护，才能这样做。否则，游戏的治疗效果会非常微弱，无法避免后续的痛苦。

讨论：创伤重演游戏和治疗游戏的区别

我们一定要理解创伤游戏、创伤重演游戏与萨米案例中的创伤修复游戏之间的区别。早年遭遇过创伤的成人经常重演某些事件，至少通过无意识表现出来，这些事件在一定程度上代表了最初的创伤。例如，童年遭受性侵犯的受害者成年后可能会变得滥交，也可能成为性侵犯者，还有可能回避性行为。

同样，儿童也能通过游戏来重演创伤事件。虽然他们意识不到行为背后的意义，但是无意识中确实受到与先前创伤事件相关情感的强烈驱动。即使儿童对创伤避而不谈，也能够通过游戏这种方式来讲述创伤经历，确切表明他们依然受到创伤事件的影响。

在《过度惊吓而欲哭无泪》一书中，勒诺·泰若描述了三岁半的劳伦玩玩具车时的反应。"汽车要撞到人了，"劳伦一边说，一边把两辆赛车开向几个玩偶，"车朝向人群开去，大家都很害怕。车头会撞到他们的肚子、他们的嘴巴，他们的……（她突然指着自己）我的肚子很疼，我不想再玩了。"[4]

劳伦停了下来，因为她突然很害怕。这是一个典型的反应：她可能会一遍又一遍地玩同样的游戏，每当感到害怕时就会因为肚子不舒服而停下来。一些心理工作者会说，劳伦试图利用游戏来控制曾经的创伤事件。劳伦的游戏确实类似于帮助成人克服恐惧症的"暴露"疗法。但泰若警告说，这种游戏虽然在某种程度上可以减轻儿童的痛苦，但效果相当缓慢。儿童往往只是简单地重复游戏，这样做不仅丝毫没有解决问题，反而还会加深创伤的影响，就如同创伤经历的再现和宣泄会加深成人的受创程度。

就像我们在萨米身上看到的，对创伤经历的重新处理或重新评判是与创伤体验或创伤重演完全不同的过程。如果没有成人的帮助，大多数儿童都会回避游戏唤起的创伤体验。萨米在我的指导下循序渐进地控制自己的恐惧，找到了疗愈的感觉。因此，在对创伤事件的重新处理和玩具熊的帮助下，萨米成功战胜了医疗急救的创伤，这种胜利感和成就感预示着对创伤事件的重新处理。成人设置了一个象征创伤激活的游戏场景，根据萨米的感受，陪伴萨米参与游戏，适时调整游戏内容，逐渐帮助萨米摆脱了恐惧。只需要成人提供简单的指导和支持，就能帮助萨米在意识不到的情况下克服创伤的负面影响。

引导儿童利用游戏治疗心理创伤的 5 大原则

通过对萨米游戏体验的分析，希望能帮助读者加深对游戏的理解，将学到的游戏原则运用在自己的孩子身上。

1. 让儿童控制游戏的节奏

本章的前半部分介绍了适应儿童需求的重要性。但创伤治愈是一个缓慢的过程，需要时不时地放慢节奏，所有人都是如此。儿童的节奏与成人的节奏并不一致，为了帮助儿童获得安全感，你必须与他们的速度和节奏保持一致，决不能让他们服从你。如果你仔细观察儿童的行为，设身处地体验儿童的感受，很快就能与他们产生共鸣。请看萨米的行为。

萨米的故事告诉我们

当玩具熊从椅子上摔下来，萨米跑出房间，很明显，这表明萨米还没有做好准备参与新游戏。

我们做了什么让萨米感到安全

游戏继续之前，父母把萨米"救"回现场，并及时安抚他。大家向萨米保证一定会保护好他的玩具熊。在成人的支持和帮助下，萨米逐渐尝试着去参与游戏。

萨米告诉我们

当萨米选择跑进卧室而不是跑到屋外时，表明他感受到的威胁在逐渐减低，愈发信任成人的支持。儿童不一定会用语言来表达他们是否想继续的态度，所以成人要从他们的行为和反应中寻找线索以分析他们的态度，然后尊重他们的意愿及他们选择的沟通方式，绝不能强迫儿童做他们不愿意和不能做的事。

你能做什么来帮助儿童

如果你发现儿童出现恐惧、呼吸急促、身体僵硬或心神恍惚的迹象，那就放慢游戏的进度。告诉儿童你会一直陪在他们身边，并耐心等待不良迹象逐渐消失。一般情况下，儿童的眼神和呼吸会告诉你是否可以继续下去。

练　习

再读一遍萨米的故事，特别注意萨米流露出愿意继续游戏的细节。除了上面提到的例子外，还有 3 个细节明确说明萨米愿意继续游戏。

2. 区分害怕、恐惧和兴奋

如果在创伤游戏中经历长时间的害怕或恐惧，将不利于儿童走出创伤。可以允许孩子像大多数儿童那样回避害怕或恐惧。但与此同时，你要确认儿童是在被动回避还是在主动回避这些情绪。下面的故事片段可以有针对性地帮助你培养察言观色的技巧，让你知道什么时候该休息，什么时候该进行下一步。

萨米的内心独白

当萨米跑向小溪时，表现出的是回避行为。为了处理自己的创伤反应，萨米发现必须及时控制自己的行为，不能被情绪驱使。

如何"解读"儿童的经历

儿童遭受害怕和恐惧的威胁后会发生回避行为。一般来说，回避行为常常伴随着情感困扰的症状（哭泣，惊恐的眼神，尖叫），但主动回避反而是一种好的征兆。儿童会因为小小的胜利而微笑、鼓掌或开怀大笑，以此释放自己兴奋的情绪。总之，主动回避行为与被动回避行为有很大的不同。兴奋说明儿童正在释放伴随最初创伤经历的原始情绪，这是积极而又必不可少的反应，值得提倡。

如果儿童将无法忍受的情感和感觉转变为可以接受的情感和感觉，创伤就会得到改变。但是这只有在与创伤事件激活水平相近时才会发生。

如何帮助儿童

如果儿童看起来状态不错，你要及时给予鼓励，就像大家和萨米一起鼓掌欢呼那样。但是，如果儿童表现出害怕或惊恐的样子，你就需要暂停游戏，去安慰他。同时细致观察儿童，及时提供情感支持，耐心等待恐惧消失。如果儿童流露出疲劳的迹象，那就休息一会儿。

3. 逐步前进

在重新处理创伤事件时，你要循序渐进。用游戏重现创伤事件往往需要重复很多次，你可以好好利用这种循环往复的特点。重新处理创伤事件和利用游戏重现创伤事件的区别在于前者能够帮助儿童逐渐表现出正确的反应和行为。

萨米的行为告诉我们

当萨米跑进卧室而不是跑到屋外时，其行为反应不同于之前，表明创伤治愈已经有了进展。

"监控"儿童创伤愈合的进程

无论游戏重复多少次，只要儿童的反应出现扩展化或多样化，即儿童每次的反应都有所不同，比如兴奋程度略有增加，语言变多，或者有更多自发性的动作，就说明他正在走出创伤。如果每次游戏儿童的反应具有重复性或紧缩性，即儿童只是简单地重复之前的行为，甚至行为种类越来越少，说明游戏基本没有进展，你需要重新设计游戏场景。

如何帮助儿童逐步前进

成人首先脚踏实地，关注自己的感觉，直到呼吸平稳，变得自信和自然。

将游戏细分成多个环节，这样能够避免游戏变动太大所带来的不适感。这似乎与前文所说的"跟随儿童的节律"相矛盾。事实上，成人关注儿童的需求，也意味着要防止儿童因短时间内承受太多情绪而崩溃。为了做到这一点，你需要放慢游戏节奏。

如果儿童看起来有些紧张，你可以安排有针对性的治疗计划。例如，当你重新处理医疗创伤时，你可以说："让我们看看，你（扮演医师或护士）打针之前，我们（维尼熊、洋娃娃等）怎样做才不会害怕呀？"儿童一般都会给出有创意的解决办法，自己弥补创伤经历中缺失的东西。

不要在意到底要重复多少次游戏才能获得成效。我、家长和萨米至少重复了十次帮助玩具熊的游戏，才帮助萨米达成快速处理创伤反应的效果。你的孩子可能需要重复更多次才能见效。所以你不需要在一天内就做完所有的事情！要有足够的时间和必要的休息才能帮助儿童在身体内部重新处理他的创伤经历。

如果这些建议对你的帮助不大，请重新阅读本章，认真反思你所扮演的角色，并更细致地观察孩子的反应，避免错过一些重要的线索。一旦儿童开始做出回应，就忘却担忧，和孩子一起享受游戏吧！

4. 做一个安全的包容者

记住，你已经掌握了创伤发展的自然规律。对于成年人来说，在帮助儿童重新处理创伤事件时，最困难、最重要的一点是坚信自己的信念，相信一切都会好起来。这种发自内心的感觉也会传递给孩子，它就像一个保护层，围绕着儿童。然而如果儿童拒绝重新处理创伤，往往会动摇成人的这种信念。

一旦儿童出现抗拒，你要耐心地安慰他。每个儿童都本能地希望自己能修复创伤体验，你所要做的就是等待儿童建立足够的自信和安全感来保护自己。如果你过于担心儿童的创伤症状能否得到改善，就可能在不经意间向儿童传递了一个矛盾的信号，让儿童觉得他需要先缓解你的焦虑，然后才能进行自我治疗。曾经经历过创伤却未能及时处理的成人特别容易出现这种情况。因此，切忌让儿童因为你未曾及时处理的创伤而遭受痛苦。你可以带孩子向心理咨询师求助，同时不要忘了自己也去接受心理咨询！

5. 如果你感觉游戏对儿童没有帮助，就立刻停止

萨米通过一次心理咨询就可以重新处理自己的创伤体验，不代表所有的儿童都可以做到。有些儿童可能需要几次心理咨询才能痊愈。如果在多次尝试之后，儿童仍然受到创伤的束缚，没有痊愈的希望，你就不要再进行尝试

了，尽快去寻求心理治疗师的帮助。儿童创伤疗愈是一项艰巨而又复杂的任务。如果同时发生多起创伤事件、压力源持续时间较长、儿童没有及时得到帮助，儿童会产生非常严重、非常复杂的创伤体验。如果儿童遭到所信任成人的背叛，后果更为严重。

结语

掌握感觉词汇对你来说可能是一个陌生的概念，如果你学习过尤金·简德林博士的"聚焦取向心理疗法"[5]，或者接受过帮助个体更深层次了解身体反应的冥想训练，如内观冥想，接受这个概念就相对容易些。毕竟，学校课程没有讲授过感觉的词汇。（第 11 章和第 12 章将介绍引导教育工作者和学校心理老师帮助受创学生的策略和活动。）如果你觉得这种新颖的身体取向很陌生，我们真诚地希望你能根据自己的情况，尽可能多地使用让你感觉良好的词汇。

在第 4 章结束时，我们再次强调，这些练习活动可以帮助你和你的家人感觉更加舒适和自由。通过观察自己日常生活中的感觉变化，你可以减轻自身压力，更频繁地感受身体的中心，从而更快、更自然地回归平静。请记住，感觉语言是人类爬行脑唯一能理解的语言。由于创伤的能量是受爬行脑调节的生存能量，我们必须使用爬行脑专门的语言，才能预防或治愈我们及儿童遭受的创伤。第 5 章将介绍如何利用简单的诗句、艺术创作来帮助儿童渡过难关，重建资源，增强能力，获得快乐。

第 5 章

感觉、想象和体验
使用动物意象和儿童诗歌改善心理创伤症状

　　第 5 章讲述了如何创造性地使用动物意象和儿童诗歌帮助儿童认识并利用他们拥有的资源。据此，我们编制朗朗上口的儿童诗歌来帮助儿童，引导儿童用彩笔或颜料来描绘这些诗句。对于大龄儿童，还可以鼓励他们尝试自己创作儿童诗歌。

什么是资源，它们从何而来

　　每个人都有资源。也可以说，每个机体都有资源。牛津词典对"资源"的解释不少于 25 个，例如：主动性、独创性、天赋、想象力、机智、才能、资格和实力等。"资源"在口语中还有"进取心"之意，在俚语中还可表示"胆量"。除了个人素质，"资源"还泛指财富、财产和领地等资产。

　　我们对资源的定义外延很广，泛指身体上、情绪上、心理上和精神上的任何支持和帮助。它既可以是外显的，也可以是内隐的；既可以是活跃的，也可以是沉寂的；既可以是外部的，也可以是内部的，或者两者兼而有之。儿童的内部资源与生俱来，但要依赖成人（外部资源）才能映照和激发它们，使它们变得可感知、可利用。这样，儿童便可以根据自己的需要随时随地地调用这些资源。

儿童的**外部资源**：

- 值得信任的能满足发展需要的抚养人；
- 父母之外的家庭成员、朋友和宠物；
- 自然环境（草地、公园、沙滩、山脉、森林、海洋等）；
- 能够给予感官刺激的各种事物，如颜色、光线、空间、柔软的毯子和布艺、音乐、多样的纹理、可爱的动物和其他安抚类玩具；
- 配备有玩具、音乐、建筑和艺术材料、书籍的良好环境；
- 以健康方式促进儿童发展的各种社区活动，例如童子军、团体活动、各种俱乐部，以及兴趣小组和剧团等。对幼儿来说，它可以是游戏小组或学前班；对青少年来说，它可以是志愿者服务团体，以及基于共同兴趣的俱乐部。

儿童的**内部资源**：

- 天赋和才能，比如对科学、音乐、艺术、运动、数学、体育、手工艺、学术、畜牧、领导能力、建筑、语言流利性、体操、整体智力的特殊倾向；
- 精力充沛和动觉灵敏，如大肌肉或小肌肉敏捷性、健康体质、幽默感、交友魅力、平衡感等；
- 机智、智慧、主动、聪明、可靠、正直、慷慨、体贴等个性特征；
- 内在的精神中心，通过与比自己更强大的事物的联系，获得自身的完整与平和。

对内部资源和外部资源的划分有时也因人而异。音乐只有给儿童带来快乐时才能称为资源。一旦这种令人愉悦的音乐通过鼓膜、听小骨及其他组织的振动被人体感知，它就会成为一种内部资源。另外，如果这些音乐令人不安，那就不能称为资源。

　　这种资源的划分原则适用于成年人所能想到的关于养育孩子的任何事情。如果它不能对儿童的身体产生治愈、安慰或愉悦的作用，那么无论我们的意图多么美好，它都不能算作资源。

　　有的儿童积极参加体育活动提升自信、身体素质和团队协作能力，但他的兄弟姐妹却对体育活动充满反感。就像小比利很喜欢爷爷，但他的哥哥却很讨厌爷爷。

　　换句话说，资源对个人来说是独一无二的。如果事物要被认定为一种资源，就必须能使个体感到快乐或者能促进个体成长。当它作为资源在身体记忆中存在时，这种感觉印记或印象可以用来缓解情绪崩溃和充满压力时的伤痛。例如，比利深爱的爷爷去世多年后，爷爷的一件物品或照片都会让比利想起他们祖孙之间的深厚感情，这可能会成为比利内心的温暖和感动之源，支撑他度过动荡的岁月。而这也就是我们所说的资源！

外部资源 / 内部资源

（请准备两张纸和一支笔。）

　　1. 准备一张纸，将其垂直对折。在对折后的一边列出你的外部资源，在另一边列出你的内部资源。如果你不确定它是内部资源还是外部资源，那就两边都记下。

　　2. 当你浏览资源列表时，注意体会哪些资源在你遇到压力时可以提供有力的支持。认真地思考你列出的每一种资源，体会一下当你关注某一资源时，你身体的某个部位会有什么样的**情感和体验**。你能否感受到肌肉的强度、心脏周围的温暖、腹部的力量、骨盆的支撑等，把它们印刻在你的感觉记忆中。

　　3. 体会是否有缺少或薄弱的资源，比如人际关系不良或缺乏精神支持。然后列出一些能增加资源来充实生活的方法。例如，如果你感到身体虚弱，没有什么同伴，你可以加入一个太极小组或找一个徒步运动的好伙伴。如果这些活动能让你和别人建立更多的联系，那就把它们加到你的清单上吧。

　　4. 再拿出另一张纸，列出孩子的外部和内部资源，或者帮助大龄儿童按照以上步骤创建他的资源列表。给在压力情形下能带来最大安慰的资源旁边画一个"＊"，以帮助儿童更好地记住这些资源。千万不要把你的想法强加给孩子，而是要对他的想法和需求保持开放和接纳的态度。

身体是最深层的资源

如果你花时间去体会列表中的资源，你可能会发现最好的资源便是拥有觉察身体变化的能力。例如，如果你感到肩膀收紧，将你的意识集中于那里，它便会自动放松下来。或者，你可能感到你的手臂僵直，拳头握紧好像在准备战斗。接下来，你可能会注意到愤怒情绪与很久以前发生的某件事情的意象存在着密切联系。当你在这些感觉之中，体会这些发自内心的感觉时，肌肉会从紧张状态转为放松状态。可能会出现关于之前问题的解决步骤的想法；或者随着感觉的转移，之前的问题便会迎刃而解。

其他改变感觉的例子包括：如果你心怀忐忑，四肢不断颤抖；或者你辗转反侧，难以入眠，被"不宁腿"困扰，感觉像在跑步，那么，当你花时间去注意这些感觉，并想象你的腿、膝盖、脚跑到最喜欢的地方时（也许是草地、公园，或者是最喜欢的朋友或亲戚的房子里），你可能会感到四肢变得越来越有力量。如果你在聚会、考试或公开演讲前感到紧张，可以调整呼吸，用心去感受脚和地面接触的感觉。转瞬，你可能就会体验到一种从紧张到兴奋的变化。

正是这种在身体上的无助感和自主感之间游刃有余的能力，塑造了智慧。这种令人心情舒畅的扩张和紧缩的节奏，而不是身体的停机和崩溃，是我们与生俱来的权利。当你的孩子被鼓励去体验和"追踪"他的感觉时，就可以恢复在创伤中丢失的先天自主感。这种能够在脆弱后恢复坚韧和自信的感觉是健康的基础。它可以建立内在的稳定性，因为它不受生活中悲欢离合（外部事件）的影响，而是基于一个有弹性的神经系统（内部事件）。这种使身体从封闭、焦虑、攻击、无助或疏远的状态转变为充满活力、快乐、希望和积极的状态，就是**最好的资源**！

帮助儿童治愈的各种感觉

儿童需要监护人给予足够的时间，通过他们的身体感觉去体验那些能让他们从压力事件中得以恢复的具体因素。这些包括了与自主相关的感觉，如力量感、着陆感和中心感。儿童最容易感受到的力量来自肌肉、骨骼、胃和腹部。当他们跑步、蹦跳、跨越、翻跟头或从事其他体育运动时，可以体验到力量和敏捷性。力量是儿童的一种自我保护能力，是面对威胁时的攻击本能。儿童可以通过抬头挺胸、伸臂或踢腿等动作获得力量来保护自己。

着陆感是一种与大地紧密相连的感觉，这种感觉能让儿童直接体验到自己的身体感觉。这种感觉与"飘浮""昏昏沉沉的""分离"或完全脱离身体的感觉相反。中心感是一种保持自身平衡的高度集中的感觉。无论是从字面意思还是寓意来看，中心感都意味着没有人能分散你的注意力。你的身体能很好地控制重心，保持良好的平衡状态，即使失去平衡，也能很快调整过来。一般来说，中心点是在肚脐稍微往下的部位[⊖]。

利用儿童诗歌和故事来预防和治疗心理创伤

以下关于自然和动物的诗歌、故事和插图适用于 3 ～ 11 岁的儿童。当然，也可以适当地修改这些诗歌以用于其他年龄段的儿童。每首儿童诗歌都是基于不同的目的设计的。本节除了列举有代表性的儿童诗歌外，还会详细介绍它的使用指南。

如何使用下面的儿童诗歌

（1）先默读这些诗句。

（2）阅读下列关于如何使用儿童诗歌与儿童互动获得最佳效果的指导手册。

（3）慢慢地为儿童诵读这些儿童诗歌，观察他们的反应。

（4）试着按照儿童的建议进行练习。以最合适的方式帮助他们处理各种

⊖　类似于中国文化中的"气沉丹田"。——译者注

感觉或讨论遇到的问题。

（5）千万不要着急！每天读一首就可以。重要的是以儿童诗歌为切入点，充分利用与该儿童年龄、发展阶段和情况适应的内容。

接下来将介绍几首基于自然的儿童诗歌和意象，并配以朱莉安娜·多瓦勒（Juliana Dovalle）在 11 岁时的绘画。它们是专门为帮助儿童获得自主感而设计的。第一首是《我体内的魔力》，能够帮助儿童通过接下来的着陆感与中心感训练与自己的身体建立联系（这首诗歌摘自《不要再来伤害我：引导儿童走出创伤》。这张由"Sound True"平台发行的系列 CD 也是本书推荐的参考音像资料）[1]。

我体内的魔力

我们要开始游戏了，但在开始之前，

我想让你发掘自己体内的魔力，

慢慢地去感受，去发现，

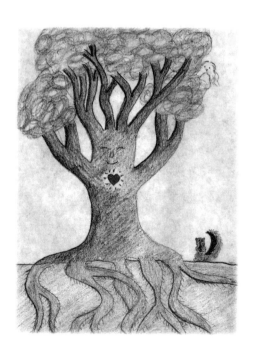

> 你的身体能成为的所有伟大的东西，
> 想象你是一棵树枝繁茂的大树，
> 天空触手可及，
> 像一棵高大的老橡树那么强壮是什么感觉？
> 脚下有根，叶子婆娑摆动是什么感觉？

建议：给儿童读完上面的诗歌后，让他们站起来，假装自己是一棵老橡树，或者是他们最喜欢的一棵其他种类的树。然后一起跺跺脚，探索自己与地面的联系。他们可以想象自己有长长的根从脚底深深地扎入大地。鼓励儿童分享把根深深扎入大地是什么感觉。

诗歌继续写道：

> 或者你也可以像一条清澈自由的河流……
> 从高山奔入大海。
> 你的呼吸亦如河流流过你的身体，
> 从头到脚，感受自己的颤抖。
>
> 现在你与大地和天空相连，
> 它可能会让你笑，也可能会让你哭，
> 你随时可以体会这种流动的感觉，
> 你的枝条向上伸展，你的根部向下蔓延。
> 倾听自己呼吸的吟唱，
> 现在你已经准备好迎接生活带来的一切了！

建议：当儿童探索到与大地的联系后，让他们想象微风拂过树叶和树枝。引导儿童举起手臂，前后摆动来寻找身体的中心，在移动的过程中感受手臂的韧性。然后弯曲手臂体会失去平衡之前离地面有多近。通过一次又一次的训练，帮助儿童学会找到自己身体的中心。你可以播放不同速度的音乐，让他们体验不同的节奏，想象成微风或是热带风暴。在经过一系列的练习后，鼓励他们自己进行创作。

动物诗歌

下一组诗歌借助动物意象的形式为儿童提供力量和资源。通过这种方式帮助儿童将创伤经历转变为积极体验。例如，当儿童假装用长矛追赶可怕的剑齿虎时，会感到体内抵御威胁的力量。

可怕的长毛怪

很久以前，那时还没有汽车

也没有电视，人们只能聚在一起看星星。

大家在山洞里挤作一团，

天又冷又黑，我们得勇敢点。

（低沉的声音）

我们躲在里面，因为外面太可怕了，

有剑齿虎和其他长毛的动物。

只要我们一出去，这些动物就能抓到我们，

因为它们跑得很快，而我们跑得太慢。

那群长毛、巨齿的家伙

会猛扑过来，把我们当午餐吃了。（哇噢）

后来我们发现了火，可以驱散寒冷，

却依然很难找到食物。

于是我们发明了武器和工具，

然后**我们**可以开始制定一些规则。

我们使用武器和工具，

在阳光下狩猎、耕种，一片欢声笑语！

当剑齿虎逼近时，

我们使用长矛赶走它。

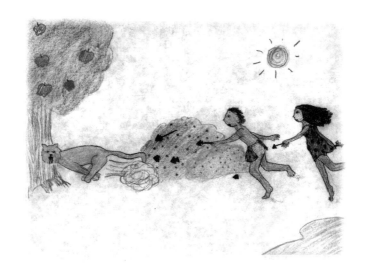

现在你可以想象一下，
你和家人、朋友生活在野外！
感受双腿的**力量**和手中的长矛，
就像你追逐剑齿虎一样。

你现在能感觉到你手中的长矛吗？
当你把长矛抛出去时，它会扎在哪里？
现在就用你全身的力量抛出，
你的手臂像一把巨弓，充满**力量**。

你的双腿不断奔跑，
像弹簧一样，不停地跳跃，
充满了力量。
当你追赶老虎或其他巨兽时，
当你越来越**强壮**时内心是什么感觉？
当你有能力去追逐野兽的时候，
这可比它们追你好玩多了，
或许你也觉得那样很有趣。

　　建议： 每读完一首诗歌，和儿童一起玩角色扮演游戏。在假装追赶老虎时，一定要给儿童足够的时间去体验手臂和腿部的力量感。也可以让儿童原地跳跃或奔跑，感受来自身体内部的力量，并让他们描述这些感受。这里的感受不仅是让儿童跑步或想象跑步，还要让儿童去关注自己的肌肉、心跳和呼吸的变化。当儿童隆起肱二头肌来展示力量时，给他们机会炫耀自己的力量，让他们感受胜利。

　　下一组关于流星兔的故事将帮助儿童利用他们天生的"飞行"资源，使他们感受成功逃离危险的力量。

你能跑得有多快？

野狼查理准备要吃午饭了，

他聪明能干，知觉敏锐，

现在他正静静地藏在高高的草丛里，

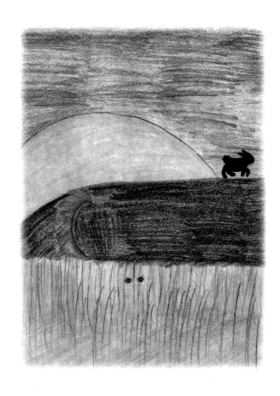

耐心地等待兔子经过。

流星兔沿着小路蹦蹦跳跳，
一会儿停下来吃点草，一会儿梳理自己的尾巴，
野狼查理猛地扑过来，
希望能抓住放松警惕的流星兔。

流星兔连蹦带跳，迅速逃离，
左转右拐后，藏在了一根圆木里，
野狼查理穷追不舍，
却越落越远。

你曾经快速地逃跑过吗？
你能感受到双腿的力量吗？
你有一个健康而强壮的身体，
你可以跳得很高，也可以跳得很远。

感受奔跑时你的双臂如何摆动，
感受奔跑时心脏的跳动和阳光的温暖，
微风轻拂脸庞，会吹动你的头发吗？
当你在空中飞行时，体会手臂和膝盖的感觉。

现在你来到了一个安全的藏身之处，
深呼吸，你已赢得了比赛，
你的腹部和胸部感觉如何？
现在你已经找到了一个安全的地方休息吗？

注意这一系列的运动，
获胜之后是什么感觉？
注意呼吸时气流贯穿全身的感觉，
如果你感觉良好，可以大声地欢呼。

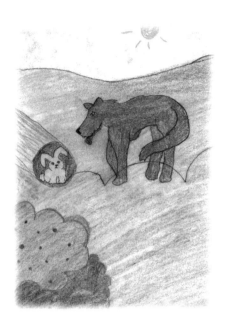

　　建议：对危险状态和安全状态的觉知是应对创伤的重要因素，这首儿童
诗歌能引导儿童深入理解这些身体感受。诗歌的第一部分，让儿童充分体察
身体的各种感觉，体验跑、跳，以及躲避、扭转、踢腿等其他动作的力量。
当儿童将运动力量与避免威胁的能力联系在一起时，就会激发出内心深处的
自信，即使面对压力，这种自信也依然存在，因为它已经成为一种自动化的
"运动记忆"，就像骑自行车一样。接下来，儿童诗歌的第二部分，引导儿童
体验安全状态下的身体感受。

　　这首儿童诗歌继续对安全感的来源进行探索：

你感觉到刺痛和温暖了吗？

你在身体**什么部位**感受到它们，你能指给我看吗？

当你高兴的时候，你会充满幸福感，

你能告诉我，**内心深处**的幸福藏在哪儿吗？

你害怕的时候内心是什么感觉？

你会把这种感觉藏**在哪儿**？

> 你是否感到嗓子发紧，呼吸困难？
> 你的肚子怎么样，有疼痛的感觉吗？

建议：读到这里可以暂停一下，让儿童去探索身体的感觉，指出或说出身体中他们感到安全和恐惧的不同部位，大龄儿童还可以在纸上画一个"姜饼娃娃"的轮廓。引导儿童选择不同的颜色在姜饼娃娃身体的各个部位标注不同的形状来表示安全和恐惧。参见第 8 章提供的示例图。

如果代表恐惧的身体部位面积非常大，那就要采用各种方法帮助儿童获得安全感。你可以让儿童回忆一段曾经的美好时光，观看最能给他带来安全感的家人照片，也可以给他最喜欢的毛绒玩具，或者给孩子温软且舒适的拥抱、抚触。当然，你也可以让他用枕头、床单或纸板箱搭建自己的藏身之处，玩躲猫猫的游戏。

儿童诗歌的最后一部分是帮助儿童消除不适感。这些诗句给出了具体的操作建议：

> 如果你注意到你所指出的身体部位和它的名字，
> 这些部位的感觉是在发生变化还是保持不变？
> 如果它们保持不变，你可以根据下面的**指导**，
> 来帮助你**摆脱**那些挥之不去的感觉。
>
> ［你甚至可以闭上眼睛 1 ～ 2 分钟］
>
> 看看这里有没有你标注出的颜色或形状，
> 当你仔细观察时，它就像一个小游戏。
> 你的感觉可能会从一个地方移动到另一个地方，
> **看着**恐惧渐渐消失，不留任何痕迹。
> 想象一下你在你最喜欢的地方，
> 在你自己的私密空间里，周围非常安静、非常安全，
> 你想让谁陪着你？
> 妈妈，爸爸，还是小熊维尼？

弟弟，妹妹，家中的小狗，还是小猫？
或者帽子里藏着宠物猫的苏斯博士？

你愿意被谁抱着呢？
他们紧紧地抱着你，让你感觉很**放松**。
或者，你想找个亲近的人，
在你生气或大哭时能安慰你。
有时候**哭泣**可以让你感觉好一些，
就像笑一样，只是眼睛更湿润了。

　　建议：我们可以利用诗句来帮助儿童缓解不适感，如肚子痛或胸口沉闷。让儿童睁开或闭上眼睛，专注于这些感觉 1～2 分钟，然后询问他们能否说明这些感觉的大小、形状、颜色或重量，并留出足够的时间让儿童安静地感受和处理这些意象或感觉。接下来，通过询问"疼痛"的感觉来引导他们回到当下，慢慢地进行引导，其间密切观察儿童身体语言（尤其是非常放松的呼吸和姿势）的微妙变化，倾听他们的话语，直到他们冻结的能量开始松动。

　　结束时，询问儿童想和谁在一起或者想要什么，并提醒他们认真回答。家长需要花时间去验证儿童对上述问题的回答，从他们的答案中探究其情绪的发展变化。关注儿童的需求，适时地给予支持，为他们提供安全感，充当儿童各种情绪的"垃圾桶"。这意味着无论儿童的感受如何，你都会耐心倾听，并陪伴他们左右。因此，你的工作不是"修复"儿童的感受，而是给予他们全部的关注，让他们能感受到自己真实的存在，并简单地处理这些感受。这样就能自然地疏通那些痛苦的感觉和情绪。

　　在接下来的一首诗歌中，小负鼠奥斯卡证明了"冻结反应"（装死）是一种非常重要的生存机制。当儿童无法逃跑和反抗时，这种反应会保护他们。然而，这种本能反应常常被认为是懦弱或软弱的表现。《小负鼠奥斯卡》的目的是让儿童知道，他们的"冻结反应"不仅是正常的，也是明智的。

　　在向儿童讲述奥斯卡通过假装死亡来骗过野狼查理的故事时，家长要让儿童明白两件事：首先，"冻结反应"是明智并且有效的；其次，向儿童指出奥斯卡能轻松自如地解除假死状态，以此消除儿童的恐惧或羞耻感。当儿童经历无助和惊慌失措的状态时，上述观点会帮助他们更好地接纳自己。同样令人欣慰的是，家长只要稍微花点时间进行引导，儿童就能够很快地从最初的恐惧中解脱出来。

在下面这首儿童诗歌中，奥斯卡向儿童展示了它是如何通过暂时性假死来保护自己的。当危机解除后，奥斯卡便可以通过简单的摇晃，释放体内的能量，轻松地解除这种假死状态。

小负鼠奥斯卡

小负鼠奥斯卡动作很慢，就像缓缓流淌的蜜糖浆，
所有人都超过它的时候，它依然慢吞吞地走着，
遇到野狼查理时，它也**跑不快**，于是，
只能蜷成一团，假装自己死了！

你看，奥斯卡靠静静地躺着**脱离了危险**，
不像那只跑上山的兔子！
从它屏住呼吸到假装死亡，
奥斯卡体内的能量在不断**堆积**。

你能像奥斯卡一样把自己**蜷成**一团吗？
几乎无法呼吸，变得很渺小，很渺小。
寒冷和孤独使你缩得更紧，
希望野狼查理不要把你吃掉！

建议：和儿童一起假装你们一起被更高大迅捷的怪物追赶着，这只怪物可能是老虎、熊，也可能是其他野兽或怪物。不要再跑了，相反，此时你应该蜷成一团，尽量保持静止不动，就可以躲过怪兽的追赶。让儿童继续保持静止去探索不说话的感觉，尽可能保持静止，这样当儿童解除假死状态，恢复呼吸，放松全部肌肉后便会产生解脱感和放松感。

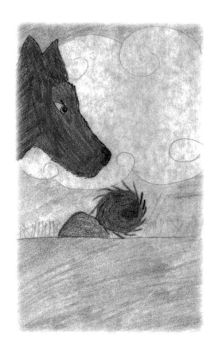

这首诗歌继续提出问题，引导儿童探索在"冻结反应"前后可能出现的各种情绪反应。

你曾经有过这种感觉吗？

你想逃跑，但又无法逃脱。

你害怕吗，伤心吗，生气吗？

你能对你父母说出这种感觉吗？

建议： 在你读完上述诗歌后，儿童可能会打开心扉，说出内心的真实感受。为他们提供足够的时间来进行分享。仔细观察和倾听儿童的分享，识别他们所有可能出现的情绪。家长要无条件接纳儿童的感受，不做好坏评判，给他们足够的信任感和安全感。多使用开放式的问题提问，比如"你还有什么感觉"，或者说"告诉爸爸还有什么吓到你了"，或者简单地说"你可以告诉妈妈更多的感受"。

野狼查理和小负鼠奥斯卡的诗歌继续写道：

你不必害怕

小负鼠奥斯卡必须躲起来，

但身体随时准备逃跑。

当野狼查理终于离开，

小负鼠奥斯卡**站起来抖了抖**。

看，奥斯卡在**发抖**！看，奥斯卡在**摇晃**！

就像大地在轻轻地**抖动**。

它抖动了一会儿，

感觉焕然一新，微笑着走开了！

野狼查理已经走了，现在起来逃跑吧［耳语］，

但要先**沐浴**阳光，**抖动**身体。

很快你就能跺脚、蹦跳和奔跑了，

或者在草地上嬉戏。

血液重新流过你的心脏和胸腔，

现在你安全了，可以休息了！

建议：首先以表演的方式让儿童展现夸张的动作，在一些有趣的活动后，让儿童躺下并保持不动，静静地感受体内的能量。这能帮助他们体验快乐、温暖等奇妙的感觉。

下一组诗歌《果冻碗》以玩闹的方式帮助儿童觉察自己的内部感觉。

果冻碗

请**想象**自己是一个果冻，

这个果冻是红色，紫色，绿色，还是黄色？

有人拿起你这个果冻摇晃了几下，

你的身体逐渐**抖动**起来，

你的手指开始晃动，

你的心脏开始跳动，

你的胳膊开始**摇动**，胸膛的温暖，

不需要太着急，尽力而为就好。

你的腹部和双腿也跟着**颤抖**起来，

它们像河流一样到达你的全身！

感受能量从头到脚**流动**，

这种感觉越来越好，请继续感受体内的力量。

建议： 这首诗可以帮助儿童充分体验身体的感觉，避免身体战栗带来的惊恐感。当然，家长可以根据儿童的自身情况改编或创作类似的诗歌。通过对身体的关注，儿童可以轻松、安全地从战栗状态恢复到正常状态。

在最后一小节诗歌中，列举了六种生活中常见但可能使儿童受到惊吓的事件。家长要注意观察儿童的反应，如果儿童表现出明显的兴奋、注意力分散等行为，那就需要多与儿童交谈、画画、做游戏等，深入了解儿童的内心感受。

可能会让儿童受到惊吓的事情

事情突如其来是什么感觉？

你来不及奔跑，来不及躲闪，也来不及赶走它，

你必须绷紧神经，像冰一样冻住，

也许这种事已经在你身上发生过一两次。

什么样的事情会让你有被冻住不能动的感觉？

这里列出了六类事件：

（1）小时候在商场走丢。

（2）开车时突然遭遇车祸。

（3）生病时接受扎针治疗。

（4）突遇地震。

（5）遭遇校园欺凌、恐吓。

（6）身体受伤后缝合伤口。

在这节诗歌中，你惊讶地发现这些场景对成年人来说是微不足道的。如果你有这样的反应，请阅读下面的文字，尝试站在儿童的立场上，感受儿童在这些事件中体会到的焦虑和恐惧。

为什么儿童会担心

儿童有丰富的想象力，当遭遇负性生活事件时，儿童无法像成人一样搜集各种信息做出准确的判断，只能想象各种糟糕的结果。巴塞尔·范德考克指出，事故或疾病发生后，儿童会产生各种担忧或不合理的信念，其中对家人、朋友的担心是影响他们应对创伤的六个因素之一 [2]。儿童尤其担心意外或疾病给身边的人带来痛苦和伤害，他们也担心自己的安全，担心类似的糟糕事件再次发生，虽然再次发生的概率非常非常小。如儿童误以为癌症会传染。这些担忧或不合理信念会破坏他们的安全感。

家长首先要确认儿童担心的内容是什么。有些可能基于现实，有些可能基于幻想。但是，无论儿童担忧的是什么，他们的担忧都缺乏逻辑性，其实是很容易解决的。例如，一个小男孩认为父母离婚后，他将无家可归。一旦他的父母解释说，他不仅不会无家可归，而且会有两个属于自己的家，这种担心就会立刻消失。如果你不去了解儿童为什么担忧，你将永远不会知道你的孩子额外承受着多大的压力。

结语

第 4 章和第 5 章为逐步引导儿童缓解他们崩溃的感觉和情绪提供了有效的工具。这是我们所知道的最好的预防和治疗创伤的方法，因为它能从根本上解决问题，让儿童从惊吓中恢复过来，重新感到充满活力、富有力量和自我和谐。

以上所分享的适用于儿童无法应对的所有情景。它结合动物意象和儿童诗歌，教导父母和儿童如何发掘和拓展自己的外部资源。更重要的是，关于动物意象故事的创作能够帮助儿童感受并加深自己体内的内部资源。家长陪儿童朗读并表演这些儿童诗歌，能够加强亲子互动，让儿童变得勇敢、快乐。

第三部分通过描述儿童成长过程中可能会对儿童造成创伤的日常事件，拓展了创伤的基础知识。第三部分的每一章分别讲述了不同种类的事件可能给儿童带来什么样的创伤，它们本身就是一个个独立完整的指南，可以不受阅读顺序的影响。因此，你可以浏览第三部分每一章的主题，然后根据自身需求选择相关章节进行阅读。

第三部分

常见情况指导

Trauma Through
a Child's Eyes

第二部分已经指导读者学习了相关知识，比如应该成为一个优质"创可贴"，学习感觉的语言，使用动物意象和其他资源来提升儿童的能力。在此基础上，第三部分将逐步介绍降低特定创伤情境的伤害性的情绪急救程序。由于造成创伤的情境太多，本书不能一一详述，只选择了人们日常生活中的常见事件进行讲解。

第6章针对童年经常遇到的各种意外和摔倒，介绍了情绪急救的具体步骤。第7章是面向家长和医护人员的指南，为了更好地帮助儿童，家长和医护人员应相互协作，引导儿童做好迎接医疗和外科手术的准备，预防或减轻儿童的创伤反应。第8章则是面向家长和心理咨询师的指南，讲解怎样帮助儿童面对父母离婚、死亡和遗弃带来的分离和丧失的痛苦经历。第9章将帮助读者识别儿童是否在性方面受到惊吓或创伤，及早判断是否要提供心理咨询；读者还将学习如何与孩子沟通，降低他们遭受侵犯的概率。

第 6 章

意外和摔倒的情绪急救

　　意外和摔倒是儿童成长过程中不可避免的事故，是最常见的创伤来源。事实上，当婴儿开始蹒跚学步时，他们只有经历多次摔倒才能学会走路。正是从平衡到不平衡再回到平衡的感觉促进了婴儿的成长。尽管摔倒和意外频繁发生，但是我们只要稍作努力就能帮助儿童避免摔倒和意外之后的创伤感。需要注意的一点是，对成人来说微不足道的事情发生在儿童身上，即使没有导致儿童受伤，也有可能使他们受到惊吓。另外，如果儿童有"自己不会受伤"或"好孩子不哭"等迎合父母期望的想法，往往会掩盖创伤的负面影响。

　　并不是所有的摔倒都会让儿童无法应对、内心崩溃。因为即使是轻微的摔倒，个体也会在"无可避免地倒地"之前激发额外能量，试图在千钧一发之际纠正自己的动作。当身体第一时间感到失去平衡时，往往会做出各种动作来防止自己摔倒在地。特别是在没有受伤或受到惊吓的情况下，小事故是一种机遇，会为儿童提供增强感官意识和练习"急救"的机会，因为他们可以借此建立心理弹性，作为生活中各种事件的"应急准备"。

　　下文讲述的"意外和摔倒的情绪急救"指南看起来有些熟悉，因为这部分内容与第 4 章的知识点有重叠。第 4 章将作为复习内容，引导大家回顾如何预防创伤的"具体症状"；而本章主要围绕意外和摔倒展开。无论事故是否严重，都可以使用本章指南，因为预防胜于治疗。

意外和摔倒的情绪急救：基本指南

1. 成人调整自己的反应（如第 4 章所述，需格外注意这一点）

请关注自己的恐惧或担忧程度。接下来，深吸一口气，慢慢呼出，慢慢地感受身体内部的感觉，直到你充分放松下来，能平静地做出反应。一个过于情绪化或过度压抑情绪的成人可能会和摔倒或意外一样让儿童感觉害怕，甚至让儿童更加恐惧。此处可借用一个提醒：当成人陪同儿童乘坐飞机时，遇到意外情况，应该"成人先戴上氧气面罩"。

2. 让儿童保持安静

如果出于安全考虑或伤害场景的具体特点，需要抱起或挪动儿童时，请确保他们得到充分的支撑。哪怕儿童有自己行动的能力，也要保证儿童在成人的帮助下挪动，不能让他们自己挪动。因为儿童受到惊吓后身体会分泌大量的肾上腺素，不能准确觉察自己的受伤程度。成人需要用满怀爱意的行动，或是用坚定、自信、威严的声音，向儿童传达会保护他们，知道如何保护他们的信息。如给孩子披上一件衣服或盖上被子，让他们的身体保持舒适的温暖。如果儿童头部在事故中受伤，可以让他们休息，但绝不能让他们睡着，直到医生检查确认安全后，才能同意他们入睡。

3. 让儿童多休息，注意安全

如果儿童出现惊吓症状（如眼神呆滞、面色苍白、呼吸急促或呼吸较浅、方向感丧失、过度情绪化或过度平静，以及若无其事等），更要让儿童多休息，注意安全，不能起来继续玩耍。成人可以示范一些放松、安静、沉稳的行为，告诉儿童该怎么做。比如，孩子摔倒后，妈妈可以用平静自信的语调跟他们说"摔倒之后，你得静静地坐会儿或躺会儿，直到没事了再起来。妈妈会一直陪着你，哪儿都不去"。

4. 抱住儿童

如果是婴儿或者新生儿，你应该抱着他。注意一定要用温柔的、非限制性的方式抱着他，绝不能抱得太紧，也不能过度拍打或摇晃，因为这样会干扰身体的自然反应，中断他的恢复过程。如果既想向大龄儿童传达支持和安慰，又不想干扰恢复过程，建议你把手放在儿童后背中间部位或心脏后方，或者放在上臂靠近肩膀的部位。成人的冷静沉着会通过触觉直接传递给儿童，让儿童感觉踏实、放心。

5. 惊吓感逐渐消失后，引导儿童关注自己的身体感觉

（第5步和第6步是第4章内容的回顾，也是预防和治愈创伤的核心内容）

帮助儿童恢复正常话语涉及爬行脑的功能，是关于身体感觉、时间和耐心的语言。成人可以温柔地问孩子"身体内部"有什么感觉，再以疑问句重复他的回答："你的身体感觉还好吗？"等对方点头或有其他回答后，再提出更具体的问题："你的肚子（头、胳膊、腿等）感觉如何？"如果孩子说某个部位有明显的不适感，就温柔地询问它的位置、大小、形状、颜色或者重量。用诸如"现在这些石块（尖锐物、硬块、刺痛）感觉如何"的话语，继续引导孩子停留在当下。如果孩子年龄太小或过于惊吓无法说话，就让他们指出疼痛部位。

6. 问题之间保持一两分钟的沉默

适当的沉默对儿童具有重要意义，但是成人操作起来难度较大。沉默期间，任何循环都可能通过释放多余的能量而走向结束。成人要密切关注那些代表一个循环已经结束的信号，这些信号包括轻松自然的深呼吸、停止哭泣或颤抖、伸展身体、打哈欠、微笑、进行或中断眼神交流。沉默期间，注意观察是否会出现新的循环，或者当下出现的新感觉是否已足够强烈。

7. 急救开始后，不再谈论意外或摔倒

急救开始后，成人不能再为了满足自己的好奇心、"需要知道"的想法或者为了减轻自己焦虑而询问任何问题。因为"故事讲述"会干扰孩子通过无意识感觉释放多余能量的过程。稍后，孩子可能会围绕意外事故讲述一个故事，画一幅画，或演示事情经过。这个过程调用的能量越多，释放出来的残余能量也越多。与意外故事相比，下一个循环的线索可能显得非常微弱不易察觉，就让儿童多休息，不要说话或玩耍，逐渐恢复放松状态。当神经系统

逐渐恢复放松状态时，身体会轻轻地颤抖，散发热量，面色发生变化。

这些变化是自然发生的。你所要做的就是提供一个安静平和的环境。如果家人都围过来问"发生什么事"，会增加儿童的心理压力。此时你可以简单而礼貌地回应说："现在先别问了……让孩子先休息一会儿，咱们稍后再说。"和儿童（或在儿童面前）谈论事故的细节会进一步刺激他们已经激活的神经系统，增加不必要的恐惧，这可能会中断治愈过程！如果兄弟姐妹想表达关心，就让他们模仿你的基调说一些平静的话语，比如"暂时别动，这样你很快就能好起来"或者"弟弟，如果疼你就哭吧，这样会让你感觉更好"。告诉他们不要说出指责的话语，比如"我早就警告过你，在楼梯上玩会受伤的"；也不要发表任何评价，如"你真是个笨手笨脚的孩子"。

8. 继续认可儿童的身体反应

家长必须控制住自己阻碍孩子哭泣或颤抖的冲动，但是要和孩子保持交流，提醒他们不管刚才发生了什么事情，都已经结束了。为了恢复平衡，孩子的痛苦需要持续一段时间，直到自然停止，这个过程通常需要几分钟。研究发现在事故发生后，有过哭泣、颤抖行为的儿童很容易恢复正常。[1]你要做的就是用平静的声音和温暖的双手让孩子知道"把可怕的东西从身体里抖出来是件好事"。关键是避免打断或分散孩子的注意力，不要抱得太紧或者距离他太远。

需要多长时间

对于轻微的摔倒和意外事故，上述 8 个步骤就足够了。该急救方案便捷易操作，可以在意外发生的地方即刻实施。例如，如果儿童在人行道上滑旱冰扭伤了脚踝，在保证安全的前提下，就地照顾孩子，用冰块冷敷受伤部位，并披上件衣服。

完成以上 8 步可能需要 5 ～ 20 分钟。当儿童敷上冰块或披上衣服，感受到大人的呵护，获得安全感后，身体开始发抖，这是正常反应。儿童休息几分钟后，有可能牙齿开始打颤，泪水控制不住地流出，之后长舒一口气，完成能量释放的循环。

当摔倒或意外事故较为严重时，家长可以在汽车或救护车前往医院的途中实施情绪急救方案。一旦儿童释放出能量，你就可以帮助他做好在治疗室接受治疗的准备。

家长多使用简约、真诚的语言引导儿童做好接受医学治疗的准备。首先，你可以提前介绍相关的治疗方案。例如，如果儿童需要缝合伤口，让他知道缝合虽然有些痛，但会让伤口愈合得又快又好。其次，讨论并练习如何避免过度关注疼痛。例如，让儿童挤压你的手臂，想象每挤压一次，特殊的"麻木膏"就会让疼痛像气球一样飘走。最后，请参阅本章"语言拥有安慰和治愈的力量"，学习如何在不同时间点对孩子进行合理引导和安慰。

触摸对惊吓儿童的作用

成人密切关注儿童的身体反应，无论儿童表现出什么反应，都不要加以干扰，不去打断儿童走出惊吓状态的自然循环，这样反而是对儿童最有效的支持。如果你照顾的是婴幼儿，就把他稳稳地平放在腿上。如果是大龄儿童，可以把一只手放在他的肩膀、胳膊或后背上。成人照顾儿童时，身体挨得越近，越能让儿童有安全感。但要注意不能抱得太紧，会干扰之后自然释放能量的过程。触摸儿童时，关键是传达以下信念：

- 安全和温暖，让儿童知道他们并不孤单。
- 联结，帮助儿童建立与安全可靠、值得依赖的成人之间的联结。
- 信心，让儿童知道成人有能力帮助他面对自己的感觉、情绪和自然反应，尽快释放能量，从事故中解脱出来；不要让成人的恐惧打断儿童的恢复过程。
- 信任，信任儿童的潜能，允许他的身体按照自己的节奏释放能量，解决问题，实现康复[⊖]。

⊖ 不管儿童的年龄有多大，他都拥有数百万年进化的积淀。爬行脑的生存机制一直发挥作用；它不需要语言、思想或准备。因此，需要有懂得这种古老智慧语言的成人来支持这个过程，绝不能中断这个过程，此时儿童的感觉会随时间而改变，神经系统恢复到健康状态。

成人的身体语言也是交往中的重要信号，因为人是群居动物，会依据对方的身体语言来评估情况的严重程度，在紧急情况下表现得尤为明显。儿童不仅能读懂成人的表情，还能依靠成人的表情来获得安全感。这意味着成人的表情既能给儿童带来安全感，也能给儿童带来恐惧感。

如果你想成为儿童强有力的支撑，就需要熟悉自己在各种情况下的表情反应，尽量减少恐慌表情，避免给儿童造成不必要的困扰。请在生活中多关注自己的本能反应，努力做到面对各种事故依然保持沉稳镇定。现代生活中有很多练习自我情绪急救的机会。例如，在汽车差点发生交通事故后，你把车停在安全位置，跟随自己的感觉，直到找到一种解脱感和完成感。也可以在观看媒体暴力、摔倒、受伤、听到重大消息或经历其他压力事件之后进行练习，甚至在观看恐怖电影时也能进行练习。

语言拥有安慰和治愈的力量

突然发生的意外事件会使个体进入一种易受他人影响的状态，在这种状态下，个体特别容易接纳他人的治疗建议。学步儿、学龄前儿童和小学生因为低龄儿童的特点，更容易接受成人的建议。当然，实施麻醉的医疗措施也能使儿童处于这种状态。成人的言语信息、语调及表达时机，如果使用得当会促进儿童的康复，如果使用不当则会使问题更加复杂，甚至破坏疗愈过程。无论是什么创伤事件，语言都是一柄双刃剑。

在阿科斯塔（Acosta）和普拉格（Prager）所著的《灾难过后，每一秒都很宝贵，怎样进行有效交谈》（*The Worst Is Over: What to Say When Every Moment Counts*）一书中，作者引用了大量语言急救的例子，说明在看似无望的情况下，这些语言是如何力挽狂澜，发挥重要作用的，如可以避免流血事件的发生，也可以帮助烧伤患者去除心理阴影。[2] 我们知道，语言既能让我们放松，也能让我们紧张。语言可以把平凡的经历变成浪漫故事，可以升高或降低血压，也可以带来欢笑或泪水。

成人进行语言表达的指导原则是：当事故发生时，首先用简洁真诚的语言说出你所看到的情景，确保儿童能听懂你的话语，并感觉你能设身处地地理解他。

然后再通过语言实现以下几个目标：

- 以共情承认所发生的事情，建立融洽的关系。
- 确保儿童有安全感和联结感，没有孤独感。
- 安慰儿童，告诉他们灾难已经结束。（前提是事故确实已经结束！）
- 引导儿童关注自己的感觉，逐步释放和转移残余能量，从而帮助他们将时间从过去"逐步推进"到现在。
- 提醒他们发掘、使用自己的资源。

例如，如果某儿童不慎摔倒，伤口虽小，但出血量较大，你可以安慰儿童说："你没想到自己会摔倒吧？这个小伤口正在流血，让我来帮你清理下，然后贴上创可贴，你喜欢哪种颜色的创可贴？别担心，你很快就会好起来的。"

快速处理完伤口，就密切观察儿童的身体反应，看他是否有肤色苍白、手心出汗、呼吸较浅、双眼瞪大等反应。部分儿童可能还处于惊吓状态，只能坐着或躺着。你可以安慰："灾难已经过去，你的伤口很快就会愈合！但是，亲爱的，你还是有点害怕……爸爸会一直陪着你，直到这种感觉（颤抖或麻木等）消失。到时候你可能会打哆嗦、发抖、紧张或摇晃……甚至会傻笑，也可能会号啕大哭。我会一直陪着你（或者揽着你坐在我腿上）直到你不再流泪（或者不再发抖，不再摇晃）。然后我们编个笑话（如果儿童擅长画画，那就画一幅画），告诉爸爸刚才发生了什么故事。"

体验语言的治愈力量

语言不仅在说出的时候是强有力的，而且在个体接纳或脆弱敏感时，也会铭刻在个体的记忆中。请用几分钟的时间回想一下那些塑造了自己人生起起伏伏的词，你就会体验到语言的深刻性，以及语言对个体的影响力。

第一部分

（1）曾经，你遭遇过不幸事件，有好心人通过语言、触摸、手势或行动来安慰你，帮助你放松。请写一两段话，详细描述当时你所有的感受及对这个好心人的印象，尽可能详细地回忆是哪些因素让你感觉温暖，疗愈更快。

（2）找个舒适的地方坐下，然后回忆刚才所写的内容，仔细体会身体内部的感觉。认真、耐心地关注自己的感觉、情绪、想法和意象。当你沉浸在这种体验中时，注意观察自己身体的动作和姿势会发生哪些变化，仔细分辨是哪些感觉让你体验到了愉快的记忆！

当你做这个练习时，也有可能会想起一次不愉快的经历。这是因为负责记忆的杏仁核是一个"机会均等的雇主"，会忠实记录所有产生强烈波动的情绪体验，不管这些体验是愉快的还是不愉快的。比如你可能回忆起某次生病需要照顾但并不愉快的康复经历，尤其是当父母或其他亲近的家庭成员没有理解你的需求时，更让你伤心欲绝。

如果是这种情况，你可以尝试下面的练习来获得疗愈体验。一旦治愈自己的伤口，你就不会再将以前的家庭模式盲目重复在孩子身上。也许这正是你阅读本书的原因所在！

第二部分

（1）曾经，你遭遇过不幸事件，有一个感觉迟钝的人，其语言、触摸、手势或行动不仅没有安慰到你，反而让你感觉更加糟糕。请写一两段话，详细描述当时你所有的感受及对这个人的印象。

（2）不要再去想你所描述的内容，用一个充满正能量的新场景来替换刚才的意象、文字、感觉、体验等。不要过分纠结突然出现的内容，重点是让新场景提供尽可能多的治愈元素。现在让自己聆听这些曾经需要的安慰话语，享受曾经需要的照顾行为吧——如同你曾经对孩子提供的安慰和照顾一样。什么样的话语、触摸、手势和行动能够让你放松？哪些特殊内容能安慰你，让你感觉更好，抚平你过去的创伤？

（3）找个舒适的地方坐下，回忆刚才疗愈的意象，仔细体会身体内部的感觉。认真、耐心地关注自己的感觉、情绪、想法和意象。当你沉浸在这种体验中时，注意观察自己身体的动作和姿势会发生哪些变化，利用自己的成人资源，仔细分辨是哪些感觉让你产生了愉快的新记忆！

通过倾听和叙事来表达情绪

在一些更严重或更复杂的情况下，儿童的某些情绪反应可能会反复出现，需要你来帮助他们。儿童和成人一样，摔倒后会感到难堪、尴尬，在同龄人面前摔倒时尤为明显。如果事故造成了财产损失、衣物或特殊物品的破损，或者产生了医疗费用及其他开销，他们会感到羞耻、内疚。

当儿童接受情绪急救，得到休息和平静之后，你再花费一些时间与儿童交流他刚才的感受。交流可以在当天晚些时候进行，也可以在第二天或新情绪出现的时候进行。除了羞愧和内疚，儿童还会感到愤怒、悲伤和恐惧。你要帮助儿童知道这些情绪都是正常反应。仔细倾听儿童的话语，并将你的理解反馈给儿童，这样儿童就会知道你在认真倾听并非常理解他。成人不要试图去纠正或改变他们的感受，要树立这样的信念：当父母或其他支持者能够和孩子共同体验这些负面情绪时，孩子的情绪会自动好转。这就是为什么成人要无条件接纳各种不适感的原因所在。

一旦你和儿童建立了融洽的关系，儿童体验到被理解的感觉，他就非常有可能接受你的启发和指导。从这一点来说，分享你或朋友曾经有过的相似经历会促进儿童的成长。另外，你也可以参照本书的范文来创作故事和诗歌，如下文《多莉的故事》讲述了一个女孩骑自行车摔倒后疼痛难忍的故事。你和儿童可以以这些故事作为开头或者模板，根据儿童的年龄、需要和具体情况来改编或创作新作品。

另一种使用《多莉的故事》及其他类似故事的方法是将其作为一种"评估"工具。父母、老师和咨询师可以使用故事和图画来评估特定情况是否给儿童造成难以摆脱的痛苦。慢慢地、大声地朗读《多莉的故事》，同时仔细观察儿童的反应，注意他要说什么。他的眼睛瞪得像铜铃一样大吗？他的身体僵硬了吗？他有没有说"我不喜欢这个故事"，然后想合上书？或者，他是否变得"古怪"和焦虑？如果你的孩子认同多莉摔倒后的一些反应，那么很有可能他也有过类似的经历，并与多莉的感受相似。如果你发现孩子表现出某个反应，就停止讲故事，转而充当一个冷静、中立的证人，帮助孩子体验他正与之抗争的感觉和情绪，直到孩子焦躁不安的情绪表达开始发生转变、逐步消解。

　　读完故事后，你可以让孩子给故事配上插图，创作一个自己的图画故事（就像 11 岁的朱莉安娜·多瓦勒为本书做的插图）。如果儿童太小还不会画画，就让他们随意涂鸦来表达他们的感受。成人只需要准备各种颜色的蜡笔、记号笔和模板，并为他们示范如何画出不同的线条，如曲线、圆圈、锯齿形、波浪形、直线等。之后儿童会自动选择合适的绘画方式来表达自己的内心感受。

多莉的故事

请坐好，放轻松，我要讲故事啦。

故事的主人公，是我的一位朋友，名为多莉的女孩。

她是少年棒球联盟的一垒手，

最大的梦想是拥有一辆崭新的自行车。

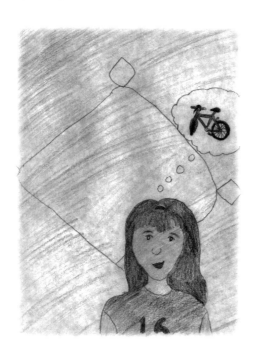

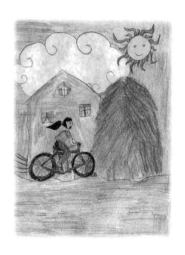

上次生日，她终于梦想成真。

她得到了一辆天蓝色、闪闪发光的新自行车。

她兴奋地跳上车，在街道上奔驰，

车速越来越快，突然撞在一块石头上。

车轮歪向一边，

她从车座上栽倒下来，

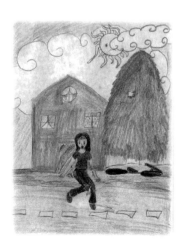

重重地摔在人行道上，

发出"砰"的一声巨响，

两个膝盖血流不止。

她开始哭泣，但是发不出任何声音，

她无法呼吸，身体变得麻木。

当她看到膝盖上的血时，

就像奥斯卡负鼠一样，突然僵住难以动弹。

事情过后，多莉感觉很糟糕。

也感到伤心、愤怒。

因为骑车时意外突如其来，

以至于她只能眼睁睁地看着车子撞上去。

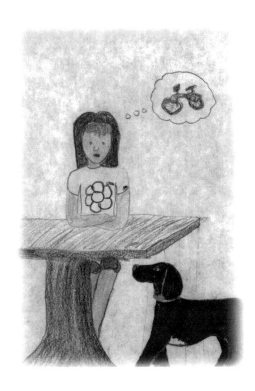

这并不是她的错，但她归咎于自己，

当她想起新自行车时感到很羞愧。

如果这样的事情发生在你身上，

你能告诉父母你会怎么做吗？

建议： 花点时间和孩子讨论一下，如果他遇到类似情况会怎么处理。提醒他合理利用前几首诗中的动物朋友野狼查理和小负鼠奥斯卡传授的经验，以及让感觉和体验在身体内自由流动的重要性。

在你颤抖之后，你可以跳，你可以跑，

你可以像兔子一样躲起来，也可以在阳光下玩耍。

你可以踢，可以哭，可以笑，可以感觉，

还可以跳舞，可以唱歌，可以翻跟斗！

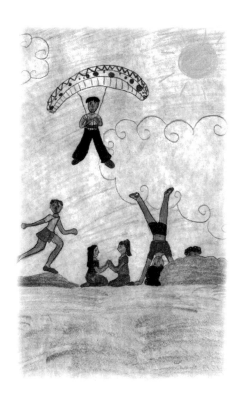

帮助构建故事

本章的前面部分提供了分步讲解，帮助你在创伤事件发生后即刻采取措施预防儿童出现创伤症状。通常情况下，这些措施足以起到效果。然而，如果事件给孩子造成巨大威胁，即使家长倾尽全力进行情绪急救，儿童仍然焦躁不安，出现创伤症状。此时，成人可陪同儿童创作故事或画画。

创作故事时，通常成人先从成人视角叙述事情的经过，然后邀请孩子加入这个故事，或者讲述他自己的故事。即使一个孩子起初不愿开口，此时也开始主动插话，从自己的视角"纠正"成人："不，不是那样的，事实是这样的……"当儿童不知所措时，成人需要帮儿童找出那些需要解决的常见因素。以多莉的故事为例，这些关键元素包括：

- 事故发生前的兴奋
  （诗句："上次生日，她终于梦想成真"和"她兴奋地跳上车，在街道上奔驰"）
- 撞击之前的可怕场景（能量被调动起来）
  （诗句："越来越快""撞在一块石头上""车轮歪向一边""从车座上栽倒下来"）
- 事故的实际影响
  （诗句："重重地摔在人行道上"和"发出'砰'的一声巨响"）
- 造成的身体伤害（如果有的话）和恐惧
  （诗句："两个膝盖血流不止"）
- 冻结反应
  （诗句："发不出任何声音""无法呼吸""身体变得麻木""像奥斯卡负鼠一样"）
- 出现复杂情绪
  （诗句："多莉感觉很糟糕。也感到伤心、愤怒"）
- 出现挥之不去的内疚感、羞愧感
  （诗句："她归咎于自己""感到很羞愧"）

- 从崩溃和情绪中释放出活力

  （诗句："你可以跳，你可以跑……你可以踢，可以哭，可以笑，可以感觉"）

- 完美结局：化解创伤

  （诗句："还可以跳舞，可以唱歌，可以翻跟斗"）

成人常常困惑为什么一件事情并不严重，却也能诱发儿童的强烈反应，此时成人一定要认真处理儿童的反应。有时，儿童会因为之前悬而未决的问题而持续不安，成人要善于抓住当下机遇去解决之前的问题，比如近期发生的某件事情唤醒了儿童的早期回忆。儿童的年龄越小，就越脆弱，越容易发生此类问题。由于语前经历无法用语言描述，因此个体无法形成从婴儿期到学步期的外显记忆，但是身体能够记录并回忆这个阶段的全部经历。当你陪着儿童自由创作故事和艺术作品时，有可能会惊讶地发现作品中蕴含着担忧、内疚或羞耻。

使用故事的补充说明

有时候对儿童，特别是对低龄儿童来说，最好在故事中使用虚拟人物、动物或者布娃娃来代替他们的形象。这能够使儿童一开始就和创伤事件保持必要的距离，减少事件的伤害性。故事中一定要包括恐惧元素，但每次不要太多，一个元素就可以。例如，孩子从楼梯上摔下来，只是轻微受伤。如果他的故事中漏掉了楼梯，就请他加上相关情节。仔细观察你的孩子，看看他是否认同故事中虚拟人物的反应和感受。如果不认同，就暂停故事的进展，来帮助他处理所有被触发的感觉和情绪。如果他感到焦虑，请遵循情绪急救的操作步骤。例如，让他指出恐惧所在的身体部位，并说出它们的颜色、大小或形状。提醒孩子，你会始终陪伴他，直到他的负面感觉不断改变形状和大小，直至最终消失！对照上文列出的所有成分，这些成分对于解决创伤是必不可少的，发现缺失部分就及时补上。

对意外和摔倒心理创伤症状的处理原则

成人引导儿童处理创伤时，要注意保护好儿童。例如，儿童练习摔倒时，成人可以使用大而柔软的枕头帮助儿童安全倒地；也可以用双手保护儿童，轻柔地引导他慢慢倒下，如果他的身体依然僵硬或者容易受到惊吓，就暂停一会儿。让儿童坐好，先轻轻地左右摇晃，然后前后摇晃，逐渐增加倾斜角度，直到儿童安全地倒在你胳膊和枕头上。

这类"游戏"通过引导儿童安全着陆，能够帮助儿童发展良好的自我保护性反射，恢复信心。从摔倒创伤中痊愈需要重新建立平衡。可以使用儿童款健身球，练习从平衡到失衡再恢复平衡的过程。同样要注意的是，在球四周的地板上铺好柔软的枕头，保障儿童安全着陆。首先，让儿童睁开眼睛，双脚分开，下盘扎稳。成人轻轻地左右摇晃儿童，观察他的反应。如果状况良好，可以进行下一步挑战：闭眼进行练习。一旦产生坠落感，儿童整个身体都会做出本能反应，挥舞手臂、肘部、手腕、手掌、膝盖、腿、脚踝和脚，做出各种动作，试图阻止自己的坠落，减缓撞击力度。如果你看到儿童在"枕头游戏"中做出这些"芭蕾"动作，请不要惊讶，因为你接住的是一个自由落体的儿童。

如果儿童因为恐惧感过于强烈而不敢进行摔倒练习，成人可以选择儿童最喜爱的布娃娃或毛绒玩具，创造一个与儿童真实生活经历高度相似的场景进行模拟操作，如根据第 4 章中萨米的故事，设置大象巴巴尔从高脚椅上摔下的场景。当儿童进行角色扮演时，成人密切关注他的反应，及时提供适当的帮助，让儿童感觉自己能成功。逐渐引导儿童树立轮流用毛绒玩具、兄弟姐妹或成人作为故事主角的意识。

车祸处理小贴士

当儿童遭遇各种事故后，以前很普通的日常物品和经历，有可能诱发儿童强烈的情绪，成为"带电体"。成人要向儿童重新介绍这些"带电体"，并带他们练习脱敏。当儿童面对这些日常物品或经历时，他们的不良反应会让成人知道事故中哪些因素给儿童带来了伤痛和创伤记忆。有时候，日常物品或经历与不良反应的联系非常明显，有时候二者的联系却并不明显。某些时候，直到儿童度过惊吓和否认的阶段，"带电体"才会发展成全面症状。在这种情况下，成人需要慢慢地引入"激活剂"，避免直奔主题让儿童不知所措。下文处理车祸的案例适用于各种情况下各年龄段的儿童。

车祸发生后，可以把婴儿或学步儿乘坐的儿童座椅带到客厅。把婴儿抱在怀里，或者陪伴学步儿一起走路，慢慢地接近儿童座椅，直至把他们放在座椅上。这里的关键是逐步接近，细心观察、等待他们的各种反应，如身体僵硬、转身、不敢呼吸或心率变化等反应。对于能诱发婴儿回避行为或恐惧情绪的所有物品，都可以采用本章开篇介绍的第 4 步至第 8 步的措施，逐步接近。这样做的目的是确保成人的步调与儿童的需要保持一致，避免突然释放过多的能量或情绪。如果儿童变得更加"紧张"，你可以判断是否发生了后一种情况。如果属于这种情况，可以用轻柔的安慰、抚摸、抱住或摇晃等方式帮助他们平静下来。另外，如果发现儿童有些疲劳，也及时停下来，不要急于一次完成整个过程！

更多小贴士：使用玩具、艺术作品和手工艺作品

如果一个儿童处于学龄前或学龄期阶段，也可以用画画或玩玩具的方式，例如，模拟两辆汽车碰撞的过程。对某些儿童来说，玩泥巴也是一种很好的手段，他们控制和塑造这种柔软物质的过程能够帮助他们和自己的攻击性、身体建立联系。（现在已有各种各样的无毒、易于清理的黏土替代品。）低龄儿童更倾向于使用各种颜色或粗糙的形状和"斑点"来表达自己的感受，而不是使用具体的图画或物品进行表达。

请回忆第 3 章桑德拉的故事，她从奶奶家搬到新家后就不能吃东西了。当时她还不会画正方形，只能用一条简单的线条来展示她的新房子。在成人手把手的帮助下，她慢慢添加了其他的线条。接下来，她指着自己的肚子说自己在新家时这里会疼。我在咨询后给桑德拉布置了家庭作业，当她感到害

怕时就在纸上画画。最后她画了一些波浪形的图画，称之为"鬼"。然后，她的母亲模仿我的做法，把柔软的大手放在桑德拉的肚子上，轻轻地安慰她，直到疼痛消失。桑德拉的母亲只和我通过 2 次电话，根据我的电话指导在家进行跟进。桑德拉很快就恢复了食欲，又开始吃固体食物了！恢复的诀窍就是关注焦点转移，在绘画和内部感觉之间不断地转移焦点，直到恐惧平息下来。

无论是使用艺术材料还是玩具，重点都是监测并帮助儿童减少重复行为。因为重复行为只能强化，而不能减轻创伤的感觉和症状。如果一个儿童看起来"卡住了"，不断重复同一个动作，比如一次又一次地模拟车辆碰撞，就让他在一两分钟后停下来，尝试着找出在他身体内部的感觉和体验中蕴含的关键点。

该方法是将这些体验中蕴含的能量逐渐释放出来，引导儿童走向疗愈。例如，你可以和儿童一起刹车减速；也可以说："如果汽车慢速行驶就不会发生车祸，那么请告诉爸爸，它们应该走哪条路线？"或者说："作为司机，请你告诉我怎样快速开车又不会发生事故？"成人多发挥自己的创造力，观察儿童解决不完整的回答时的创造力。比如，你可以不用玩具汽车，而是找个大纸箱，装饰成碰碰车，让儿童坐在里面玩"碰碰车"游戏，努力控制车辆避免发生"碰撞"。一定要发挥两个人的想象力，尽情地玩耍。

同样的技巧也可以用在艺术创作上，引导儿童描述他们向成人分享绘画或雕塑作品时的感受。主要目的不是引出故事，而是让儿童感觉到残留的创伤能量并释放出来，或者让儿童表达艺术作品中自然生成的不安情绪。一般来说，儿童（或成人）直到担忧、愤怒或悲伤等情绪出现在自己的艺术作品中，才明白自己为什么会有这样的感觉。因为思维、计算、"理性"、意象等功能主要定位在大脑左半球；而游戏、手工艺、绘画等功能主要定位在大脑右半球，它们会在无意识层面支持疗愈过程——就像梦中的情境一样。

木偶、洋娃娃或微型人偶也可以用来评估是否存在创伤症状，并帮助解除这些症状。例如，在儿童做完手术，切口痊愈后，你可以提供一张微型床、外科口罩、医疗器械、纱布、创可贴、棉球等物品供儿童玩耍，除此之外，你更要提供能象征儿童、父母、医生和护士的玩偶。当你和儿童玩过家家时，密切观察他的反应。你利用已学知识，温柔地引导儿童感知身体的反应，并通过运动或宣泄来释放被压抑的能量。如果儿童受到能量的压制，让他仔细体会身体想要移动但又无法移动的方式。然后告诉儿童现在安全了，他可以展示如何去做那个动作。

音乐治愈创伤

音乐也能够治愈创伤，你可以购买能诱发不同状态和情绪的音乐：从舒缓的摇篮曲到激昂的摇滚乐。如果先给儿童播放了一首刺激、兴奋的音乐，随后一定要播放节奏舒缓的音乐帮助他们放松、休息，稳定神经系统。不断让儿童在高度活跃和平静两种状态之间进行交替，能够训练他们的神经系统进行抑制和自我调节。

儿童是天生的音乐制作人。他们不仅能欣赏音乐，还能自己创作音乐。如可以找来空易拉罐或卷纸中间的圆纸筒，装入豆类，用胶带密封，自制振动器就出炉了；还可以用旧麦片盒或咖啡罐制成鼓。你可以为孩子单独购买几个小型的鼓组音效包。此外，团队制作音乐更加有趣。当孩子们一起跳舞、摇摆、集体前进或打鼓时，他们轻松找到了自己的韵律、节奏，展现出富有表现力的动作，内心感觉特别踏实。

艺术和音乐非常适合青少年。搜集喜欢的杂志进行剪报制作能够有效启发青少年，因为他们通过这种媒介创造了一个新身份。他们还可以选择自己喜欢的音乐，并根据自己的生活情况改编歌词。他们还可以选择说唱、写诗，配不配插图都可以。家长、老师或学校心理老师可以慢慢地引导他们构建新的解决方案。如果每一行诗句都在重复"黑暗"，让人看不到希望，且一直停留在那种模式里，就询问青少年是什么样的意象、活动或想法才能把他们从黑暗中解救出来。鼓励他们把资源整合到写作中，这样才能在绝望和新的希望之间变得更加平衡。

对许多青少年来说，诗歌、创作歌曲和创作故事都是习以为常的事情。

成人可以为他们提供日记和杂志，鼓励他们进行日常创作，作为表达宣泄的途径。

结语

在本书末尾（见附录 A）有一个"快速参考指南"，读者可以复印或剪下来，贴在显眼的位置，如冰箱门或急救箱上。这份简短的 8 步指南是儿童不幸突然发生意外或摔倒，被转移到安全地带、进行医疗处理（如果需要时）后，应当采取的情绪急救措施。在大多数情况下，该指南可以防止儿童出现创伤症状。如果儿童已表现出轻微的症状，只需要在这些步骤中融入游戏、绘画、手工艺、木偶、角色扮演或音乐元素，就能帮助受创儿童。

然而，如果儿童出现严重或复杂的症状，或者轻微症状长期存在，强烈建议你寻求专门从事儿童创伤的心理咨询师的帮助，这是你为儿童健康成长做出的最佳选择。

第 7 章

父母和医护人员的预防措施

接受医疗措施前：做好准备工作

常规医疗措施（medical procedure）和紧急医疗措施是儿童创伤的一个常见来源，却又经常被人们忽视。通过本章的学习，父母可以与医护人员共同努力，减少侵入性医疗和外科手术带来的额外心理创伤。首先，让我们来看一个令人费解的故事。

泰迪的故事

10 岁的泰迪像一只受惊的野兔一样冲出房间，发出惊恐的尖叫声："爸爸，爸爸，求求你放了它吧，放了它吧！请别杀它！放过它吧！"泰迪的父亲手中提着一只装死的树鼩，很困惑泰迪为什么会有这种反应。原来泰迪的父亲在后院发现一只树鼩躺在那里装死一动不动，于是就带回来，想让泰迪通过观察树鼩来学习动物如何装死保护自己。父亲的做法并不具有伤害性，然而泰迪对此反应强烈，令父亲大感意外。父亲没有意识到儿子刚才的反应与一件遗忘已久的事情存在着联系。这是一件"常见"的事情，人们似乎都经历过此类事件。

在泰迪 5 岁生日那天，一位家庭儿科医生兼父母挚友来庆祝生日。这位医生拿出一张泰迪 9 个月大住院时拍摄的一张照片，亲友们都围过来观看。泰迪一看到照片，就愤怒而恐惧地尖叫着疯狂地跑出房间。这一幕是否熟悉？有多少家长、老师、保姆和医生目睹过儿童类似的异常反应？

在 9 个月大的时候，泰迪得了严重的荨麻疹，全身都出现了皮疹。他被送往医院，绑在儿科检查台上接受专家的检查。在耀眼的灯光下，无法动弹的泰迪发出惊恐的尖叫。检查结束后，泰迪又接受了 7 天的隔离治疗，其间不允许父母探视。当治疗结束，母亲接泰迪回家时，泰迪已经不认识母亲了。从此以后，泰迪不再主动接触母亲及其他家庭成员，也不和小伙伴玩耍，变得越来越封闭，只生活在自己的世界里。在小泰迪成长为泰德·卡钦斯基的人生历程中，9 个月大时发生的医院创伤即使不是唯一的影响因素，也是重要的，甚至是最为关键的影响因素。泰德·卡钦斯基是有名的"大学炸弹客"，他在 18 年的时间里，陆续给多名科研技术人员和企业管理人员寄送包裹炸弹，造成 3 人死亡，23 人伤残，于 1998 年被判处终身监禁。泰德的行为可以说是对那些让他在婴儿时期遭受难以承受的非人道治疗实施的报复。

医疗经历是创伤的潜在影响因素

如果缺失外部支持，儿童难以发展出足够的心理资源来理解刺眼的灯光、身体的限制、各种手术器械、胡言乱语的"蒙面怪物"以及药物导致的意识状态改变，他们也难以理解在苏醒室里独自醒来时电子监控设备的诡异音调，陌生人不定期的探访，以及从隔壁病床传来的痛苦呻吟。对婴幼儿来说，这样的经历好比自己被邪恶的外星巨人绑架并受到虐待，内心充满了恐惧和创伤。当我们了解到泰德婴儿时期在医院的痛苦经历时，便可以理解他对非人道技术的反抗行为了。这位逻辑缜密的反社会杀人犯，深入思考了犯罪行为背后的意识形态（他在荒野曾经居住过的小木屋里留下了大量的笔记），然而，那些无辜的、毫无戒心的包裹炸弹受害者只是非人道机器中的一个小零件而已。泰德的行为是一种恣意伤害而又无能为力的愤怒表现。这类残忍的成人行为在统计学上显示与童年创伤密切相关。

不幸的是，泰迪的故事并不是个例。许多父母发现孩子在住院和手术后

　　⊖　泰迪是泰德·卡钦斯基家人对他的昵称。——译者注

出现了分离、孤立、绝望和怪异的行为表现。有证据表明，这些长期的行为变化与"常规"医疗措施的创伤反应有关。这有可能吗？答案是肯定的。

　　这一观点是否意味着，如果你的孩子在医疗过程中遭受到创伤，他就会成为连环杀手？并不见得是这样。大多数遭受过创伤的儿童不会因伤害而精神错乱。相反，这样的事件会内化到我们称之为"行动"的过程中，随后可能会表现出焦虑、疼痛、注意力无法集中等问题，或者表现出多动症或攻击倾向。美国杂志《读者文摘》曾刊登了一篇文章，题为《一切都不好》，作者讲述了一个更常见的故事——自己的儿子罗比做了一次膝盖的小手术。

　　　　医生告诉我一切都很顺利，膝盖手术也很成功，但情况其实并不好，因为我儿子在麻醉状态下做了一个噩梦，从梦中惊醒后在病床上翻滚。这个从没伤害过他人的善良男孩，用野兽般的眼睛瞪着周围，踢打护士，尖叫着喊道："我还活着吗？"我儿子要求我紧紧抓住他的胳膊，他盯着我看，却认不出来我是谁。

　　像这样的故事是很常见的，很有可能会导致悲剧性的精神创伤。1944年，大卫·利维博士论证了住院儿童接受常规医疗时，经常会出现和战争性创伤后应激障碍的士兵相同的噩梦症状[1]。然而，直到50年后，医疗机构才开始正视这一观点。应该采取什么措施来改变每年有数百万儿童在医疗中遭受非必要的心理创伤的局面？

当前任务：降低儿童的医疗创伤风险

　　幸运的是你可以主动学习相关知识帮助儿童预防心理创伤，而不必被动等待医疗体系改变的时刻。如果泰迪的父亲事先接受一些应对技巧的培训，他就可以帮助儿子克服手术带来的恐惧。如果成人在儿童接受治疗时对他们体验到的创伤不敏感，只是略微察觉或完全忽视他们可能遭受的情感安全问题，会给儿童带来严重的后果。儿童在以后的生活中可能会变得恐惧、多动、固执、退缩，出现尿床、冲动性攻击乃至暴力侵犯等行为问题，也可能会受噩梦、头痛、肚子疼等问题的困扰。

父母和其他照料者要主动应对。选择正确的医生和医院意味着就已经成功了一半。医疗人员一般不希望父母成为治疗团队中的合作伙伴，因为父母的情绪化和高标准会影响医疗安全和医疗效率，更可能会导致孩子情绪不稳定。如果父母能保持镇静，表现出有利于治疗的一面，医护人员有可能会放宽限制，在一定程度上允许父母陪伴孩子。父母与医护人员沟通时，应注意采用教育说服，而不是命令的方式。

为儿童准备手术或其他治疗过程时的指南

所有孩子都希望父母在治疗期间能陪伴自己。2000 年 6 月，《美国新闻和世界报道》发表一篇文章，指出专家们都认可父母陪伴的积极意义，但同时也要警惕父母陪伴带来负面效果。在这篇文章中，加拿大某儿童医院研究儿童疼痛心理的莉欧娜·库特那（Leora Kuttner）讲述了这样一个案例。一个儿童将要接受脊椎穿刺，他非常害怕手术带来的疼痛。莉欧娜负责帮助该儿童放松，摆脱对疼痛的恐惧。虽然她尽其所能，却仍没有达到预期效果。她环顾四周时，发现了身后的一个细节——孩子的妈妈一直在哭泣，一直在给孩子传递负面的信息："亲爱的，他们对你做了什么？"妈妈的恐惧干扰了该儿童所接受的积极帮助[2]。

如果父母没有过度焦虑，他们在治疗现场对儿童是有帮助的。在治疗过程中，父母既可以安慰孩子，又能够分散孩子的注意力。家长要避免带来负面作用，比如家长流泪会进一步诱发孩子的恐惧和悲伤，这不利于治疗的开展。（虽然在孩子受伤后和治疗开始前，哭泣可以让孩子宣泄恐惧和惊吓。）

对医护人员来说，父母应该在治疗室陪同孩子这种观点与他们接受的传统医学观点背道而驰，乍一看会显得适得其反。但是，如果有经验的医护人员对父母或其他成人进行一定的培训，或者有经验的父母能说服医护人员，采取家长与医护人员协同治疗的模式，最终会带来共赢的局面。首先，那些接受各种治疗的儿童会获得极大的帮助，有助于缩短康复时间，提升患儿和家长的满意度。其次，这有助于提升诊所或医院的声誉。最后，能够降低患儿家庭和保险公司的医疗成本。

　　由于儿童容易在手术和其他临床治疗中遭受到心理创伤，本书为父母和医疗人员提供具体实施的指南，希望他们能够采纳建议，减少儿童可能遭受的心理创伤。对儿童来说，临床操作中有两个步骤特别容易让他们体验到恐惧：①被绑在检查台上；②在没有做好心理准备的情况下被实施麻醉。你可以学习本章的指南策略，帮助孩子感到更舒服，减少恐慌的发生。

　　以下列出的步骤旨在指导父母和其他成人变得积极主动，并能将这些内容传授给对这一主题知之甚少的医护人员。无论你是父母还是医疗人员，记得在儿童治疗之前、治疗中和治疗后使用相应的指南策略。

在手术前一天

　　（1）如果你是儿科医生或其他医疗人员，需要密切关注孩子的状态。如果孩子对手术有抗拒或不满，这是有充分理由的。你要尽你所能，用你的言语和行动去确认他们的担忧，然后热情、真诚、愉快地与他们进行沟通，要避免与他们发生对抗。

　　如果你是家长，请多方比较后选择能够关注孩子需求的医生和医院。有同样的设备并不意味着相同的医疗水平！有些医院甚至安排社会工作者，采用讲故事和角色扮演等专门设计的方案，引导孩子做好接受治疗的心理准备。在一些方案中，孩子甚至能在角色扮演室与外科医生或麻醉师进行互动。有些医生可能都不知道这些方案，家长就需要在调查后，选择一个对患者及家属态度友好的团队，他们能听取患者家属的意见。

　　（2）让孩子做好迎接治疗的准备。要告诉他们真相，但注意省略不必要的细节。

　　孩子不喜欢意料之外的治疗，当他们预期要发生什么时，会做好迎接的准备。如果你告诉孩子治疗不会给他们带来伤害，结果却让他们感受到伤害，你就不再受到他们的信任。当他们感到你不再对他们坦诚相待时，他们会感觉自己已失去安全保障。据观察，如果医院安排有相关人员为孩子进行逐步讲解，能够明显减少手术过程中的恐惧。

　　（3）医护人员和家长可以事先安排时间，使孩子在看到穿着手术衣和戴口罩的医生（尤其是手术医生和麻醉师）前，先见见他们穿白大褂的样子。让孩子看到这些人是即将帮助自己的人，并不是什么怪物，这点是很重要的。也可以给孩子穿上医生的工作服，如果无法做到这一点，那么可以让孩子给最爱的毛绒玩偶戴上一次性外科口罩。

（4）不管医院有没有让孩子做好准备的方案，你都可以让孩子穿上长袍玩"医院过家家"的游戏。家长去玩具店买来毛绒玩偶和孩子医药箱，让孩子给玩偶穿上医疗服装，对它们进行模拟治疗，提前体验所有的步骤。这些步骤包括躺在轮床上，注射给药，准备麻醉等。

（5）根据孩子的性格，讲述或创作有趣的故事，使孩子准备好进入或走出状态的改变。例如："冬眠熊"入睡非常非常快，但是醒得非常非常慢。当他醒来的时候，他寻找熊妈妈、熊爸爸或者熊护士南希，以及一些美味的食物！（显然，根据故事所讲，父母必须在现场。）或者你可以借用文学影视作品中喜欢的人物，如哈利·波特注射魔法药水使孩子入睡，这样他就能从史密斯特人的可怕鞭打中快速地恢复。或者你也可以借用睡美人的故事。注意，你要保证选择的故事生动有趣，孩子和故事中的角色存在密切关联。口服用药或注射用药会使他产生漂浮感或眩晕感，孩子可以通过想象他在云端或水中来熟悉这种感觉。他还可以慢慢地转圈，然后停下来感受这种不同于平常的感觉。该方法能帮助孩子熟悉他将要经历的事件，使他不会受到意外事件的惊吓。

（6）多项研究表明，与能让人完全进入无意识状态的全身麻醉相比，沿手术切口线给予局部麻醉时，伤口愈合得更快，并发症更少[3]。然而，现实中局部麻醉的采用率较低，哪怕是简单的手术，医生也一般采用全身麻醉。但是，即使某些需要全身麻醉的手术，也可以在合适的时候选择局部麻醉，家长和医生应一起呼吁医疗机构执行这样的政策。一定要在手术前充分讨论麻醉的类型和方法，最佳方案是选择局部麻醉，同时预防孩子受到惊吓。一名医生在加州大学旧金山分校医学中心开展了一项针对儿科风湿病患者的实验研究。儿科风湿病患者必须反复接受极度痛苦的手术，由于患者害怕该手术，常常被迫接受该手术。使用刚才所讲的方案后，她发现孩子在局部麻醉的情况下接受手术的能力明显提高，并没有表现出太多的意外感。（该实验的详细内容请见第 13 章）

手术当天

（1）父母和医疗人员要提前做好安排，尽可能保证父母在手术前后多陪伴孩子。在术前给药期间，父母心情平静地陪伴孩子，能帮助孩子更好地配合治疗。如果医护人员允许父母留在孩子身边，陪伴孩子从清醒状态转入意识模糊状态，那效果会更好。

（2）尽量不要将儿童绑在检查台上，或让儿童在恐惧中进入麻醉状态。恐惧加上无法移动，会让孩子休克，给他们的心理和神经系统造成长期的创伤。家长应安慰孩子，帮助他们平复心情，询问他们是否允许医生固定他们的身体。如果必须将孩子绑住，则向孩子详细解释这么做的必要性，并陪伴孩子，直至孩子感觉得到了足够的安慰和支持再进行绑缚。恐惧加上无法动弹会让孩子陷入恐惧的惊吓反应——这是造成创伤的重要原因！

（3）医疗人员和家长需记住，最理想的情况是家长在苏醒室等待做完手术的孩子清醒。即使是成人，独自醒来也会感觉害怕，所以绝不能让孩子独自在苏醒室醒来。如果没有熟悉的成人来陪伴他们、安慰他们，许多孩子醒来后会感觉混乱、恐慌。如此巨大的意识状态转变有可能使他们以为自己已经死了，或者遭遇到可怕的事情。因此，父母和医护人员需要共同决定谁去陪伴孩子，并在手术前告知孩子将会是谁来陪伴他。如果医方坚决不同意父母到场，那么一定要选孩子熟悉的护士或其他人员作为醒来时的陪伴人员，即使对成年人来说，在手术室里独自醒来也会很可怕。

手术后

（1）静卧以促进康复。让儿童将所有的能量都用于身体的康复，减少不必要的能量消耗。但儿童可能不理解这一点，如果他们实在想玩，就劝说孩子不要玩过度消耗体力的游戏，并且鼓励他们多休息。

（2）如果儿童一直感觉疼痛，就让他描述疼痛的感觉，然后找出无痛或轻微疼痛的身体部位，家长坐在孩子身边，引导孩子将意识在疼痛部位和无痛部位之间来回转移，该方法有助于缓解疼痛。家长也可以分散孩子的注意力，比如和孩子一起唱歌，让他们轻轻拍手，或者轻轻拍打身体的其他部位。

还可以让他们想象五颜六色的气球来代表疼痛，它们飞向天空，疼痛也伴随气球远离了自己。

（3）如果孩子表现出恐惧，可以给他们讲故事。选用他们最喜欢的毛绒玩具或别的孩子为主角，以"有一个叫杰克的孩子……"的模式来开头。其间注意观察儿童的肢体语言，及时采用第 6 章中讲述的策略，逐步处理他们僵硬的身体部位。主要思路是帮助孩子从惊吓状态转入颤抖状态来宣泄情绪，最后化解恐惧，恢复平静。

注意事项：成人，尤其是父母，要注意反省自己的冷静程度，正如本书开头所讲到的，恐惧具有传染性，镇静和自信也同样具有传染性！

急诊

（1）在孩子突然遭遇危险后，你的首要任务就是尽可能地保持镇静。比如你正和孩子坐在疾驰的救护车里奔向医院，你要注意观察和评估自己的反应。提醒自己已从本书学到了应对措施，然后调整呼吸，控制战栗行为。

（2）安慰孩子很快就会好起来，医生会帮助他止血、固定断臂、止痛，会解决所有的问题。

（3）在治疗实施前，想办法分散儿童的注意力。如讲他们最爱听的故事，拿着他们最爱玩的玩具，或者谈论他们最爱去的地方，也可以制订康复后到该地方游玩的出行计划。如果孩子感觉到疼痛，你既可以带他拍手、唱歌或轻拍自己以减轻疼痛，也可以引导孩子找出身上不疼或者疼痛较轻的身体部位，指导将注意力集中于该部位。其间如果孩子想哭，就让他哭出来。

（4）大龄儿童具有了一定的理解力，可以明确告诉他们到了医院或治疗室后会发生什么。例如，"医生将帮你止血、缝合伤口"，或者，"护士会通过口服药物或者注射药物的方式来帮你止痛"等。

急诊室

和医院其他地方相比，急诊室充满紧张的气氛，最容易诱发恐惧感。据调查，即使手术进展良好，急诊室的可怕经历也有可能给儿童带来严重影响。

部分医院已经认识到儿童在候诊室和治疗室目睹重伤的成人会给他们带来负面影响。因此，父母在平时可以考察当地的儿家医院，对比它们的护理质量，这样遇到紧急情况就能立刻决定去哪家医院。

我曾经专门考察过居住地附近的三家医院。第一家医院急诊科管理混乱，同时有多名患者在接受治疗，有的患者是因家庭暴力受伤，有的患者是枪伤。第二家医院是常规管理，候诊室的布置能给患者及其家属带来轻松感，但是患者排队较长。令人惊喜的是，第三家医院既注重医学治疗，又注重维护儿童心理健康。医院专门设置了儿童专用的候诊室和治疗室，墙上绘有五颜六色的图画，房间里摆着一个大鱼缸，鱼儿在里面欢快地游来游去。儿童治疗室的设置不同于成人病房，这里设置了隔间，儿童看不到同龄人的伤势、手术的场景，也听不到手术的声音，一定程度上避免了心理创伤。这样做不是出于经济目的，而是因为部分医护人员认识到了保护儿童免受不必要痛苦的重要性。提前对比了这三家医院的医疗质量，以后遇到紧急情况时你会选择送孩子去哪家医院？肯定是等待时间少、服务质量高的第三家医院了。

是否选择手术

医生选择过度医疗的情况也时有发生。这里只列举两个常规手术：包皮环切和剖宫产，它们常被称为必要手术。即使这样，你依然可以对这两个手术提出质疑，在前期知识学习的基础上，不仅听取支持手术的医生给出的理由，也要听取反对的意见，综合双方意见后，做出自己的选择。

剖宫产通常作为抢救婴儿的紧急措施。但是，在保证安全的前提下，婴儿最好以自然分娩的方式来到这个世界，如果医生是为了自己方便或经济利益而建议你选择剖宫产，那么你就需要搜集信息并做出决策。你还可以查看医院的记录，看看剖宫产手术的操作程序是否规范。（有关分娩和婴儿的更多详细信息，请见第 10 章。）

许多曾经被认为是常规的手术，如扁桃体切除术和弱视治疗术，现在已经受到质疑，因此家长要注意参考多方意见来判断手术是否真有必要。如果你出于宗教或其他原因，让孩子接受包皮环切，要选择局部麻醉，同时保证孩子处于安静状态，避免挣扎哭闹。

密切关注儿童的疼痛感

如前所述，不同医生和医院的治疗水平存在差异。许多儿科医生只关注生命抢救或手术准确，想着速战速决，忽视了儿童心理的脆弱性，没有敏锐地察觉儿童体验到的痛苦和恐惧。这种观点很大程度上来自两个错误观点：一是婴幼儿感觉不到或记不住疼痛，二是儿童即使感觉到疼痛也不会对其未来产生负面影响。这两个观点不应成为主流观点，对此持怀疑态度的人，请看杰夫的案例，手术经历对杰夫以后的生活产生了负面影响。

杰　　夫

青少年时期，杰夫喜欢收集被皮卡车和小轿车撞死的动物。他把捡到的动物尸体带回家，用刀剖开动物的肚子，取出内脏。

4 岁时，杰夫因疝气手术住院。当给他戴上面罩进行吸入麻醉时，杰夫被吓坏了，极力挣扎，医生只能把他绑在手术台上。手术结束后，杰夫猛地跳起来。出院后，他开始回避家人和朋友，变得消沉、封闭、难以捉摸。

你还记得泰迪在医院遭受创伤的经历吗？同他类似的经历可能也是造就泰德·卡钦斯基的关键因素，可怕的疝气手术将杰夫转变成为杰夫瑞·达莫（美国连环杀人犯，曾绑架、虐待、强奸、肢解并吃掉多名受害者）。

他们两人的父母都用相当长的痛苦时间试图了解儿子的行为，目睹了儿子手术回家后出现退缩、分离、绝望等各种怪异行为[4]。这些永久性的行为改变与"常规"治疗引发的创伤反应有密切联系。

幸运的是，越来越多的医生、护士和医院开始意识到缓解儿童和老人疼痛的重要性，如十多年前已出现面向生命晚期的老年人的临终关怀护理。医护人员并不会故意虐待患儿，只是，研究人员在二十多年前才意识到婴幼儿也受手术疼痛的影响！在此之前，医生普遍认为，新生儿的神经系统发育不成熟，感受不到疼痛；也有医生认为幼儿记忆系统发展不成熟，不会记住疼痛体验。在这种理念下，出现 18 个月大的婴儿也得承受无麻醉手术下实施侵入性治疗的情况。医生也对儿童使用麻醉剂持谨慎态度，因为他们担心麻醉剂会导致呼吸系统紊乱和药物成瘾[5]。然而，他们很少意识到成瘾更有可能来自"疼痛治疗"的创伤造成的分离。

许多父母和医护人员对这种传统观点的质疑已得到科学验证。2000 年，《美国新闻与世界报道》的一篇文章介绍，婴儿要承受两个系统综合作用产生的最坏结果：一方面发育成熟的神经系统能够感觉到疼痛，另一方面分泌抑制疼痛的神经化学物质的能力尚不成熟。即使儿童忘记了疼痛的具体经历，疼痛体验也会在生理水平上留下永久的烙印。1998 年《儿科与青少年医学档案》发表的一项研究介绍说，没有进行麻醉就接受骨髓穿刺的儿童，即使在以后的手术中进行了麻醉，也依然会感受到更大的痛苦。波士顿儿童医院负责疼痛治疗服务的儿科麻醉师查尔斯·伯德（Charles Berde）说："如果儿童的疼痛没有及时得到处理，后果会很严重。"[6]

换句话说，最初的"疼痛体验"给儿童的神经系统留下了深刻的痛苦印记，如果该儿童在以后的生活中再次接受医学治疗，会重新激活当初的痛苦体验。

在阅读了本书第一部分关于创伤的生理特征后，你可能会更好地理解为什么儿童会因为无法反抗或逃跑而体验到创伤。此外，即使常规治疗和手术也很容易对各个年龄段的人造成伤害，因为此时患者承受着巨大的痛苦，身体被控制、忍受陌生人的摆布以及进入无菌室等遭遇很容易给他们带来强烈的无助感。当儿童受到伤害，感到疼痛时，为了尽快康复，需要以静卧为主，然而儿童又很难忍受长期的静卧。

减轻儿童痛苦的简便措施

（1）局部麻醉。家长事先联系医生了解治疗方案，家长如果发现方案中没有减轻孩子疼痛的措施，就建议医生增加局部麻醉。如果是手术，就沿切口线进行局部麻醉；如果是静脉注射，就使用喷雾剂或其他方法来麻醉注射部位。

（2）玩过家家。儿童沉浸到游戏中能有效分散对疼痛的注意，因此家长可以引导孩子用毛绒玩具过家家，扮演医生和护士治疗生病的"小狗""婴儿"或"小熊"。过家家游戏能让儿童扮演自己即将遭遇的事情，成人也能通过孩子在游戏中的表现来评估孩子的焦虑程度，从而进行针对性的安慰。

（3）放松训练。大龄儿童具有一定的领悟力，可以学习放松技术。如指导儿童练习渐进式放松，逐步放松全身肌肉。也可以将放松训练技术和呼吸技术结合起来进行放松。如果有能让人心情平静的音像资料，也可以给儿童播放。

（4）想象。家长引导孩子进行一场想象旅行游戏，比如乘坐魔法地毯开始旅行，将代表疼痛的物品远远地甩在身后。这可以创造奇迹，让孩子不断描绘各种细节以吸收它们。

（5）分散注意力。对婴幼儿可采用分散注意力的方法，如带孩子吹泡泡或挤压弹力球，都可以缓解疼痛。

（6）生物反馈。首先考虑使用一些简单的道具，比如对温度变化敏感的特殊材料，这些材料会根据皮肤的冷暖变化改变颜色，为放松训练提供非常便捷的生物反馈。如果没有这些材料，就咨询医院是否配置了生物反馈仪器。

为有态度的青少年点赞

为了引导青少年做好住院的心理准备，使他们获得最大的帮助，Starbright基金会制作了系列视频。这一系列的视频传递了真实、冷静、积极和自主的倾向，被称为有态度的视频。其中一个视频讲述了反复接受治疗造成的痛苦以及对日常生活的影响，如烧伤、囊性纤维化、癌症的治疗以及器官移植等。另一个视频《我是什么，切碎的肝脏？》向青少年揭露了住院期间可能会经历的各种不适，并解释了他们的权利以及如何与医生沟通，使青少年不再像一开始那样感觉自己是无助的。青少年的权利总结如下：

- 与医生直接交谈的权利。
- 与医生单独交谈的权利（注意是不经过父母直接与医生交谈）。
- 实话实说的权利。
- 决定想听什么和不想听什么的权利。

- 享受人本主义的待遇。

- 表达内心想法的权利。

- 询问有关医学、社会、身体等问题的权利。

- 询问医生是否正在做本人认为不合适的事情的权利。

- 获悉治疗方案和后续安排的权利。

- 询问药物的副作用并得到解答的权利，例如药物是否会影响自己的外貌或运动能力。

- 如果羞于直接交流，可以写纸条或者让父母询问医生的权利。

- 告知别人自己感到疼痛的权利。

- 表露自己的恐惧、希望和其他情绪的权利（不隐藏自己的情绪）。

- 展示自己的需求和个性以便医生深入了解自己的权利。

- 更换医生的权利。

令青少年无法忍受的是，医生只是把他们看成一个生病的生物体，认为他们没有与医生交流的权利。即使遇到问题，医生也只会与他们的父母联系，完全忽视了他们。在基金会的视频中，有一个女孩非常信任第二名医生，因为这名医生越过女孩的父母，跟女孩握手说："你好，我会帮助你好起来的。"

视频《在塑料彩蛋还是其他物品中？破解医院生活》介绍了青少年对耀眼的灯光、病号服和其他令人感觉枯燥的物品（如营养餐）的负面评价。一名青少年将医院生活描述为"战场和监狱的交叉点"。这段介绍医院生活的搞笑旅程会引导青少年树立起对医院的合理期望，更好地应对难以避免的伤害。视频还展示了孩子们应对医院生活的各种策略。首先，一定要带上 CD 播放机、耳机和你最喜欢的音乐，好打发时间。其次，如果要长期住院，就带上自己的床单、枕头和衣服。还可以带个记事本随时记录需要询问医生的问题。最后，不要有"自己只是一个被动承受者"的想法。这些都是你的生活，是整个治疗过程的一部分。

第8章

父母离婚、死亡和分离
帮助儿童走出心理丧失

到目前为止，本书的关注点主要集中在意外和突发事件上。第8章将重点讲述如何帮助儿童克服丧失带来的哀伤，无论丧失是意料之中还是突然发生。有些分离是暂时的、可以预料的，比如父母因公出差或长期服兵役；有些分离可能已经酝酿了很久，如父母离婚、家中老人或重病者去世；有些分离则突如其来，出人意料，如杰西卡的母亲旅游时在激流中溺亡。除此之外，还有一种情况令儿童难以接受，那就是父母突然离家出走，不再回来。儿童在面对分离时，不可避免地产生惊吓和丧失感。本章的目的便是帮助你引导儿童走出这种两种情绪的困扰。

区分情绪

哀伤与创伤的症状

只要有创伤，就会有哀伤。哀伤是遭受丧失而产生的情绪。无论创伤是源自火灾或洪水这样的自然灾难，还是源自背叛，如性骚扰或遗弃，都会使个体损失那些很宝贵的东西。损失可能是物质上的，如家庭的房子和个人财产，也可能是心理上的，如纯真的丧失，以及安全感的缺失。总之，哀伤不一定由创伤造成，但创伤往往伴随哀伤的情绪。

哀伤和创伤的症状不同。当一个儿童经历哀伤时，比如家中宠物衰老死去，他们可以很轻易地谈论它：然而，创伤往往是无法用言语表达的。例如，一个孩子看到活泼可爱的小狗意外被车撞死了，由于死亡事发突然又具体直观，导致儿童不可能在短时间内接受这些感觉和意象，哀伤的情绪就会因为创伤而变得复杂起来。因此，恐惧本身是需要时间去克服的，只有这样它所造成的冲击才能被释放出来。如果没有做到这一点，哀伤就可能会被否认，让个体无法释怀。

相比于每天照顾生病的宠物直至其死去，一只活泼的小狗或小猫突然死掉似乎是不真实的，让人难以接受。哀伤的儿童感觉心痛，惊吓状态的儿童却感觉虚幻不真实。这是创伤和哀伤的一个主要区别，尽管在这两种情况下，失去心爱的宠物都是一种痛苦的经历。

2001 年，社会学研究人员威廉·斯蒂尔（William Steele）和梅尔文·雷德（Melvyn Raider）编制了一张图表，该图表介绍了创伤反应与哀伤反应的差异[1]。我在此基础上适当地进行如下调整，使之更适合以身体感觉为基础的研究方法。

哀伤	创伤
常规表现是伤心	常规表现是恐惧
只有哀伤反应	创伤反应通常包括哀伤反应
人们基本知道哀伤反应	公众和许多专业人士都不知道创伤反应，尤其是儿童的创伤反应
哀伤时，交谈有助于减轻哀伤	创伤中，交谈几乎难以进行
哀伤时，痛苦是承认丧失	创伤中，痛苦会引发恐惧、失落、无助或者安全感的丧失
哀伤时，愤怒通常是非暴力的	创伤中，愤怒通常表现为对他人（物品、配偶、儿童）或自己的暴力行为

哀伤时，个体常常内疚地说，"我想 / 我希望……"	创伤中个体内疚地说："这是我的错，本可以避免创伤"或"我命该如此"
哀伤时，一般不会表现出攻击行为或破坏自我形象和自信心	创伤通常会伤害、扭曲和毁损自我形象和自信心
哀伤时，梦往往是关于逝者的	在创伤中，梦是自己成为下一个受害者的恐怖场面
哀伤通常不涉及创伤	创伤除了引发闪回、惊吓、过度警觉、麻木等特定反应外，还能引发哀伤
通过情感的释放来治愈哀伤	通过释放残留能量和自我调节来缓解创伤
哀伤反应会随着时间的推移而自然减弱	创伤症状可能会随着时间的推移而恶化，发展为创伤后应激障碍或其他危害健康的问题

为什么需要理解创伤和哀伤的区别

你可能想知道为什么创伤和哀伤的区别如此重要，其中有很多原因。首先，儿童的神经系统受到惊吓后，其生理上的后遗症要么没有被发现，要么被误诊为抑郁症或行为问题。当父母、教育工作者和医护人员能够有效地区分二者时，儿童往往不会受到误解和虐待。

其次，掌握创伤和哀伤的区别能够引导儿童顺利度过最初由意外或恐惧引发的创伤反应，这样哀伤的治愈就可以自主完成。如果惊吓状态被忽视，哀伤就无法得到解决。此外，长期处于惊吓状态会使儿童长期保持无力感，这使他们更容易患上创伤后应激障碍——在创伤事件过后一个月或更长时间内仍出现创伤症状，就可以给出这样的诊断。

如果创伤被妥善解决，儿童可以带着哀伤的情绪继续生活。否则，他们很容易陷入丧失事件发生之前的幻想中，无法接受现实，仿佛时间被定格在创伤经历中，最终致使儿童的情感发展出现异常，正常生活被打乱。尽管听起来很不可思议，但我曾见过一些父母离异的青少年画的全家福，画中亲生父母仍然幸福地生活在一起；而他们的继父母和继兄弟姐妹却被排除在画面之外，即使父母已经各自再婚长达十年之久也会如此。

遗憾的是，上文所提到的否认、无法接受丧失以及生活方式随之改变的例子并不是个例。儿童对父母离婚、去世或分居的创伤反应阻碍了哀伤情绪的治愈，这就是让父母理解创伤和哀伤的差异的原因。虽然儿童无法避免亲人死亡、分居、离婚的痛苦，但可以减轻痛苦程度。本章讨论的主题就是帮助儿童从哀伤中解脱出来，在离婚和死亡的汹涌波涛中继续航行。

离婚的两种观点：光明还是黑暗

我这么做是为了你和你的兄弟姐妹，

因为爱应该教会你们快乐，

而不是父母努力向你展示的假象。

我这样做是为了你，

也是为了我自己，

因为我仍然相信，

世界上只有一件事永远不能放弃，

永远不能妥协……

快乐是你在爱中真正需要的东西。

——肯尼·洛金斯（歌曲"*The Real Thing*"，

收录在专辑《信仰的飞跃》）

美国著名的西部乡村歌手塔米·维内特（Tammy Wynette）曾唱过一首关于离婚的歌，在歌里她把离婚称为"肮脏的词语"。流行歌手肯尼·洛金斯为女儿阿曼达写了一首伤感的歌，希望女儿能够原谅离婚的母亲。歌词中讲道，他担心女儿会因为爱而混淆母亲和他之间的紧张关系，并误以为婚姻不和谐是"婚姻的常态"。

当一个家庭处于破裂边缘时，孩子将不得不面对一段痛苦的旅程。关于离婚对子女成年之后的婚姻、事业和生活等方面的长期影响，已有研究的结果并不一致。

目前有两种主要观点：①"为了孩子"，父母应该选择继续生活在一起，因为离婚会给子女的成年婚姻关系留下永久性的伤害；②父母不应该为了孩子而继续在一起生活，因为就像肯尼·洛金斯唱的那样，不幸福的婚姻会给子女树立一种不良婚姻关系的典范，进而受到这种婚姻假象的伤害。更糟糕的是，在他们之后的婚姻生活中，可能会重复父母的婚姻模式，表现为无意识中在视觉、听觉和其他感觉上保持他们"熟悉"的婚姻模式。玛丽·杜恩瓦尔德（Mary Duenwald）在 2002 年 3 月 26 日发表的"离婚儿童的两幅画像：光明还是黑暗"一文中，研究了父母离异的儿童长大成人后的婚姻状况，结果发现两种观点各自提出的相关理论都得到了验证。

《离婚的意外遗产：一项为期 25 年的具有里程碑意义的研究》（*The Unexpected Legacy of Divorce: A 25-Year Landmark Study*），由茱莉亚·M. 刘易斯（Julia M. Lewis）博士和桑德拉·布莱克斯利（Sandra Blakeslee）博士合著，介绍了朱迪思·沃勒斯坦（Judith Wallerstein）博士的研究，结果发现：父母离异的儿童成年后缺乏建立亲密关系的准备。沃勒斯坦博士表示："这并不是说这些年轻人无法痊愈，而是他们成年后会背负着婚姻失败的负担，对亲密关系的建立充满恐惧和担忧。"[2]

因此，一些 20 多岁的年轻夫妇开始关注离婚对儿童造成的影响，试图保护他们未来的子女免受父母离婚带来的痛苦。为此，许多人在结婚时签订承诺协议，即除了结婚誓言之外，他们还要签署一份夫妻协议，然后再生儿育女。该协议"保证"夫妻双方要致力于解决彼此之间的问题，并为了孩子始终生活在一起（即使双方并不快乐），直到他们的孩子长大成人！

从更乐观的层面来看，梅维斯·赫瑟林顿博士在《无论好坏：重新审视离婚》（*For Better or Worse: Divorce Reconsidered*）一书中介绍了自己的研究：

尽管离婚总是给儿童带来创伤，导致沉重的哀伤和痛苦，但到第三年，有可能出现明显好转[3]。此外，尽管有 20% ～ 25% 的离异家庭儿童有心理问题和学习障碍，但来自完整家庭的儿童中也有 10% 表现出同样的问题。当然，如果存在家庭暴力或虐待儿童的情况，离婚反而是最佳选择。

更重要的是，赫瑟林顿博士发现，儿童表现优异的重要条件之一是有一位能力出众、关心儿女的家长一直陪伴他们。如果儿童被夹在父母中间左右为难，他们对成功的预期会很低。面对这种情况，女孩容易出现抑郁和焦虑症状，男孩则表现出反社会的攻击性行为。如果父母双方中存在一方贬低另一方的情况，这种冲突会在离婚后持续下去并给儿童带来极大的痛苦。

尽管这两种观点在某些方面存在争议，但有一点非常明确：对儿童来说，父母离异是痛苦的，是一种伤害！无论是父母一方的执意要求还是双方共同协商的结果，儿童的人际关系、生活起居、经济状况、家庭生活都将因此而改变。父母会因此而痛苦，但儿童遭受的痛苦要更加强烈。由于儿童对家长的依赖及生长发育的需要，他们往往是很脆弱的，因此，无论父母中的一方或双方多么焦头烂额、痛苦不堪，也需要优先照顾儿童的情感需要。对儿童来说，家庭破裂不是简单地意味着父母双方分开，从他们提出的一些问题中就可见一斑，比如"我们必须离婚吗"，就好像这个儿童在和父母离婚一样！不难看出，无论成年人因为婚姻破裂经历了怎样的痛苦，可以肯定的是，儿童会受到更大的伤害，既包括显而易见的痛苦，也包括无法预期的心灵创伤。

父母离异后的救助：保护儿童健康的指南

你不必非得在两种极端观点中做出选择，毕竟在"非黑即白"的观点之间，还存在着许多可以控制的过渡区域。尽管已有研究对接受过哀伤咨询后接纳新家庭成员的儿童进行了调查，但没有一项研究关注怎样帮助儿童克服惊吓性创伤引发的生理变化。换句话说，大多数心理研究者还没有接受解除创伤惊吓模式的训练。也许这是因为父母只为自己或者遭受痛苦的孩子选择了认知行为或情感的咨询。值得庆幸的是，有补偿性或替代性的解决方案：

首先，你可以通过周密的部署来帮助孩子减少惊吓的冲击。然后根据你对哀伤和创伤区别的了解来帮助他们修复创伤反应。

尽管上述研究中提到的心理研究并没有关注身体感觉，但在文学领域，有作家剖析了离婚者痛苦的内心世界。自由作家维基·兰斯基（Vicki Lansky）在《离婚中学到的 10 件事》一文中，这样描述了自己的离婚经历：

> 离婚其实是一种身体体验，很奇怪吧？我的身体似乎陷入了一个生死攸关的旋涡。我讨厌这种类似于因加速、坐过山车或者乘坐颠簸的飞机而导致胃不舒服的感觉。我仍然记得离婚后我坐在椅子上时，那些瞬时涌上心头的复杂感受。我非常讨厌这些感觉！还好，这些感觉通常在 3 ～ 9 个月后就会慢慢消失⊖。[4]

如果以上内容只是一个成人分享的个人感受，那么你能想象那些无法掌控父母行为的儿童会经历什么样的身体体验吗？会有什么样的结果呢？尽管离婚会让家庭陷入困境，但我们相信，如果父母在离婚时不忘关注儿童的感受，理解并尊重孩子的需要，积极主动地帮助儿童缓解因惊吓和哀伤引起的生理和情绪反应，为他们提供持续的安全保障，就能大大降低离婚给儿童带来的负面影响，终有一天会抚平孩子的伤痛。

缓解冲击：你需要对儿童说些什么？

当婚姻无法挽回时，不管是在儿童面前吵架，还是小心谨慎地隐藏问题，都会给儿童造成重大伤害。尽管你无法避免带去伤害，但可以在整个过程中给予相应的指导或者与他们进行谨慎且真诚的沟通，帮助孩子做好心理准备，避免离婚给他们带来难以承受的冲击。但还是需要注意，在某些特定时刻他们最容易受到伤害：

父母离婚最容易给儿童带来伤害的 8 个瞬间

1. 第一次得知父母要离婚时

⊖ 根据临床经验，这些身体症状因人而异，可能被个体接纳，也可能会持续更长时间。对于那些无法控制不断变化的环境、在父母离婚问题上无能为力的孩子来说，身体症状会尤为明显。

2. 得知父母中一方要搬出去（或已经搬走）时

3. 确定抚养权归属时

4. 婚姻协议 / 财务协议最终达成时

5. 儿童开始单独跟随父母之中的一方生活时

6. 父母一方或双方开始有新的恋情时

7. 父母中的一方决定搬走时

8. 父母决定再婚，再次组建家庭时

心碎的雅各布

雅各布父母的婚姻出现问题已经有一段时间了。他们都忙于自己的工作或学业，团聚的时间很少。他们都很爱雅各布，只要聚在一起，关注点也都在儿子身上，二人单独相处的时光很少，更不用说在一起进行深入交流了。尽管彼此的事业都很成功，生活水平、人际关系和经济收入都很好，但婚姻却在悄无声息中走向灭亡。结婚 15 年后，一直是亲朋好友羡慕对象的他们突然选择离婚。

原来雅各布的父亲有了外遇，母亲很快就发现了，之后不断地质问父亲，整个家庭充满了愤怒和悲伤。母亲为了"保护"他，并没有对他说父亲的坏话，所以雅各布并不知道发生了什么。母亲因为无法控制自己的情绪，接受过心理咨询，但没有明显改变。

一个月后父亲结束了婚外情，表示想要挽救这段婚姻。父亲承诺会留出两个人单独相处的时间，并且每月和家人一起做一件有意义的事情。雅各布当时 13 岁，经常参加童子军活动，并和朋友们一起过夜，所以父母有过二人世界的机会。这份协议看起来可以挽救他们的婚姻，于是，母亲选择原谅父亲，并一同度过了一个周末。但一周后，雅各布的父亲便表示他没有兴趣和妻子单独相处，要取消下一次的约会计划。

雅各布的母亲意识到如果再不接受婚姻咨询，这段婚姻就会走到尽头。她爱她的丈夫，所以当丈夫同意接受婚姻咨询时，她又充满了希望。咨询师询问雅各布的父亲是否爱妻子，是否忠于婚姻。他回答说："我不知道。"然后，咨询师看着雅各布的母亲问："你愿意给他多少时间来做决定呢？"母亲内心刚刚燃起的希望开始破灭，她开始回忆起丈夫从来没有对自己说过"我爱你"，他说那都是"从好莱坞电影里学来的垃圾"。在 15 年的婚姻里，每当妻子问丈夫是否爱自己时，他总是回答"不知道"，雅各布的母亲决定放弃。沉思片刻后，她看了下咨询的剩余时间，然后说："我给他 50 分钟的思考时间。"这让包括她自己在内的所有人都很惊讶。

直到咨询结束，雅各布的父亲仍然没有做出选择，母亲知道她不得不忍痛放手了。她知道让儿子保持原有生活习惯的重要性，为了尽量不给儿子带来干扰，在丈夫放弃抚养权的情况下，建议丈夫收拾行李离开，这样雅各布就可以继续住在以前的房子里，留在以前的学校里，依旧和朋友们在一起。父亲也同意母亲的安排，他们误以为这样就足以保护儿子免受父母离婚的影响。

就这样，他们没有讨论可能出现的问题，也没有考虑如何告诉雅各布，在沉默中开车回家。当雅各布准备睡觉时，他们互相看了看对方，决定"长痛不如短痛"，于是走进雅各布的房间，直截了当地告诉他，父母要离婚了，父亲会在两周内搬出去。

不出意外，雅各布呆住了。他被这突如其来的消息惊吓了，没有流下一滴眼泪，只是躺在床上发呆。父母也很惊讶他的反应，把他紧紧抱在怀里，心痛地流泪。小雅各布静静地躺在床上，眼睛睁得大大的，皮肤苍白，就像被鬼吓到了一样。母亲想要安慰他，让他知道无论他这时候有什么感受都是正常的。但雅各布觉察不到自己的情绪，只是觉得麻木，就好像生理上的惊吓让他瘫痪了一样。但他的父母并不了解，也没有意识到这种生理反应的发生，因此他们无法帮助雅各布，也无法帮助自己。

5 ～ 10 分钟后，雅各布说他感到胸口一阵剧痛，让父母赶快叫救护车，因为他可能"心脏病发作"，而且坚称这和父母离婚的消息无关。他反复说："你不明白……我身体不舒服……这是另一回事。"

很不幸，父母并没有意识到雅各布当时正处于惊吓状态，也不知道惊吓是什么和怎样处理。如果当时他能够扑在父母的怀里哭泣，让哀伤得以释放，他的痛苦可能不会持续数十年，以致阻碍他青春期的社交和情感发展。

讨论：为雅各布创设更快乐的情境

雅各布一开始的惊吓和否认掩盖了内心的哀伤。他感到被父母误解了，事实也确实是这样！他曾经接受过两次心理咨询，但仍然感到被误解，于是两次咨询都没进行到底。其实雅各布需要的是在他的情绪反应被解决之前有人能理解他的这些身体反应，而不是在很久之后才被理解。如果当时他被父母抱在怀中，被温柔地引导释放导致胸口疼痛的能量，这样他的身体感觉就有可能从惊吓的状态中逐渐恢复过来，释放憋在心中的哀伤情绪。

请回忆哀伤与创伤的比较，你会注意到雅各布的症状可以根据清单上的前五个条目被直接认定为创伤：①他最初的反应是恐惧，而不是伤心；②他的哀伤被创伤性反应所覆盖；③父母和心理咨询师都没有理解这种创伤反应；④雅各布不想谈论离婚这个问题，这不是他能用语言表达或讨论的一个话题；⑤他即刻产生恐惧反应，伴随着无力感和低安全感。清单上其他创伤症状会在接下来的几年中一个接一个地出现，直到25岁左右他才开始真正表达出内心的哀伤。

如果你也即将离婚或分居，你可以帮助你的孩子避免上述情况。虽然无法避免哀伤；但创伤来临之前，有两件事情可以减轻父母离婚对孩子的冲击，预防创伤！下文将介绍如何引导儿童顺利度过创伤过程。

第一，请记住，当家庭破裂后，父母"第一次宣告离婚的时候"是对儿童冲击最大、最容易带来创伤的时刻。雅各布被突然而来的离婚消息和即将与父亲分离的消息所惊吓，他的父母不应该在这时急匆匆地向孩子宣布离婚的消息，而应首先处理好他们自己的惊吓和情绪，让雅各布有充分的准备时间。他们应该先用一两天的时间稳定自己的情绪，然后设计合理的亲子交谈方式，引导雅各布循序渐进，逐渐接受父母离婚的现实。如父亲先另找房子住，前一两个月继续住在家里帮助雅各布慢慢适应家庭的新变化。为了保持雅各布与父亲之间的亲密关系，还需要围绕父亲以后的探望次数和探望时间等细节进行协商。雅各布可以参与这些内容的讨论，并做出自己的选择，这样他就知道自己在父母心中一直都很重要，不会感到无能为力，或者被环境所限制。

在这个非常关键的时刻，父母可以通过仔细留意儿童得知离婚消息后的具体反应，来帮助儿童缓解这种情绪冲击。除此之外，儿童还需要了解离婚会给他们的生活细节带来哪些影响。就像他们担心的："以后谁带我去看球或参加童子军活动？""我还能见到我的朋友吗？""上学会迟到吗？谁来接送我？""家里的点点（宠物狗）和谁一起住呢？"

父母带儿童做一些简单的事情，就能够帮助儿童获得安全感，让他知道父母双方始终关心爱护他。比如制作一个彩色编码的日历来记录这一天是父亲还是母亲陪伴他，谁会和他一起参加各种活动。

第二，对于离婚这一消息，无论怎样含蓄地告诉儿童，都会引发他们的惊吓反应。不过，现在你应该知道怎么做了。运用前面学到的追踪感觉、意象和体验的知识和方法，你可以逐渐地引导儿童修复冻结或不良状态。你也可以使用第 6 章关于意外和摔倒的急救手册作为补充，因为它们的操作原理基本相似。无论诱发原因是什么，惊吓影响身体的方式都是一样的。

你之前已经学习了如何通过快速观察判断儿童惊吓时的身体表现，当然，哀伤中的儿童还会有不同的行为表现。例如，雅各布苍白的肤色、睁大的眼睛、虚弱的呼吸和剧烈紧缩的胸部肌肉（这样可以使他的心脏免受过度哀伤的影响），明显都是创伤应有的症状。这时，如果你将手轻轻放在雅各布的胸口上，也就是他说疼痛的地方，让儿童感受到你的温暖和抚慰，可以大大缓解他的惊吓情绪。家长全身心地陪伴儿童，并且通过这种接触抚慰的方式来帮助儿童，可以大大减少儿童的痛苦。

多年之后，雅各布才真正走出这种悲痛：从开始否认父母离婚的事实，转为感到强烈的愤怒和哀伤，最后接受了父母离婚的现实，同时也能正视离婚给生活带来的影响。从雅各布的事例中可以看出，虽然无法避免离婚带来的情绪冲击，但可以通过合理的方式避免创伤性惊吓带来的并发症。前文提到的敏感性可以应用于父母离婚时"最容易给儿童带来伤害的 8 个瞬间"列表上的每个项目。

离婚与儿童的生长发育

当父母离婚或分居时，一定要根据儿童的身心发展需要，而不是根据父母的意愿来决定儿童的抚养权。儿童需要与父母双方都保持亲密联系，婴幼儿更要和父母保持亲密联系 [5]。婴幼儿的重要任务是认识世界的美好，感受外部世界的接纳，在这个阶段，安全感对他们具有重要意义，只有获得足够的安全感，他们才能形成健康的依恋关系。

父母离婚后，最好的安排是遵循原来的生活习惯，密切关注婴幼儿的情绪变化，让婴幼儿定期拜访之前的亲戚朋友。当他每天被父母抱在怀里、轻轻摇晃、喂饭、微笑或以其他方式养育时，他便会感受到父母双方的爱。母亲通过语言向孩子解释父亲下周就会回来只能起到微弱的效果，婴幼儿真正需要的是父亲在身边的陪伴，只有这样他才能感到父亲还和自己在一起。

随着儿童渐渐长大，不得不离开父母时，父母双方共同塑造了儿童独特的个性。当他与父母中的一方失去联系时，就好像自我的某个成分变质、坏死。注意，父母不要贬损对方，因为这也会降低儿童的自我评价。不管你是否承认，父母双方都一直存在于儿童的心中，事实就是如此。

婴幼儿还没有形成客体永久性（object permanence）的概念（即不懂得暂时看不见的东西仍然存在），有证据表明，他需要父母每天来陪伴他们，以此形成安全的纽带。而青少年刚脱离家庭进入社会，变得越来越独立，在父母不经常探望的情况下也能发展良好，但是他仍然需要父母的陪伴。就像初学走路的孩子，在需要的时候，父母在一旁及时伸出援助之手。对青少年的研究发现，如果家庭不稳定，父母离婚可能会让他迷失方向，产生与同辈群体不同的价值体系。特别是青少年身体发育趋向成熟，继父或继母的照料可能会让他感到特别尴尬，难以与继父或继母建立亲密关系。此外，继父和继女之间发生性骚扰的概率也较高，继父需要不断与自己对继女的性冲动作斗争（当然，即使是亲生父亲也是如此）。研究数据显示，10 ～ 15 岁的儿童最不愿意接受继父或继母[6]。

儿童需要知道，即使他的家庭重组并稳定下来，他仍然是孩子的角色。通常情况下，尤其是在单亲家庭中，儿童很容易被迫早早懂事。一旦他承担起成人的责任和情感，就会损害子女角色，妨碍自我意识的发展。

幸运的是，儿童这种自我意识的扭曲可以在日常生活中进行预防。父母一定要避免在儿童面前争吵（尤其是关于儿童的经济或抚养权问题），也不要因为自己的痛苦和无力感而忽视孩子在童年期的需求。如果离婚让你感到非常痛苦，你能帮助儿童最好的方法就是为自己寻求心理咨询师的帮助。如果你当地的社区或学校有"离婚互助小组"，可以带领孩子一起加入，这对你们有非常大的帮助。

几乎所有儿童在父母离婚后都会有两种幻想：一是父母终有一天会破镜重圆，二是儿童自己也要为离婚负部分责任。这种"一厢情愿的想法"在4～11岁的儿童中尤为常见。因为他们一旦认为自己和父母的离婚有关，就会认为自己可以解决这个问题，所以必须消除儿童一厢情愿的想法。如果父母中的一方一直抱有不切实际的幻想，认为有朝一日能与对方复婚，那么对儿童来说，更加难以接受父母离婚的事实，无法继续自己的生活。

另外，儿童常见的不合理信念是害怕父母一方离开后，另一方也可能离开，这个信念给他带来了强烈的恐惧感。学龄儿童尤其明显，他确信自己的行为与父母的离开有关。这个年龄段的儿童想象力丰富，因此更容易受到各种恐惧情绪的影响。最好的解决方法就是让儿童经常与离开的那一方家长见面，不管你多讨厌对方，都要为孩子创造亲子见面机会。儿童还会担心"谁来照顾我"或者"我属于哪个家"，父母一定要避免让儿童长期跟随某一方家长居住，偶尔才像客人一样到另一方家长那儿"做客"。如果有条件，父母双方都在各自的家中给儿童准备一个房间，里面放满儿童的玩具、衣服、书、CD、玩偶或其他喜爱的物品，这样让儿童感觉自己在父母心中依然占据重要地位。对他来说，感受到父母双方的家都是自己的家非常重要，而且非常正确。如果儿童与父母中的一方相处的时间比另一方少，也要再三向儿童解释父母不会和儿童分离，这只是成人之间的分开。

有时候离婚会出现和平分手的情况：两个成人达成和平协议，承认彼此不合适，好聚好散，但这种理想状态对儿童来说也不是件好事。得知父母不再相爱，他既痛苦又费解，这甚至可能导致他对自我存在的根本问题产生疑问。此外，向老师、邻居和玩伴解释为什么父母住在不同的地方以及各自有新的家庭，会让他感到尴尬和困惑。

详细讲述离婚过程中不同年龄、不同阶段儿童的不同需求已经超出了本书的主题，所以不再赘述。如果你打算或已经与伴侣离婚，以上内容概括了你需要关注的几个关键点。如何帮助成人做出有利于儿童的决定，还有很多优秀的书籍可以借鉴：《妈妈的家，爸爸的家》（*Mom's House，Dad's House*）、《离婚后如何共同抚养儿童》（*Co-Parenting Through Divorce*）、《离婚后做个好家长》（*Good Parenting Through Your Divorce*；基于"儿童转变的工作项目"）。除此之外，还有许多适合儿童看的图画书，如《恐龙离婚了》（*Dinosaurs Divorce*）、《男孩女孩的离婚书》（*The Boys and Girls Books About Divorce*）、《永远的父母》（*Parents Are Forever*）和《可可熊，这不是你的错》（*It's Not Your Fault，Koko Bear*）等。

结语

总之，上文介绍的内容能够帮助你辨别创伤反应和哀伤反应，帮助孩子在这两种痛苦经历中生存和成长。此外，不同成长阶段、不同性格，以及对父母依恋程度不同的儿童，其反应也有所差异。因此，所有离婚的父母都要关心孩子，即使有了新的伴侣，仍然要承担父母的责任，及时照料孩子，帮助他们平安度过易受伤害的各个阶段。这种关心和准备意识会提升儿童的适应能力。

我们已经学习了如何将离婚带来的创伤最小化，接下来一起探讨如何解决儿童的哀伤。你可以做很多事情来帮助儿童处理由于离婚、死亡或其他丧失而造成的哀伤情绪。当儿童在生活发生变动、遭遇坎坷时，有可能产生困惑和冲突。例如，他们会感到愤怒、痛苦和恐惧，伴随解脱感；也可能出现其他情绪，如空虚、愤怒、失望、孤独、哀伤和内疚。家长需要学习怎样支持陷入哀伤的儿童，这是帮助他们应对成长和生活中不可避免的挫折的重要方法之一。儿童之所以会成熟，不是因为在父母的保护下免受挫折和痛苦，而是因为父母睿智地通过示范、关怀、态度、同情和支持，帮助儿童以自己的节奏和独特的方式克服不良情绪，直面挫折。

帮助儿童处理哀伤

哀伤不是只有身边人去世时才会产生的情绪，是当我们珍惜的人或物永远离开时的一种失落和悲痛。哀伤康复研究所（位于美国加利福尼亚州谢尔曼奥克斯和加拿大安大略）的约翰·W. 詹姆斯（John W. James）和拉塞尔·弗里德曼（Russell Friedman）提出的哀伤定义包含了所有的丧失经历：哀伤是由于熟悉的行为模式发生改变或结束而引起的矛盾情绪[7]。

哀伤是生活的一部分，欢乐与哀伤总是相伴而生，两者缺一不可。对儿童来说，哀伤主要来自父母离婚，祖父母、父母或其他亲戚去世，由于搬家而离开原来的朋友，失去喜爱的物品，宠物死亡。

虽然哀伤的进程不是线性的，但是伊丽莎白·库伯勒 – 罗斯（Elizabeth Kübler-Ross）几十年前在其经典著作《论死亡和临终》（On Death and Dying）中所描述的哀伤阶段，到现在仍然是重要的参考指南[8]。儿童在各自的成长阶段中会频繁地经历、体验、重返这些阶段。就在你以为儿童不会再哀伤的时候，他们又出现哀伤感，特别是到了事件的周年纪念、相关节日和其他与哀伤相关的情况下更容易体验到哀伤。

哀伤的第一阶段是否认或怀疑。然而，正如上文关于离婚所介绍的那样，这一阶段经常发生更深层次的惊吓反应。此时，你需要帮助儿童识别和感受自身的身体感觉，直到他们体验到感觉的变化，从而带领儿童走出身体的惊吓状态。只有做到这点，儿童才不会陷入幻想之中，不再坚持认为死亡没有发生或父母一定会再婚。

第二阶段和第三阶段的主要任务是处理情绪。进入第二阶段，个体会感到难过和哀伤，而第三阶段则感到愤怒和怨恨。特别注意的是，这两个阶段往往会在一段时间内交替出现。它们还包括更细微的情绪，如易怒、沮丧、空虚、失望和担忧。没有什么比与你所爱的人分开更痛苦的事情了，所以在哀伤反应中出现伤心难过是很正常的反应。如果儿童能够表达情绪，这其实是一个好迹象，表明他正在摆脱惊吓、无助和幻想。这时，你要做的便是充当容纳儿童伤痛和愤怒的"情绪垃圾桶"。

协商是哀伤的第四个阶段。在这个阶段，重点是帮助儿童保持强烈的自我意识，树立可以处理当下痛苦的自信，而不是徒劳地试图改变环境回到过去。在这个阶段，我们经常听到自责的话语："如果我有……"或"如果我愿意 / 可以这样的话，也许'不幸'永远不会发生。"也可能听到幻想的话语："如果我更虔诚地祷告，可能父母就会回来。"这一阶段类似于第一阶段的否认，但这是一种带有更多思考、指责和内疚的否认。在这个阶段，你仍然要帮助儿童摆脱这些想法，避免他们陷入羞愧和内疚之中。同时，你可以鼓励儿童对自己在某人去世或离开之前做过或没做过的事表示真诚的忏悔，然后不再心有遗憾。在本章的后面，你还将学习其他方法来帮助他们体验"情感的完结"，作为告别某人、宠物、过去的家庭环境或某件喜爱物品的前奏。

哀伤的最后一个阶段是接纳所发生的事实，并展望未来生活，少部分人甚至重新充满活力，树立远大的目标。这与"就此罢休""该向前看了""埋葬感情"的态度完全不同。但这并不意味着儿童再也不会因为丧失而感到哀伤，而是意味着曾在惊吓和哀伤反应中调动起来的能量得到释放，从而有一种真正的完成感。在走向成熟的道路上，当儿童再次面对挫折时，这种能量的释放能够让他真正学会成长。

如何处理宠物死亡的创伤事件

对许多儿童来说，失去心爱的宠物是他们第一次经历深刻的哀伤，当然这也是一个学习无条件的爱的机会。如前所述，哀伤的发展并不是一个清晰明了的过程。虽然哀伤分为五个阶段，儿童还是会以自己的独特方式表达哀伤，其中一些行为甚至让成人感觉很不合逻辑。但是对大多数已经能够诉说和表达自己情绪的儿童来说，只需要你能理解他们，适时提供同情和支持，并根据他们的需要提供适度的时间和空间，就能帮助他们。

下面的案例中，主人公瑞秋是一个小女孩，她在失去宠物后体验到了哀伤，父母给她写了一封信，以表达他们对女儿沉痛的哀伤体验的尊重，并记录了女儿在父母的支持和关怀下如何处理哀伤和惊吓的每个阶段。

写给瑞秋的信

2003 年 11 月 15 日，你的猫咪小蔷薇被邻居家的狗咬死了。你在六岁半的幼小年龄处理这段经历的方式让我和罗伯（瑞秋的爸爸）非常惊讶，所以我把它记下来，等你长大些再读给你听。

当时，我们刚看完一场足球比赛回家。罗伯先下车进屋，等我停好车，罗伯过来小声对我说："小蔷薇出事了。"之后，我和你先一起去屋里玩耍，罗伯过来蹲在你旁边告诉了你这个坏消息："小蔷薇死了。"你在爸爸怀里哭了很久，瑞恩（瑞秋的哥哥）和我都陪在你身边。你突然不哭了，问罗伯小蔷薇在哪儿。罗伯说这就把它带过来。

我们坐在门廊旁边，你把小蔷薇抱在腿上，它的身体还有温度。你一边抚摸它，一边说了很多关于它的话：它是多么好的一只猫咪，它还那么小不应该就这么死掉，你很爱它，等等。你还询问它是怎么死的。它的舌头还伸在外面，眼睛也合不上，为什么会这样呢？小蔷薇是不是睡着了？它身上没有明显的伤痕，但鼻子附近有一点血痕，它遭遇了什么事故？我们尽可能地回答了你的问题，但最重要的是，我们都陪伴在旁边给予你支持，让你尽可能地表达内心的哀伤。罗伯擦去了小蔷薇嘴边的血迹，我们所有人都哭了。然后你突然说你不要再抱着它了，罗伯可以把它带到外面埋掉。

吃饭的时候你并不饿，但还是和我们坐在一起。吃饭时，你说你的头很热，想物理降温。我建议你泡个澡或者淋浴。你拒绝这两个建议并回答说："我想把厨房的水槽装满凉水，然后把头放进去。"你拉了一把椅子到水槽边，把水倒满，脱下衬衫，把头浸到水里。你抬起头，让我计时你在水下憋气的时间。我照着做了，你很开心，然后你想打电话给朋友。我帮你吹干头发后，你去打电话，还留下了两条语音信息："嗨，我是瑞秋。我打电话告诉你，我很伤心，因为我的猫今晚死了。"

接下来，你说你需要做些事情让自己开心点。你解释说："爸爸告诉我小蔷薇死了的时候，我还在玩。突然哀伤来袭，把开心的感觉都挤到脚上去了，我很痛苦，需要找些开心的事情做。"我说我也会帮你想点开心的事情去做。

过了一会儿，你提议大家一起泡热水澡。当我们坐进浴缸后，你说："妈妈，开心的感觉从我脚上出来了！"我问怎么回事，你说："瑞恩在挠我的脚！"我问你哀伤的感觉现在在哪里，你说："现在能感觉到的只有爱。"在浴缸里，你时而藏在水中，时而露出水面溅起水花，时而下沉，时而漂浮。

以前我们在临睡前经常一起唱摇篮曲、手拉手和依偎，现在看来这些做法只会徒增你的伤心。于是你说："妈妈，我不能再说了。我只想听舒缓轻松的 CD。"所以你戴上耳机，几分钟后就睡着了。

第二天早上，你告诉我说自己做了一个梦："我梦见有两只小蔷薇，一只好的，一只坏的。那只坏猫想要吃掉我们，但善良的小蔷薇说它会帮助我们。我握着它的一只爪子，你、爸爸、瑞恩手牵着手并握着它的另一只爪子，善良的小蔷薇用翅膀带着我们飞向天空。真的是小蔷薇哎，它回到了我们身边，还救了我们。"

那天你全程参加了小蔷薇的葬礼，你不仅为它挑选了坟墓的位置，还帮忙一起挖土。当罗伯把小蔷薇抱出来时，你非常惊讶地发现它又冷又硬。我们告诉你小蔷薇的灵魂和生命已不再停留在它的身体里。你拿出爷爷去世前送给你的几颗水晶，把它们放进小蔷薇的枕套里，说这样它就不会孤单，因为爷爷会带它的灵魂去天堂。小蔷薇的哥哥乌云紧接着去闻了闻蔷薇的身体，自从小蔷薇死后，乌云也对我们变得更有感情了。它似乎已经意识到小蔷薇的离开。

当墓穴挖好后，你帮助爸爸罗伯一起放下小蔷薇，并把第一捧土放在它身上。我们分享了一些关于小蔷薇的事情，大家都哭了。你跪在地上祈祷，就像照片里的小天使一样——双手交叉，低着头。你不知道该说些什么，于是你帮瑞恩铲土，把墓穴填满。之后你提议大家一起唱《牧场是我家》。下午，罗伯帮你做了一个十字架放在小蔷薇的坟墓上，上面写着："瑞秋的猫咪——小蔷薇，我爱你。"

在那之后，你还是会为小蔷薇伤心难过。你可能会因为看到一只猫或听到一些让你想起小蔷薇的东西而再次陷入哀伤。这也引发了你对"从未见过的祖辈们"的哀伤。当你提到关于死亡的信息时，例如耶稣被钉死在十字架上，儿童死于流感等，我们会静静聆听，如果你需要，我们依然会给你温暖和支持。

直面死亡是一个很漫长的过程，但到目前为止，你表现得很出色，给我们留下深刻印象的是，你知道该做什么来帮助自己，所以你做了一些疯狂的事情，如把头浸在水里，让别人挠你的脚。我们只是在你处理这些事情的过程中支持你，让你用想要的方式照顾自己。我们非常爱你，瑞秋。

一年之后

小蔷薇去世数月之后，我联系瑞秋的妈妈，她说瑞秋仍然想念她的猫咪，但似乎已经很好地摆脱了哀伤。随着小蔷薇逝世一周年的临近，我询问了瑞秋的近况。我对小蔷薇的周年纪念只字未提，但 7 岁的瑞秋告诉我，她仍然想念蔷薇，而且随着周年忌日的来临，更加地思念蔷薇了。就连瑞恩和乌云一起玩的时候，她也感到不舒服。在瑞秋的强烈要求下，她又领养了一只叫米丝蒂的猫咪，但米丝蒂和蔷薇一点都不像。

当然，用另一只猫咪代替失去的小蔷薇，并不能完成哀伤处理的过程。没有两只宠物或两个人是一样的。只有当儿童能够完成哀伤处理的全过程，才可以很容易地适应一个新的宠物、朋友、继父或继母等。这是因为过早地用新物品、动物或他人去"替换"那些与儿童产生深厚感情但失去的物品、动物或人，通常只是徒劳的尝试，根本无法减轻丧失所带来的伤害。在我看来，聪明的瑞秋已经做了很多事情来缓解她的哀伤。她甚至可以在哭泣和玩耍之间自由转换，从而"摇摆"在痛苦和快乐之中。然而，她仍然有痛苦情绪。于是我就陪她探索是什么导致了这样的后果，结果发现原来她的哀伤过程中缺少了很重要的一个阶段：没有表现出任何遗憾或懊悔。毕竟死亡会带来最深的遗憾，尤其是与遗憾相伴的死亡，而且遗憾和懊悔会消耗儿童大量的精力和体力。

破除误解

（瑞秋和小蔷薇的后续故事）

关于哀伤处理，家长普遍有两种误解，一是迅速寻找"替代物"可以有效缓解失去心爱之人/物的痛苦；二是时间本身能治愈所有的伤口，但事实却并非如此。当然，时间和距离可以在一定程度上"缓解"痛苦，但它们也可以更深地掩饰痛苦。掩饰痛苦并不是缓解哀伤的有效方法，原因有以下几点：①它可能会意外地给你带来困扰；②由于担心再次陷入痛苦，它会阻碍未来亲密关系的建立；③将自己的情感埋藏起来需要耗费大量的精力。换句话说，埋藏痛苦没有解决任何问题，只是在引导个体不惜一切代价避免痛苦。

正如所有的修行和宗教哲学所宣称的那样，痛苦是生命的一部分。当儿童学会忍受轻微的痛苦，并懂得这样做能够避免遭受痛苦的折磨，他们就学会了人生中最有意义的一课，可以在成年后拥有坚实的情感基础和强壮的身体素质。

时间并没有治愈瑞秋的哀伤。周年忌日使被压抑的情感能量迅速浮出水面，提供了另一个完成"未完成哀伤"的机会。我知道瑞秋没有处理好协商（第四阶段）阶段的任务，也没有对自己在小蔷薇死前所做的任何事情表示懊悔。我问她："你照顾好小蔷薇了吗？"她解释说她会抚摸它，和它玩耍，或是给它喂水。接下来我又问："有没有哪些事你希望能做得更好？"瑞秋毫不犹豫地回答说："有，我想让小蔷薇觉得这个家很温馨。"她接着解释说，她不确定小蔷薇是不是喜欢这个家，因为她总喜欢抱着小蔷薇，而它不喜欢被抱着。我和她妈妈静静地在一旁聆听，瑞秋终于说出了一直埋在心中的困惑，感觉如释重负。我有一种预感，在瑞秋为小蔷薇举行周年忌日仪式后，她便能够进入哀伤的最后阶段：接纳。

另外，与传统文化、原始文化不同，现代文化关于哀伤还有一个误解是个体应该把自己的情绪隐藏起来。换句话说，如果在葬礼结束后你的情绪仍没有平复，就需要独自消化哀伤的情绪。然而事实恰恰相反。因此，在帮助成人和儿童共同见证彼此的哀伤过程中，哀伤互助小组的作用才显得非常重要。互助小组可以帮助陷入哀伤的人从长期痛苦中走出来，不再干扰正常的人生发展。本章最后还将介绍"哀伤处理步骤"的其他知识。

当哀伤伴随惊吓时，儿童的情况就变得更加复杂了。对于瑞秋，有两个线索表明她经历过惊吓：①小蔷薇的突然死亡；②随后"将头浸入水中"的反常行为。出于这个原因，当我和瑞秋交谈时，我说自己很好奇她为什么想把头浸在水里，这样做有什么帮助。瑞秋毫不犹豫地回答："我的裤子上有血迹，是我抱小蔷薇时留下的。那些血让我心烦意乱，想呕吐。我的头很热，把头浸到水里可以让我感觉不那么难受，不那么紧张，也不会呕吐。"

创伤性惊吓常常引发恶心。任何人，尤其是年幼的儿童看到血迹会感觉非常可怕。很明显，血迹斑斑的裤子再次引发了瑞秋的惊吓反应。将头浸在水中能够"舒缓紧张"，缓解胃部的不适。可能你觉得这些没有意义，但从科学的角度来看，它很有意义。

迷走神经是人体中最长的神经，会一直延伸到肠胃，引发恶心感，也会降低血压（产生晕厥的感觉），虽然该解释不是非常专业，但也能对你有所帮助。瑞秋看到小蔷薇血迹的时候有强烈的呕吐反应，将头浸在冰水里有助于对抗这种反应。这时，可以用手帮她轻揉肚子，直到不适感开始消失。就像瑞秋本能地用凉水进行自我缓解，她的父母也无师自通具有很强的同理心，能够一直陪在她身边，支持她的一切决定。

帮助儿童处理哀伤的步骤

除了经历惊吓和哀伤的情绪，儿童在对自己所爱的对象说"再见"之前，还有一些任务需要完成。例如瑞秋为自己一直抱着小蔷薇而感到内疚，担心因为自己做了小蔷薇不喜欢的事情而导致它不喜欢这个家，其实她很希望向别人倾诉自己的心里话。因为向对方做过什么或没做过什么而后悔，也是向深爱的人、宠物或物品告别的任务之一。

治愈哀伤

这个五阶段的练习可以帮助儿童完成"再见"的前奏工作，是根据约翰·W. 詹姆斯和拉塞尔·弗里德曼在加州谢尔曼奥克斯建立的"哀伤康复项目"设计的，摘自他们的著作《当儿童哀伤时》(*When Children Grive*)。

第一阶段

（1）制作一个时间轴，从你第一次遇见某人或宠物直到其死亡。下面的例子是一个高中生做的。

继父的时间轴

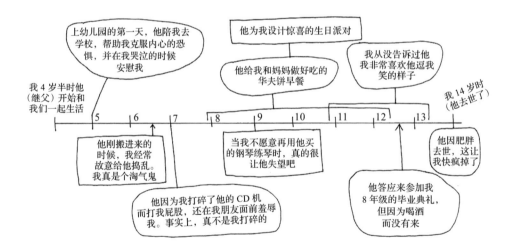

（2）按照时间顺序写下几段快乐的回忆，作为这段关系的亮点。

（3）在时间轴上方写出在其在世时你特别感激或特别想对其说的话。

（4）在时间轴下方写出你所爱的对象做过的让你讨厌的事情。

（5）在时间轴下方写出几件你曾让对方很生气、自己事后很后悔的事情。

第二阶段

根据记忆，在下面几个标题的后面写出相关内容：

- 关于所爱的人／物，我最怀念的事情：……
- 关于所爱的人／物，曾经伤害过我，但现在想原谅对方的事情：……
- 关于所爱的人／物，让我感到内疚，想要获得对方原谅的事情：……
- 关于所爱的人／物，我欣赏但从未说出口的事情：……

第三阶段

分享你的想法、记忆和感受

与那些关心你并能理解你的人分享列表中的内容，让他们倾听你在这个练习中出现的任何感觉。

第四阶段

告别

如果你已经准备好，就为丧失的人、宠物或物品写一封特别的信，用上文列出的回忆来表达任何你想表达的感情。信中既要包含积极内容，也要包含消极内容，保证二者的比例达到平衡。在信中，你可以表达以前没来得及表达的感谢或想再次表达的感谢；也可以承认自己的缺点，请求原谅自己的过错。要有感而发，真的想原谅对方做过的某些事情而写信，不要为了写信而强行逼迫自己去原谅对方。最重要的是，原谅自己，请求对方原谅你曾做过的那些令人羞愧的事情。写信也是表露真情实感的机会，这样你就能够坦诚且勇敢地跟对方说再见了。

这封信可能写起来会很困难。如果你自己做不到，可以让身边的人来帮忙。但要确保写出自己的想法和感受，绝不能写别人的想法和感受。如果你会写信，但担心写信时情绪太过强烈，可以让亲友在写信的时候陪着你。当你哭泣时，身边能够有人拥抱你，或者听你倾诉自己的回忆和感受。在信的最后一行，你跟你所爱的对象真诚地说一声"再见"。

第五阶段

与别人分享你的信

准备好后，你可以向信任的人大声朗读你给所爱的人、宠物或物品的告别信，说出你的内心的想法和感受。然后举行一个仪式，埋葬或烧掉你的信。你也可以用一些非常有创意的想法来完成哀伤的过程。

在儿童经历悲伤、恐惧、爆发或困惑时，给予情感支持

无论是亲人去世、父母离婚、分居还是失去某个物品，儿童都会经历各种情绪。婴幼儿可能无法说出自己的感觉，大龄儿童和青少年则可能因为多种原因而不想谈论自己的感受。以下建议可以引导你去帮助不同年龄的儿童。请参见第 4 章，以了解如何帮助儿童克服消极情绪。

对于掌握的感觉词汇较少，但年龄较大可以用蜡笔或马克笔涂鸦的儿童，可以让他用颜色去描绘自己的感觉。当然你也可以让他用形状来表达自己的感觉，或者指出他身体哪个部位感觉不舒服。对陷入哀伤的儿童来说，还有个特别有效的活动内容是做"姜饼人"。和儿童一起做一个"颜色托盘"，每种颜色代表不同的感觉。（年龄稍大的儿童在这方面几乎不需要指导。）儿童选择的典型颜色有：

- 蓝色＝哀伤的
- 红色＝愤怒的
- 黄色＝恐惧的
- 绿色＝高兴的
- 紫色＝镇静的
- 黑色＝抑郁的

在画完轮廓、记住各颜色代表的含义之后，儿童就用各种颜色填充轮廓，以显示他们身体不同部位的感觉。例如，他们在哀伤时会把整个人涂成蓝色；或者把心脏区域涂成蓝色，把脚和手涂成红色，把肚子涂成黄色。这样的涂

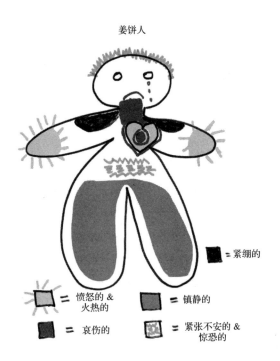

色练习有两大益处：①绘画的感觉——运动行为能激活右脑的直觉，有助于通过艺术表达释放情感；②作为成人，这个过程会给你提供重要信息，让你知道是什么困扰着儿童，哪些感觉需要倾诉，哪些感觉需要被共情理解。

　　有时儿童先画出的是消极情绪。当他们开始感觉良好时，就转而将积极的感受画出来，这说明他们先天性的心理韧性逐渐恢复。另外，儿童也可以通过黏土和颜料来表达自己的情感，黏土或橡皮泥特别适合用来发泄愤怒情绪，因为它们可以被随意地敲打、碾压，并按照孩子的意愿进行重塑。

感觉是哀伤的自然成分

　　有些时候，儿童（还有成人！）会因为自己的某些感觉而感到尴尬，这时他们有可能会隐藏这些感觉，因为他们不想给父母带来额外的痛苦。在离婚或兄弟姐妹、配偶、祖父母去世的情况下尤为明显。此时，父母满怀悲痛，可以和孩子一起哭泣，重要的是要告诉孩子，眼泪、恐惧、愤怒是哀伤过程中正常的环节，没必要尴尬。父母只有先通过哭泣释放大量的痛苦和压力，处理好自己的情绪，才能更好地帮助儿童摆脱痛苦。

然而，成人的痛苦、焦虑、抑郁、愤怒或歇斯底里的哭泣无法缓解儿童的负面情绪，你一定要注意不要让自己长期的负面情绪给孩子带来压力。如果你自己的哀伤没有得到处理，请及时向朋友或心理咨询师寻求帮助。另外，不要在儿童面前评价丧失的亲人，因为这样会干扰儿童对对方的爱。

因为儿童的感觉与成人存在很大区别，他们需要表达出真实的感受和想法，所以成人要经常从儿童的视角去询问儿童的感受和想法，而不是用成人的眼光去审视它们。有时候，儿童还没做好准备，不打算与成人谈论他们的情绪，那就过段时间再尝试。努力为儿童提供更多的表露机会，从而减轻他们的负担。

许多成人发现拥抱和安慰一个哀伤的儿童很容易，却无法拥抱和安慰一个愤怒到极点的儿童。个体因为丧失而感到愤怒也是正常反应，重要的是让儿童知道，这种生气的感觉是正常的。成人可以采取的帮助措施有为儿童提供谈论这些感觉的自由、任由他们狠狠地跺脚、将体内的感觉画出来或者出去走一走。有些儿童，尤其是青少年，可能想独处一段时间或通过与同龄人的交谈去缓解自己的情绪。让他们知道，只要他们愿意，你可以随时为他们提供帮助。

无论一个儿童是去看牙医，还是父母即将离婚，他都需要知道接下来的事情会对他造成怎样的影响。如果儿童不知道接下来会发生什么，内心就很害怕。你可以向儿童提供详细的指导来减少他的担忧，比如教他如何通过电话、邮件、上门拜访等方式与之前的亲戚保持联系。如果父母离婚，让儿童知道他将住在谁家、环境会如何改变以及哪些人不会有变动，诸如此类的措施对他非常有帮助。另外，告知儿童亲朋好友的电话号码和地址，为他提供邮票和文具，以此来鼓励他与亲朋好友联系也可以让儿童感到放松。即使你不愿意与某些曾经的亲戚联系，比如你现在非常讨厌前岳父，也要这么做。记住，这是你孩子的外公！鼓励孩子多给爷爷奶奶、外公外婆、叔伯阿姨、堂/表兄弟姐妹打电话也是重要的交流途径。与原家庭成员保持联系能让儿童有延续感，能帮助他更好地处理自己的情绪。

生活将变得更好

当儿童的生活发生剧变时，他们心中可能会充满疑问。"为什么爸爸不再和我们住在一起呢？""奶奶为什么要死呢？""妈妈为什么要离开？""她会回来吗？""为什么事情变得不一样了呢？"你可能无法回答这些问题，但你要让儿童知道你完全理解他们的哀伤、沮丧、委屈、愤怒，以及任何你能够从他们身上觉察到的感觉，并且告诉他们你会一直陪伴在侧，耐心倾听，适时地给予拥抱，给他们讲故事，或者与他们一同规划今后的新生活，尽最大努力为儿童营造舒适美好的生活。

当儿童面对艰难的人生转折时，要让他们知道，随着时间的推移，生活总会变得越来越好。成人在帮助儿童时要把握好平衡：既要支持儿童宣泄不良情绪，又要安慰儿童不会"永远生活在痛苦中"。一定要让儿童知道，最初的转变可能很困难，但随着时间的推移，积极转变会变得越来越容易。你要做的便是定期检查这种情绪，观察它是否随时间而变化。除此之外，你还可以定期举行家庭会议，分享出现的新感觉，以及每位家庭成员的适应情况，其间注意共情，去理解对方的感受和解决问题的方法，同时共同商议怎么组织家庭娱乐活动。对儿童来说，在哀伤和成长之间取得平衡是重要的任务，这意味着他们有足够的时间去享受生活的乐趣，并尽情地嬉戏。

当儿童由于失控而感到无能为力时，成人多去询问儿童的感受，可以赋予儿童转变的力量，让他们感到轻松。通常，你做出一些微小的调整就能撬动儿童的积极变化，因为儿童可以创造性地提出各种问题解决方法！

第 9 章

预防和治疗性骚扰导致的严重心理创伤

上帝啊，请快点赐予我忍耐力吧。

——玛丽莲·范德伯，

《美国小姐的内心独白》一书的作者[1]

终有一天，蜷缩在花蕾里的风险，会超过迎风绽放的风险。

——安娜伊丝·宁（Anaïs Nin）[2]

除非亲身体验过性创伤带来的严重伤害，否则你很难想象性创伤会给儿童带来多么持久、复杂、困惑和多变的影响。如果性骚扰实施者是孩子曾经信任甚至挚爱的人，那么造成的伤害尤为严重。当天真无邪被邪恶欲望无情击碎，孩子的自我价值、人格成长、社会化、学习成绩、个人成就，以及青少年和成年后亲密关系的建立都将受到影响。而且，这些儿童由于有意或无意地拒绝他人、意识和身体分离，容易出现身体僵硬、重度肥胖或体重过轻等身体症状。为了远离创伤经历带来的痛苦，他们往往活在自己的幻想世界中，出现注意力分散、走神、白日梦、解离等问题。

如果你因为怀疑自己的孩子受到了性骚扰而阅读本章，请先翻阅第 3 章中性创伤的症状清单这部分内容，它详细介绍了性创伤的具体症状，而本章则重点介绍如何及时发现、提早预防性创伤，以及采取什么措施让孩子相信你会充分保护他们从而敞开心扉讲述事情的来龙去脉。只有儿童发现自己有权掌控自己的身体，确信自己能得到信任（不会被责备）、自己的体验被成人理解（不会被忽视），才能获得安全感，相信自己不会再次受到伤害，明白这永远不是自己的过错，然后说出自己被侵犯的经历。

保护儿童免受性创伤的伤害

性创伤种类繁多，既有显性性侵犯，也有隐性性侵犯。隐性性侵犯是指成人没有道德底线，越过儿童脆弱的界限，给他们造成惊吓和困惑。如果父母也遭遇过性侵犯且未曾得到治愈，或者原生家庭中缺乏健康的成人性行为模式，他们很容易通过触摸、情感、界限和感官等方式向孩子传递恐惧和僵化的感觉，给孩子造成伤害。这些父母甚至有可能回避与孩子谈论性创伤，更无法为孩子提供保护，因为他们也无法分辨情境和他人是安全的还是危险的。

本章旨在帮助父母理解性创伤的本质，指导父母在家中营造健康的性氛围，在避免儿童受到惊吓的前提下，引导其树立健康的自我界限。如果父母善于把握各种时机与孩子讨论触摸和性的话题，那就能大幅降低儿童受到伤害的概率。此外，父母还应培养儿童的身体意识和对父母的信任感。

即使有父母的强力支持，儿童也不能百分百地规避性骚扰。据保守估计，全世界约有 25% 的儿童遭受过性侵犯，其中许多受害者年龄在 13 岁以下，其中女孩被侵犯的风险则更高。[3] 如果某儿童不幸遭遇性创伤，最好是寻求专门从事儿童性创伤的心理咨询师的帮助。

哪些儿童更易受到伤害

常见的误区之一是家长、社区和学校都经常教育儿童警惕"危险的陌生人"。然而事实上，实施儿童性侵犯的人群中陌生人的比例非常低。误区二是认为只有女孩才会受到侵犯，并且绝大部分侵犯发生在青春期或者青春期以后。尽管各方统计数据略有出入，但是均揭示遭受性侵犯的学龄前儿童和学龄儿童的数量惊人。其中 5 岁以下儿童被性侵的发生率约占性侵总数的 10%[4]，8～12 岁儿童的发生率高于青少年，13～18 岁青少年的发生率为 30%～46%。[5] 无论社会文化、社会经济地位、宗教信仰如何，儿童都有可能受到伤害。甚至一些"幸福家庭"也会发生此类事件。总之，所有儿童都有可能受到侵害，而且大多数侵害人是儿童认识的"好"人！你可能从未与孩子谈论过性骚扰话题，也可能难以接受这个话题，希望你能通过本章内容的学习树立信心，尽早带领孩子了解相关内容。

保密与羞耻的两难困境

儿童遭受性骚扰后往往闭口不言。85%～90% 的性骚扰行为都是由儿童认识并信任的人造成的。这种被信任之人背叛的感觉加重了性骚扰的创伤症状。[6] 即使侵害人没有威胁受害者保守秘密，儿童也往往会因为尴尬、羞耻、内疚将受害事件藏在心底。他们误将自己视为"坏孩子"，背负了本该属于侵害人的羞耻感。除此之外，儿童还会担心受到惩罚和报复；并因为"背叛"家人或亲友而感到痛苦，甚至还挂念侵害人的安危。如果侵害人是他们原本信赖的亲人，背叛感和痛苦会更加强烈。

即使侵害人不是家庭成员之一，也往往是某个熟人。如邻居、大龄儿童、保姆、继父继母、父母的朋友都有可能成为侵害人；某些具有一定声望、社会地位或担任导师的人，如宗教领袖、教师或体育教练也有可能成为侵害人。2004 年 2 月，英国广播公司（BBC）新闻报道说，过去的半个多世纪里，据统计美国儿童遭受神父性侵的案件达 11 000 起。如果成人未曾提醒，儿童怎能想到侵害人不仅会是熟人，而且还是他们尊敬的熟人？因此，他们不应受到责备。父母须教育儿童相信直觉并根据直觉行事，不能盲目屈从于利用自身权威满足私欲的大孩子或成人，这样才能为孩子铺平安全成长的道路。

什么是性侵犯

如果性侵犯不是通常我们所认为的一个"脏兮兮的老头"用糖果诱骗孩

子上车的故事，那会是什么画面呢？简单来说，任何人在任何时候利用儿童对自己的信任、利用自己的年龄或身份优势，导致儿童在性和羞耻感方面陷入软弱无力的境地或主观感觉自己无能为力的行为都是性侵犯。换而言之，当儿童被动地屈服于他人，无法反抗或告发时，不管他们是主动的还是被迫的，都构成了性侵犯或性侵害。如大龄儿童向低龄儿童传阅色情作品，医生检查儿童隐私部位时未考虑当事人的感受，被父母或其他成人强奸等，都属于性侵犯。虽然儿童被父母或继父母强奸的情况可能并不多见，但为儿童提供色情作品、胁迫儿童脱衣、观看或触摸儿童暴露在外的生殖器以及诊疗过程中忽视患儿的感受等情况却很常见。

照料者提升儿童自我保护能力的措施

1. **示范如何建立健康的自我界限**：任何人的抚摸、触碰或注视让儿童感觉不舒服，儿童有权拒绝他们。

2. **帮助儿童培养良好的感官意识**：教导儿童通过接纳感到恐惧或心跳加快时的突兀感来提醒自己外部环境存在危险因素，应抓紧离开现场或寻求帮助。

3. **告诉儿童什么是性侵犯，谁会对他们实施侵犯，如何避免受人诱骗**：教导儿童使用"感官探测器"提前发现危险。

4. **给儿童提供机会，训练儿童练习说"不"。**

5. **提升儿童的言行应对技巧**：让儿童知道成人能够保护他们，能够理解他们的感受，因此无论发生什么事情，都要告诉成人。

下面详细介绍每一步的具体操作：

1. 示范如何建立健康的自我界限

詹姆斯·马歇尔（James Marshall）创作了一本生动有趣的儿童绘本，书中讲述了两只河马的故事。一只叫乔治，另一只叫玛莎，他们是好朋友，经常一起玩耍，在对方家里吃饭。有一天，玛莎正在浴缸里泡澡，突然发现乔治站在窗外看她洗澡，玛莎非常愤怒，乔治却感到莫名其妙，认为自己的感情受到了伤害，玛莎再也不会喜欢他了。玛莎向乔治解释说自己依然非常喜欢他，但同时也委婉地说道："乔治，即使我们是再好的朋友，你也不能在我洗澡时窥探我的隐私！"乔治这才恍然大悟。

乔治和玛莎的小故事为我们示范了怎样划分人际交往界限，怎样清晰地向朋友表达自己的态度，怎样尊重彼此的界限。父母尤其要以身作则，展示良好的自我界限，尊重孩子的隐私权，特别是在孩子5～7岁以后更要注意这一点。从婴儿期开始，当孩子不受喜爱、无法保护自己时，父母应及时提供帮助。亚瑟的案例能够帮助你理解如何为孩子提供这种保护。

　　每次简阿姨想抱亚瑟时，小亚瑟都拼命地向后躲。亚瑟的妈妈不想让姐姐难堪，总是说："亚瑟，没关系的，这是简阿姨，她又不会伤害你，你怕什么？！"

请思考下，妈妈的话会传递给亚瑟什么信息？亚瑟会发现自己的感受并没有得到重视，成人的需要远远高于孩子的需要。儿童不仅能准确识别父母的声音和面部表情，还能通过口头抗议和身体姿势向成人表达他们的感受。正是成人对孩子情感的尊重和适度的触摸塑造了儿童的脑回路。不管是什么原因，只要亚瑟在不安全、不舒适的身体接触后行使"拒绝的权利"且得到尊重，就会发现自己有选择的权利，而且有成人（此时是母亲）尊重他的选择，保护他不会再次被别人随意触摸。如母亲可以委婉地劝说简："简，亚瑟还没做好迎接你温暖怀抱的准备，下次来时你再抱他吧。"这会给孩子刚萌发的自我意识留下积极印象。如果母亲继续在各种场合及时提供保护，亚瑟很容易在脑中发展出自我保护机制，保护自己在人生路上免受侵犯和攻击。虽然儿童意识不到这一点，但是早期经历中无意识形成的身体界限能帮助他们拥有更美好的未来。

个人界限被强行打破就会产生创伤。其中性创伤是一种特别严重的创伤，这是对个体最深层、最脆弱和最私密部位的侵犯。因此，只有尊重儿童的个人空间和隐私，赋予他们掌控自己身体的权利，才能更好地保护他们。不管年龄多大，面对怎样的环境，儿童都要牢记，自己不必为了取悦别人而屈从于不必要的身体接触。

儿童其他需要尊重和保护的自我界限

第一个经常被忽视的领域是如厕行为。儿童具有模仿父母的天性。父母可以利用儿童的这一天性训练他们的如厕行为，避免亲子间的权力争斗和不愉快事件。如果父母尊重孩子现阶段的发展水平，女孩会乐于模仿妈妈的行为进行如厕自我训练；男孩会乐于模仿爸爸的行为自行进出厕所。在这一重要的生长发育阶段，家长不要盲目听信"专家"一味提倡的发展阶段理论，而是要根据孩子自身的发展特点进行引导，这样才能避免不必要的创伤。逼迫一个没有便意的孩子去厕所，体现了对孩子控制身体功能的权利的漠视，容易使孩子在今后的生活中处于被支配的地位。家长不要强迫孩子，要在鼓励中帮助孩子养成自律的好习惯，保持对自己身体的好奇心；甚至可以预防孩子出现进食障碍、消化不良、便秘及其他相关问题，从而帮助孩子保持天性，快乐成长。

另一个在保护儿童自我界限方面常被忽视的领域是医疗措施。许多接受心理治疗的成年来访者说自己有模糊的性创伤印象，却又无法提取清晰的记忆。更确切地说，他们表现出抑郁、焦虑的症状，伴随着被性侵的意象和身体感觉。在处理这些身体感觉时，来访者会挖掘出幼时手术直接引发的窒息感，如扁桃体切除术、眼科手术或插管。有时，来访者没有任何肛交经历，却不断出现肛交感，这可能与他们幼时在医院不愉快的灌肠经历有关。

当儿童要接受盆腔检查，扎针，脱衣查验，器械插入口腔、肛门或阴道等医疗措施时，父母要耐心讲解，细心呵护，引导孩子做好心理准备。此外，在儿童接受这些医疗措施之前、其间和之后，父母在倾听孩子感受的基础上提供相应帮助，防止这些医疗措施侵犯儿童的自我界限，发展成创伤事件。

2. 帮助儿童培养良好的感官意识

如果你在家中一直带领孩子进行感官意识的练习，那么已经为第二步的顺利执行奠定了良好的开端。第二部分已经讲述了怎样定位、命名身体感觉，怎样将注意力集中在这些感觉上引发积极转变。成人为保护儿童免受性侵犯，可以采取以下措施：为儿童介绍不同类型的触摸；带领儿童体验触摸引发的各种感觉；当他人触摸让儿童感觉不适、危险、恐惧、痛苦，或者感觉"肮脏"、神秘、不自在时，大声向对方说"不"！

明尼苏达州明尼阿波利斯市的学校曾开展过一项名为"儿童性侵犯预防方案"的课题，该课题简单明了地介绍各种触摸，从"善意触摸"到"矛盾触摸"，最后过渡到"恶意触摸"，构成了一个连续体。善意触摸（good touch）能给个体带来强烈的获得感，在日常生活中，依偎、拥抱、抚摸动物、同伴玩耍、钻进柔软被子里、父母轻拍后背等触摸方式都属于善意触摸。而殴打、推搡、扯头发、打屁股、恶意挠痒、触摸生殖器或乳房等触摸让个体感觉不舒服，都属于恶意触摸（bad touch）。

以上两种触摸能让儿童明显地感到"善意"或"恶意"，二者之间还有一种触摸，称之为"矛盾触摸"（confusing touch），它会混淆儿童对善恶的分辨。这种触摸明明让儿童感觉不舒服，内心有些害怕，情绪变得紊乱，但是他们并不会反抗，因为这是他们敬爱的某位长者在触摸他们。获得特别关注和私下交流机会本是高兴的事情，但是长者的秘密触摸又让人恐惧。有时，触摸行为本身让儿童感觉既愉悦又厌恶，两种感觉交织在一起，让儿童无法分辨该行为是善还是恶。

家长应教导儿童相信自己的感觉和直觉，一旦感觉不妙，就意味着危险来临，这样能有效预防儿童遭受性侵犯。当儿童感到内心害怕、心跳加速、手心出汗时，再结合他们看到、听到的信息或被要求做的事情，可以判断出自身处于危险之中，应及时向可靠之人求助。儿童有时会感到全身麻木、绝望无助、四肢无力或心惊胆战；有时会产生一种模糊的糟糕感；有时会感到羞愧尴尬、莫名其妙的内疚；有时还会感到特别厌烦，恶心想吐，这些感觉都是性侵犯的早期预警信号。

为此，建议家长教导儿童掌握以下几点：①识别并信任自己的内部感受；②一旦感觉糟糕、不适或困惑，立即就近寻求值得信赖之人的帮助；③让孩子坚信，不管对方是谁，不管对方怎样威逼利诱，你都会相信并保护他。

3. 告诉儿童什么是性侵犯，谁会对他们实施侵犯，如何避免受人诱骗

家长除了教导儿童相信"感官探测器"发出的早期预警信号，还应提醒他们注意回避哪些陷阱。这样，如果儿童事先觉察到某些大龄儿童和成人不怀好意地接近自己，儿童就不会陷入自责，也不会上当受骗。

卡伦·亚当斯（Caren Adams）和詹妮弗·费伊（Jennifer Fay）合著的《不再有秘密》（*No More Secrets*）一书中讲到，如果他人的要求：

- 让儿童感到诧异
- 将儿童带到无人的环境
- 有悖于父母平时的教育
- 涉及隐私不宜公开
- 额外给对方提供奇怪的帮助

遇到这种情况，不管对方的权力多大，或多么值得信赖，儿童必须拒绝这些要求，及时向父母报告以得到支持。[7]

由于儿童年龄尚幼，家长在和儿童交流时要尽量使用直白的言语。因此，你需要将性骚扰定义为"有人用让你感到困惑、不恰当的方式触摸你、盯着你看，或者让你触摸他、盯着他看"，并清晰地解释具体的身体部位及可能出现的情况。比如，对青春期的女孩，你这样说："有些人会假装不小心蹭到了你的乳房。"对学龄儿童，你可以说："有些大龄儿童、老师或其他成人想在卫生间触摸你的阴茎（阴道、肛门）。"对学龄前儿童，则告诉他们："有些人会紧紧地抱住你，碰触你的身体，或者把手伸进你的裤子里。"总之，你要根据孩子的年龄、理解力和实际情况进行具体的解释说明。

儿童需要知道"有些人"可能是谁

我们一直提醒儿童不要随便乘坐陌生人的车辆，不要接受陌生人的糖果或礼物。除此之外，还要提醒儿童，有些邻居、亲戚、保姆、老师、教练、童子军领袖、哥哥姐姐或宗教领袖也有可能伤害他们。虽然他们都是亲近的人，但也有可能心存歹意，企图伤害他们；甚至有些儿童（尤其是性侵犯受害者）也有可能侵犯他们。

相关研究得出几组出人意料的数据。大部分儿童曾被哥哥或处于青春期的保姆骚扰过；"兄弟姐妹之间发生乱伦的概率是亲子间发生乱伦概率的5

倍"。[8] 儿童遭受哥哥姐姐侵犯时的平均年龄是 8.2 岁。侵犯多发生于 5 岁儿童身上！因为这个年龄段的孩子纯真善良，容易相信他人。《儿童青少年精神病学》杂志（1996）和《刑事司法来源统计》（2000）的文章都指出就年龄分布而言，性侵者主要以青少年为主，平均年龄为 14 岁。[9] "59% 的儿童性侵害者在青春期就产生了不正常的性兴趣"。[10] 进入青春期后，激素的分泌激增，青少年产生了强烈的性冲动和性渴望；但他们在这个时期青少年还不理解性侵犯会给低龄儿童造成什么样的长期伤害，因此需要家长的教育引导。

为了防止儿童成为性侵犯的受害人或侵害人，家长一定要简洁明了地告诉他们兄弟姐妹之间应保持怎样的触摸和行为方式，绝对不能发生性行为！家长还要做好保姆的工作。《美国医学协会》杂志的一篇文章报道："虽然侵害人以男性居多，但在女性侵害人中，有近 50% 的比例是青少年女性保姆。"[11] 因此，家长一方面要告诉青少年保姆哪些行为是合适的，哪些行为是不合适的。另一方面还要委婉地提醒保姆，你已经指导孩子如何保护自己，如果他们的触摸和照料让孩子感觉不舒服或有违你以前讲述的内容，孩子会第一时间告诉你。

虽然婴儿和学步儿无法用语言表达他们是否遭受过性侵犯，但是他们的身体会记住这些经历。他们无法保留相关的外显记忆，只能通过情绪和行为线索帮助自己或父母解读他们的焦虑、退缩或对私密部位的关注。这些"身体记忆"会在今后各个成长阶段出现，表现为莫名其妙的胃痛、性交疼痛及其他性功能障碍、骨盆区域的生理疾病以及性欲低下等问题。但语前儿童无法分辨这些线索。因此家长雇用保姆时一定要格外谨慎，尽量避免雇用性冲动比较强烈的年轻人。年轻人缺乏性知识，意识不到玩弄婴幼儿的生殖器会给婴幼儿带来糟糕的生理体验。事实上，"过早的性刺激会促进特定激素的分泌，导致性器官过早发育"。[12]

家长要告诫儿童，那些试图侵犯他们的人不仅会采取暴力手段，也有可能通过欺骗或许诺各种好处来达到目的。例如，一个保姆或大龄儿童知道某个孩子很喜欢猫咪，于是说："如果你能坐在我腿上看电视，我就让你抚摸我的猫咪或把它送给你。"教区牧师可能会说："我可以让你做祭坛男孩，但是你得先脱掉衣服，试穿这些礼服是否合身。"家长还要告诫儿童警惕别人让他们保密的行为。如果有人威胁他们保守秘密，很有可能是威胁者做了错事，他们必须第一时间告诉家长，以免受到伤害。

4. 给儿童提供机会，训练儿童练习说"不"

为了保证儿童能及时制止别人的恶意触摸和矛盾触摸，父母应陪同儿童在生活的各个方面练习、体验如何拒绝对方。就这样，拒绝体验会逐渐提升儿童的自信心，深深地烙印在脑海中。

如果父母尊重儿童的喜好，允许他们做出符合年龄的选择，那么儿童会逐渐懂得如何拒绝别人。儿童吃饭、穿衣、玩耍时都会进行选择。父母常常不尊重他们的选择，以"我是你的妈妈（或爸爸），我说了算"的口吻强迫他们穿不喜欢的衣服或吃不喜欢的食物。如果父母长期忽视儿童的感受、口味、意见和情感，强迫他们接受自己的选择，无形中会让儿童形成错误观念："父母"永远是正确的，自己不能质疑父母的权威。如果父母经常对孩子说："外面这么暖和，你怎么会感觉冷呢？""不要把那些花染成蓝色，它们应该是橙色的！"或"等你长大了才能自己做选择！"长此以往，儿童就不再相信自己的直觉。

在这种专制氛围中成长的儿童，当他们面对成人（特别是那个教育他们顺从成人、忽视自己情感的人）的压力，感到困惑或害怕时，很难拒绝成人。因此，这些儿童如果被诱骗受到性侵犯，他们很容易自责，长期感到羞愧、内疚和孤僻。

长大后知道自己的选择是有价值的儿童，一直受到成人的保护，免受他人侵扰，没有不愉快的经历。当他们预感到危险时，能勇于拒绝对方。

当婴儿被陌生人抱起因缺乏安全感而哭泣时，父母及时提供安慰就体现了对孩子的尊重。等孩子长大一些，被哥哥姐姐或同学挠痒、欺负、打骂时，父母及时制止，也体现了对孩子的尊重。如果儿童不想被别人拥抱，不管是什么原因，父母都不能强迫他们接受别人的拥抱。如果儿童保护自我界限的行为一直被大人忽视或嘲笑，他们怎能在今后的生活中坚守自我保护的界限呢？因此，家长必须尊重儿童身体语言传递的"拒绝"之意，并鼓励他们说

"不""停"或"不要"。例如，儿童如果不喜欢某个人的触摸，完全可以拒绝对方。

儿童能够凭本能直觉识别哪些人是安全的，哪些人是危险的。家长不能随意否定儿童的想法，要相信儿童的这种本能感觉，并呵护它的成长。性侵者主要为家庭成员或亲朋好友，他们的性侵犯是一个逐渐发展的过程，在真正的性侵犯行为发生之前，性侵者早已产生猥亵的想法。珍妮的案例说明倾听孩子的想法是多么重要。

珍妮和谢尔曼舅舅

珍妮 8 岁时就觉得谢尔曼舅舅有些奇怪，但是不明白为什么会有这种感觉。珍妮喜欢和表弟表妹一起玩，但更喜欢他们到自己家里来玩。12 岁时，她终于明白为什么自己会有这种感觉。有一天，珍妮在谢尔曼舅舅家住了一晚，但回家后很不高兴。她告诉妈妈，舅舅和他们一起玩"摔跤游戏"时，把她压在地上，故意摩擦她的身体，尤其是她刚开始发育的乳房。

妈妈没有重视这个"危险信号"去保护珍妮，而是维护谢尔曼舅舅的名誉！她告诉女儿："谢尔曼是个好舅舅，只是在游戏中不小心碰到了你的身体而已，永远不会有意去做那样的事情。"妈妈没有意识到应该利用这个机会来强化珍妮对危险的本能直觉，保护她免受未来可能发生的性侵犯。同时妈妈也没有开诚布公地跟谢尔曼说明该事件对珍妮的影响，没有提醒谢尔曼以后不要再对珍妮和其他孩子做类似的行为，更没有确保谢尔曼和珍妮不再有单独相处的机会。她甚至没有帮助女儿分析对危险的本能感觉，也没有告诉女儿再次发生类似的事情该如何应对。

珍妮只能独自面对自己的感受。谢尔曼舅舅的不雅行为发生后，珍妮刚刚萌芽的性意识让她感到不安，并对自己的身体感到羞耻。她还和那些内心困惑的儿童一样，认为之所以发生这种事情，完全是自己的问题。珍妮 16 岁时，有一天妈妈的汽车发生故障，于是让谢尔曼舅舅去接珍妮放学回家。然而，珍妮在路上惊讶地发现舅舅并没有驶向自己家，而是朝着山区驶去。舅舅说要带自己最喜爱的外甥女去吃汉堡。吃完饭后，舅舅继续向山区行驶，最后停在一片偏僻的树林旁。舅舅哄骗珍妮说自己多年来一直很"爱"她，对她朝思暮想。珍妮完全不知该如何应对，吓得坐在车里一动不动，任由舅舅解开衣扣实施了性侵犯。

珍妮早在 8 岁时就开始不信任谢尔曼舅舅了。珍妮之所以有这种感觉，可能是感受到了舅舅看向自己的"猥琐"目光，也可能是她感受到了舅舅指向自己的强烈性欲。如果妈妈能提前告诉珍妮即使是家庭成员也会实施性侵犯，能认真解读女儿的本能直觉，确认她的不安，并采取行动保护珍妮，则完全有可能避免几年后的性侵犯。然而，妈妈什么也没做。珍妮成年以后，每当丈夫想和她亲热，或抚摸她的乳房时，她都感到非常痛苦。

5. 提升儿童的言行应对技巧

家长都会对儿童开展安全教育，比如安全过马路、乘车系安全带、防溺水教育等。同样，家长也应该教儿童学会分辨"善意"触摸和"隐秘"触摸（矛盾触摸、恶意触摸）。父母常常误以为儿童接受安全性教育就能懂得二者的区别，也懂得如何应对，然而实际上儿童很有可能依然懵懂不知！所以，在安全教育结束后，家长还要检测儿童的理解程度。一种方法是让他们用自己的话重复刚才的内容。另一种方法是家长根据孩子的弱点和年龄设计各种场景，指导儿童进行角色扮演游戏，通过他们的行为反应进行检测。

《不再有秘密》一书介绍了四种亲子互动小游戏，既能获得快乐，又能提高儿童的自我保护能力。[13] 这些游戏介绍如下：

游　　戏

1. 情景模拟

这个游戏可以用来检查儿童对成人安全教育内容的理解程度，让儿童思考在不同情境下的应对策略。全家人都可以参与提问，进行开放式问答，寻找最优解决方案。以下是激发儿童思维灵感的问题范例：

- 如果你的自行车爆胎了，有人提议送你回家，你该怎么办？

- 如果一个坏孩子抢走了你的球，让你跟他去车库拿球，你该怎么办？
- 如果社区的新邻居要求你保守秘密，你该怎么办？

2. 讲故事

成人在故事中提供积极、具体的解决方法，指导儿童按照自己的感觉行事，并取得成功。请看范例：

从前有一个小男孩，他的哥哥经常给他买他喜欢的东西。但哥哥喜欢躲在角落里，趁男孩不注意突然跳出来吓唬他。小男孩不喜欢被哥哥吓唬，但又不知道该怎么办。一天，他问父亲是否有过害怕的经历。父亲说："有时候也害怕过。"小男孩接着问父亲怎样才能变得勇敢。父亲问他是不是被什么事情吓到了，于是小男孩说出了哥哥的行为。父亲告诉小男孩，他需要告诉哥哥不要再这样吓唬他了，如果哥哥仍不知悔改，父亲会出面帮助他的。

3. 对峙或空间入侵

这个游戏可以帮助儿童了解自己的人际空间距离和交往界限。具体操作如下：

两个儿童相隔一定距离，面对面地站着，适当地后退几步，然后逐渐走向对方，当其中一人因距离过近而感到不舒服时停止移动。然后让他们指出或说出他们身体中感觉不舒服的地方，并描述这种感觉是什么样的。接下来，成人可以鼓励儿童运用动作或话语，告诉对方停止移动，不要再靠近自己。引导儿童反复练习，直到他们的身体语言能明确表达内心的真实想法。

游戏刚开始时，儿童可能不知道什么时候该停下来，结果和对方撞在一起，但是他们依然能觉察到个人空间距离的临界点，知道多远的距离能够保护自己的个人空间。接下来让儿童以肩对肩、背对背的方式或者其他的角度再次进行游戏。等儿童掌握了同伴之间的安全距离临界点，再和成人搭档进行练习。成人可以扮演不同角色，开始先扮演陌生人，之后扮演认识的人，最后扮演熟人，如父母或邻居。

这个游戏可以帮助儿童快速辨别他人是否侵犯了自己的私人空间，增强他们的身体感觉及本能信号，当感觉不舒服时，能够立刻向成人求救。

4.学会拒绝

这个游戏能够提高儿童拒绝他人过度接近自己的概率。

（1）集体讨论各种规矩，鼓励儿童打破规矩束缚，去做他们本以为不能做的事情。这些规矩有：

- 善待他人。
- 不伤害别人的感情。
- 讲文明懂礼貌。如果有人问话，一定要回答。
- 照顾他人。
- 先人后己。
- 尊敬师长。
- 听保姆的话。

这些规矩有明确的称呼、被大家广泛认可，却会削弱儿童拒绝的力量。应该引导儿童灵活选择什么时候遵守这些规则，什么时候拒绝盲从。

（2）练习说"不"！两个儿童或一个儿童一个大人为一组，轮流向对方提出要求，请求得到帮助。刚开始时，一方先简单地回复"不"，另一方必须接受。当儿童能熟练地说"不"时，再增加难度。提问方开始问"你怎么不喜欢我了"，然后看对方会怎么回答。借此训练儿童勇于向成人说"不"！

在游戏过程中，你可能会惊讶地发现儿童（尤其是女孩）轻易就顺从了成人的请求，因为儿童认为如果他们拒绝成人，会显得他们不懂礼节、不敬尊长。这个游戏可以帮助成人分析儿童受到侵犯时会采取什么样的应对行为，进而引导儿童树立信心，勇于说"不"！

儿童面对年龄更大、身体更强壮、更有权威的人时，很容易出现习得性身体无助感。除了上述四个游戏，有组织的体育运动、武术、健身操、跑步、摔跤和警察抓小偷等活动都能够提升身体素质，降低体弱无力感。但前提是成人能为儿童提供充分的安全感，儿童坚信自己无法应对时，能及时得到成人的帮助。

鲜为人知的厌恶情绪

尽管第 3 章已经详细介绍了儿童遭受性侵犯后表现出（不是儿童告诉成人）的创伤症状，但是依然有必要介绍性创伤中常见的厌恶症状。2004 年出版的《厌恶：情绪的守卫者》(*Disgust：The Gatekeeper Emotion*) 一书中，作者苏珊·B. 米勒（Susan B. Miller）写道："个体既需要保护自己免受外界有害物质的侵害，同时又需要通过与外界'他人'的接触来发展自己。"[14] 厌恶情绪与身体的消化系统密切合作，在个体与恶心的气味、味道、经历及意象之间构建出自然界限。为性创伤及侵入性医疗创伤的儿童、成人进行心理治疗时，我们发现他们伴有恶心等症状，感觉"胃不舒服""想呕吐""口腔有异味"，并通过鼻子、嘴巴、舌头等身体部位表现出来，以引发特定的身体记忆。个体要接纳这些体征和症状，满怀好奇地探索它们，以满足身体完成防御性"厌恶反应"的需求，直到它们自行消退。

由于性骚扰是一种很不愉快的经历，临床证据表明，当"厌恶"情绪出现时，往往会诱发创伤场景的回忆。让我们看看艾米的母亲是如何开始怀疑她的女儿遭受性创伤的。

艾米的第一次约会

15 岁的艾米很高兴，因为她最喜欢的男孩艾里克竟然邀请她去看电影。艾里克非常可爱、体贴、聪明，经常逗得艾米哈哈大笑。艾米跟父母约定晚上十点半前回家。然而，艾米出去后过了一小会儿就回家了。

发生了什么问题？见面后，艾米一直很开心，直到艾里克突然拉住艾米的手。艾米的反应却出人意料：她突然感觉胃不舒服，对艾里克表达了歉意，然后跑到女厕呕吐起来。这令人费解的情景太尴尬了，让艾米大感羞愧。

第二周，同样的一幕又发生了，放学后艾里克送艾米回家，路上，艾里克询问能否拉艾米的手。然而，仅仅是牵手的想法就引起了艾米的厌恶感，艾米明明很喜欢艾里克的陪伴，绝没有讨厌他。母亲了解到艾米的厌恶情绪后，及时预约了一位心理咨询师，帮助她处理与异性正常的身体接触诱发的强烈厌恶感。

咨询过程中，艾米回忆在电影院与艾里克拉手时产生的厌恶感，然后密切关注这种厌恶感，脑海中开始浮现出一个 15 岁男孩的画面，那时她四五岁，住在男孩隔壁。当艾米一个人在后院愉快地玩耍时，这个男孩走过来，攥住她的手，然后摸向她的阴部。艾米弱小的身躯感到一阵阵恐惧。

艾米迅速将之后产生的恐惧感和被一个十几岁的男孩抓住双手的经历联系起来。她的身体记忆在过去将一个青春期男孩的"拉手"标记为"危险"，她和艾里克约会时出现的厌恶、恶心和呕吐其实是身体保护自己免受有害入侵的一种方式。幸运的是，在两次面对面咨询期间，艾米没有出现任何症状，能够享受自己与初恋牵手的快乐。

青春期前儿童性侵犯易被忽视的影响

尽管性创伤会对儿童发展中的核心自我造成严重破坏，但成人长期忽视儿童受创经历而造成的破坏性影响远大于性创伤本身。在这个乐于交友、不断体验新事物的年龄段，对自己羞耻的秘密被揭露的强烈恐惧将导致受创儿童背负着性侵犯的伤疤，回避和同龄人的交往。持续的社会化缺失和人际交往失败会给儿童造成各种困难，带来孤独感。如果没有及时得到干预，这些负面影响会伴随儿童进入成年。

研究发现，早期遭受性侵犯又缺乏社会支持的个体，成年后很容易出现各种自我伤害行为，包括自杀意向、自伤、饮食失调、药物滥用和性滥交等危险行为。[15] 研究进一步指出，遭受性侵犯的女孩的激素水平和没有遭受侵犯的女孩存在显著差异，和他人交往时，要么过于好斗，要么过于害羞，容易出现人际交往障碍。导致她们在成长过程中容易出现自我意识水平低、缺乏沟通技巧、自我界限模糊、快乐缺失等问题。而孤独感及睾酮过高会大大增加她们发生性挑逗行为、罹患性传播疾病和青春期怀孕的风险。

父母和教师要看到人际关系对学龄儿童的重要意义，采取措施帮助他们改善人际关系。在二、三、四年级，女孩往往在学校将各个同学划分为不同的"等级地位"，把行为"与众不同"或"怪异"的同龄人视为"低等人"，对他们进行嘲笑、戏弄、排斥、背后说坏话等侮辱行为，给受创同学带来极大的伤害。如果女孩有温暖的家庭，在遭受性侵犯后及时得到帮助，她们就能和其他女孩发展健康友谊，减少早早就"自愿"发生性行为的概率。

胡安妮塔的社会孤立

当我（作者）还在一所小学担任心理老师时，校长和老师介绍一个名叫胡安妮塔的女孩来咨询。四年级的胡安妮塔既可爱，又害羞，曾遭受过家庭成员的猥亵，但这并不是校长介绍她来咨询的主要原因。胡安妮塔非常喜欢和成人交往，却不擅长和同龄人交往，有时会在操场上扮演"母亲"角色，保护低年级同学。胡安妮塔很快发现，如果她在课间协助老师，或放学前后去老师的办公室"帮忙"，基本上可以避免与同龄人交往。即使不得不在教室外活动，她也会选择在操场上跟校长闲聊。开学后过了一个月，老师们开始感觉胡安妮塔的黏人不太正常。

胡安妮塔每周进行一次咨询，处理早期经历中的性骚扰问题。我发现她缺乏交往技能，于是推荐她加入一个新成立的同年级互助小组。一开始，她面对同龄女孩很胆怯，面对低龄女孩却很强势。虽然进度缓慢，但第一学期结束时，她终于尝试结交了一个新朋友。

当我调离工作到一所高中任职时，惊讶地发现该校中不少女生存在人际关系紧张、攻击性强、以是否有男朋友作为自我身份认同的依据等问题，自杀、自残、辍学、怀孕等行为的发生率也较高。随着我耐心地倾听和理解，她们开始信任我，吐露内心的秘密。这些女生的共同特点是都曾遭受过性侵犯。父母和教师如果发现某个小学生孤僻或攻击他人，一定要及时提供帮助，一方面帮助他们改善人际关系，另一方面了解是否曾遭受过性创伤并帮助他们处理创伤。如果发现孩子没有性创伤，但依然无法建立良好的人际关系，父母或心理咨询师应该以另一种方式探寻敏感问题："是否有人以一种让你感到不舒服的方式触摸过你？"一定要记住，预防胜于治疗。

为什么大多数儿童闭口不谈？如何让孩子感到安全，敞开心扉

在《美国小姐的内心独白》一书中，作者玛丽莲·范德伯提出了这样一个问题："儿童是否有足够的安全感说出自己被性侵的经历？"她自问自答道："只有你和我能让他们感到安全。"[16] 这句话是什么意思？她引用已有研究，指出首次遭受性侵的儿童平均年龄是 5 ～ 6 岁。当未年满 18 周岁的儿童将自己的遭遇告诉父母后，父母却常常对他们做出负面反应，有些父母甚至表现出多种负面反应：

- 对儿童生气（42%）
- 批评儿童（49%）
- 忽视儿童的自我表露（50%）
- 歇斯底里（30%）

虽然这看起来难以置信，但是儿童真的很少会向父母吐露实情！作为一名学校心理老师，我的实践经验可以证明这一点。在咨询中，许多儿童说我是第一个知道他们秘密的人！儿童担心受到大人的责备和惩罚，经常会有以下想法："如果妈妈知道了，她会杀了我的！""爸妈会说我是个骗子。""妈妈不会采取任何措施，因为她不想让爸爸难过。""爸爸会说全都是我的错。"

如果能在家里营造安全的氛围，那么就可以为儿童提供有效的支持和帮助。有研究证实了这一观点："如果儿童遭受性侵犯后，立即或在很短时间内就告诉家长，并得到家长的信任和支持，就表现出较少的长期创伤症状；相反，如果儿童由于害怕或羞愧没有第一时间告诉家长，或者告诉家长后却遭受到家长的过度反应、指责、怀疑或嘲笑，往往表现出严重的创伤症状。"[17] 范德伯还介绍了自己首次参加"关爱儿童"的公益宣传，她制作了数百张写着"相信儿童"的车尾贴，贴在汽车的保险杠上。

儿童遭受性侵犯后，怎样才能让他们及时告诉成人？或者说，怎样才能让儿童更愿意告诉成人？成人可从以下几个方面入手：①在学龄前就教导儿童辨别不恰当的触摸；②让儿童知道这绝不是他们的错；③通过讲解和角色

扮演，让儿童知道在什么时间、以什么方式告诉值得信赖的成人；④提前让儿童知道你会相信并保护他们；⑤让儿童知道你永远不会拒绝或惩罚他们。

约会强奸和其他问题行为

青少年如果有早期性创伤未得到解决，或者成长环境中在个人隐私、自我界限和性意识等方面没有良好的学习榜样，当他们开始约会时，很难确认自己的安全界限，更不用提进行相应的练习了。如果在成长过程中，个体的感觉、想法和权利一直被家人忽略或轻视，从没有表达"不"的机会，也得不到家人的尊重，那么当他们长大后开始和异性约会时，很容易在私人场所被强奸，甚至大白天在高中校园里都可能受到侵犯！

然而，高中和大学中约会强奸案频发！美国的一项重大研究报告指出，大学中有 1/4 的女生是强奸或强奸未遂案的受害者。[18] 父母需要在孩子青春期之前或青春期建立持续有效的亲子沟通机制，详细了解孩子面对不同情形时能否判断行为的适宜性。父母不要理所应当地认为性激素激增的青春期少年有清醒的判断力，或者认为随着生理的发育成熟，他们心理也自然发育成熟，不再需要父母的指导。相反，在这一重要的人生发展阶段，青少年需要更多的指导。

美国医学会对 1700 名 11 ～ 14 岁青少年的调查显示，51% 的男孩和 51% 的女孩认为"如果男孩在女孩身上花了很多钱，强迫性行为是可以接受的"；65% 的男孩和 47% 的女孩认为"如果男孩和女孩约会超过 6 个月，男孩强奸女孩是可以接受的"；87% 的男孩和 79% 的女孩认为"如果男人和女人结婚，婚内强奸是可以接受的"；有 1/3 的熟人性侵案受害者年龄在 11 ～ 17 岁！ [19] 此外，"约会药"的滥用越来越频繁，受害者服用药物后，即使"事后醒来什么都不记得"，也会让她们感到肮脏。

孩子进入青春期以后，亲子间往往围绕孩子知道什么、相信什么和信仰什么等主题进行深层次的交流和讨论，以帮助他们在人生道路上做出更明智的选择。除了以上主题，还可以尝试围绕避孕药的使用、对堕胎的态度以及性传播疾病的危害风险等主题进行讨论。家长了解孩子在性方面的想法和感受后，会惊讶地发现孩子有不少错误的性知识和性观念，并在同学间互相交流。家长应多和孩子谈心，多倾听孩子的心里话，以此提高孩子的自我保护能力。

与下一代共鸣：走出传统文化中的误区

美国的传统文化对性观念和性行为有非常多的误解，在一定程度上增加了性侵犯的发生率。传统文化经常忽视的一点是，性能量其实就是一种生命能量。对生活充满激情的人，往往拥有源源不断的创造力和感染力，积极乐观，能够充分带动周围的人，让他们也变得对生活充满激情，富有创造力。他们不拘一格，总是脱颖而出。为什么他们如此有激情？创造性的生命力到底是什么？它从何而来？在印度文化中，它被称为"二级脉轮能量"，源自人类的性器官。正是这种觉醒的能量激发了游吟诗人的歌唱，艺术大师的作曲、建筑、绘画、戏剧创作，这些文学艺术成就经受住了岁月的考验，给我们带来欢乐。这种能量就是创造和繁衍的能量。

然而，社会和宗教对这股强大的能量心怀恐惧，想方设法地压制它。在这样的传统文化下，活生生的个体不再接纳自己正常的感受和感觉，认为它们是异常的，将它们压抑在自己的内心深处，无法正常释放这些感觉。社会和宗教试图规定什么样的想法、感受和感觉是恰当的，什么样的想法、感受和感觉是不恰当的，反而更容易催生内疚和羞愧。毕竟这些想法和感觉源自我们的内心！我们应顺其自然，不以扭曲的方式去表达它们。如果不再坚持传统的道德判断，个体摒弃否认和压抑等防御机制，淡定地接纳和体验自身真实的生命能量，就能够形成健康的性观念和性行为。当之前难以启齿的话题得以公开讨论时，家庭就成为健康性行为的培训基地，减少乃至避免侵犯行为。

健康的性行为

家庭中健康的性生活是什么样子？让我们看看儿童发展的两个关键阶段：

幼儿期和青少年期。在 4～6 岁的某个时期，儿童会感到异性父母对自己有一种特殊的联系和吸引力。事实上，这种现象非常普遍，古希腊人早已在戏剧《俄狄浦斯王》和《厄勒克特拉》中描绘了这种困境没有得到妥善解决会造成什么样的不幸后果。当然，对重组家庭、多代家庭、同性父母的家庭而言，这些阶段可能会有不同的表现。

女儿，尤其是 5 岁左右的女儿，往往会爱上自己的父亲，就像小男孩爱上母亲一样。这是一个正常的、健康的发展阶段。这个年龄段的儿童热衷于和异性父母"嬉戏"，但这种"嬉戏"并不具有成人的性意识，只是一种旨在协调该阶段发展任务的必要练习。换句话说，嬉戏行为将奠定个体在青春期与异性交往的模式。而该行为只有在安全的家庭环境中才能表现出来，并有机会进行反复练习。正是在这个阶段，女孩会对父亲说："我爱你，爸爸，我长大后要嫁给你，和你生个小宝宝。"

在这个娇嫩脆弱的年龄，为了女儿的健康成长，父亲可以温柔地回答说："我也爱你，宝贝，但是爸爸已经和妈妈结婚了。长大后，你会嫁给你的'白马王子'，还会生几个小宝宝。我很高兴能有你这样的宝贝女儿，我永远都是你最亲爱的爸爸。"

相反，很多时候，父母却常常误解儿童这种天真无邪的"练习"行为，做出错误的回应。父母不仅没有帮助儿童妥善处理刚刚萌发的性别意识，反而以爱人之间的语气、行动或语言进行表达，不断强化二者之间的"特殊"关系。例如，父亲说："是的，我的小公主，我永远是你的王子，但是我们一定要保护好咱俩之间的小秘密。"这样的玩笑有可能让孩子做出更尴尬、更不合适的言行。这种类似"求爱"的行为常常让儿童不知所措，也让父母感到恐惧。这种恐惧会压制亲子间的善意触摸和情感表达，影响孩子的情感成熟度。

明确的代际界限对性意识的健康发展至关重要。对儿童来说，父母应该是成年人，绝不是同龄人。幼时遭受过性创伤的个体，成年后代际界限往往都较为模糊。如果你存在此类问题，请及时接受心理咨询，建立起牢固清晰的代际界限，并将健康的性意识传递给下一代。在父母温和的引导下，儿童应走出幻想，接受现实，承认在恋父恋母情结斗争中的失败。部分儿童可能并不想放弃这些浪漫的幻想，但是他们必须这么做！学龄前儿童需要接受这种失望，而不是长大后仍然满怀天真的浪漫主义理想，去追求那些无法得到或不合适的伴侣。

如果儿童不能在幼儿期解决该问题，当进入性心理发育的下一个重要阶段——青春期时，亲子关系很容易发生破裂。此时，父母面对的是一位窈窕淑女或翩翩君子，她／他非常像自己的伴侣年轻时的样子，也有可能更加漂亮、更加英俊！如果父母无法抗拒子女的性吸引力，产生强烈的情欲，很有可能导致所谓的乱伦恐慌。特别是在父女关系中，父亲被女儿吸引，似乎真有可能表达出浓浓的爱意，给双方带来危害。出于这种恐惧，父亲可能会有意或无意地突然停止肢体接触，变得疏远和冷漠。在这个典型的场景中，由于女孩刚刚萌芽的性意识非常脆弱，自我意识尚未成形，很容易体验到被拒绝感和被抛弃感。进入青春期的女孩在最需要父亲的时候却"失去"了父亲的爱，这是多么不幸啊。

还有一种可能是，在女儿的某个年龄段，父亲真的和女儿发生过逾越尺度的性关系，如父亲触摸女儿的隐私部位或亲吻女儿的嘴唇。而在重组家庭中，父女关系更加脆弱。这可能会吓到女儿和父亲（或继父）。而且，令人心痛的是，有时父女之间会发生直接性关系。那么，成人该怎样处理这些尴尬但又常见的性意识呢？如果我们既不想收回对子女的情感，也不想压抑这些"不可思议"的感受，那么我们该怎么办？虽然在家庭动力系统中，这股强烈的能量只是让个体内心有些紧张，但是如果一直压抑它，其能量不断累积，终有一天会像火山一样爆发出来。这股特殊的"能量积聚"会诱发成瘾和健康问题，出现饮食失调，或性冷淡、阳痿和滥交等异常性行为。

以上两种方法都不是有效的解决方法。让我们来看第三种方法：体感疗愈。个体不能否认和压抑自己的各种感觉，而是要接纳它们、理解它们，进而释放这些感觉中所蕴藏的能量。首先，当关于性的感觉出现时，注意观察，尝试以淡定的心态接纳它们，将它们看作人类正常的反应。接下来，你既可以通过自我表达的方式，也可以依赖伴侣的帮助来释放这些感觉蕴含的中性能量。总之，我们可以使用身体体验疗法在非常短的时间内解决此类问题。

打破性创伤的循环

下面的案例详细说明了处理性体验和性感觉的重要性。

新手奶爸

一位新手奶爸每次为自己的小宝宝换尿布时都感到焦虑不安。在咨询师的帮助下，他集中注意力关注身体的感觉，不去关注各种想法或评价，首先，他感到胃里有一些恐惧的东西；其次，他注意到生殖器既有性快感，也有羞耻感。当他怀着同理心继续关注这些不同部位的感受时，有关性的感觉变成了愤怒，几分钟后又转成了厌恶，因为他记起来自己很小的时候曾被敬爱的爷爷猥亵过。

这位新手奶爸觉察到这些感觉后，第一次对爷爷产生愤怒情绪。随着愤怒慢慢消失，象征解脱的泪水流了出来。他意识到自己不是一个坏爸爸，心中松了一口气。后来，当他在家看着妻子给儿子换尿布时，特意关注了自己的感受，结果内心既高兴又惊讶，因为他被激发的性欲望迅速地指向妻子。这一次，当他深情地望着儿子时，开始涌现出骄傲和爱的感觉。

总之，当父母不再害怕体验自己涌现出来的感觉，熟练地划定自我界限，并理解儿童需要什么才能发展健康的性行为时，就不会再有尴尬、紧张的家庭关系，取而代之的是温馨舒适的家庭氛围。无论孩子发展到哪一个阶段，父母都可以自由地以既不浪漫化也不带有性欲的方式向子女自由地表达温暖和关爱。

当青春期来临的时候，如果青少年生活在有健康性行为模式的家庭中，充分得到父母的关爱，就能更好适应萌芽中的爱情。此外，他们遭受性侵犯的概率较低，社交回避行为较少，也不会为了获得拒绝、压抑的父母无法给予的爱而出现反向行为——强迫性滥交。

另外，那些在非健康性行为模式的家庭中成长的青少年，常常无视自我界限或者随意侵犯他人界限，如对同龄人实施约会强奸或性骚扰行为，或者伤害邻居家的孩子、弟弟妹妹等低龄儿童。如果父母能够为孩子提供健康的性行为模式，支持孩子完成各个性发展阶段的主题任务，就可以打破性创伤代际传递的循环，将积极的生活能量传递给孩子。

还有一点，我们希望认可这样一个现实：许多成功的家庭可能是"同性"父母、单亲家庭、再婚家庭或混合家庭等"非传统型"家庭。我们相信读者会根据自己的情况进行灵活应对。

所有的家庭都需要触摸，如拥抱、抚摸、牵手、搂抱和按摩。然而，如果成人或大龄儿童想利用儿童（或任何人）来满足自己对舒适、养育、权力或性满足的需求，这是绝对不允许的，因为儿童（或任何人）无法界定他人行为的伤害性，不能保护自己，也不能自由地做出选择，或者没有意识到自己是自由的。

当然，本章也没有介绍得面面俱到，因此再给读者推荐几本经典著作，以期更好地帮助父母跟孩子谈论健康的性行为、正常的性发展和性侵犯。第一本是卡伦·亚当斯和詹妮弗·费伊的《不再有秘密》，该书已出版多年，至今仍有借鉴意义。第二本是玛丽莲·范德伯的《美国小姐的内心独白》，该书对性侵犯的长期影响以个案的形式进行了细致入微的讲解，意义深远，是预防儿童性侵犯的重要读物。此外，彼得·莱文于 2003 年在" Sound True "平台录制的光盘《性治疗：转化神圣伤口》作为一种音频学习材料，介绍了多种指导练习，可作为本章的有益补充。

第四部分

通过预防和社会变革展望美好未来

Trauma Through
a Child's Eyes

第四部分以对未来的美好展望来结束本书。如果对社会机构进行系统性的改革,可以更有效地预防和治愈创伤,提升人们的幸福感。本书的前三部分是写给儿童的所有照料者(专业人士或非专业人士)的,第四部分将介绍婴儿的特殊需要,并为在各个领域内热衷于推动社会改革的读者提供动力。例如,本书可以激励读者在社区中积极组织基层运动,呼吁大家重视分娩过程中母亲和婴儿的需要。还可以点醒教育和医疗等部门的领导者,帮助他们设计积极主动的服务方案。这些措施虽然无法避免一些毁灭性事件的发生,但也能够减轻甚至预防创伤症状。

尽管第四部分所有章内容适用于与儿童有关联的各个人群,但具体来说还是各有侧重。第 10 章主要面向即将为人父母和所有从事分娩和母婴工作的人,主要内容是为健康的怀孕、分娩和婴儿发育提供指导和练习。当你学习理解了婴儿茁壮成长的必须条件时,会以尊重的态度迎接宝宝的到来,尽快建立亲子情感纽带。

第 11 章面向教育工作者,如教师、辅导员、护士、学校心理老师、社会工作者，以及在学校工作的职业指导师、理疗师和语言治疗师等群体。这一章介绍了大量案例和游戏活动，通过对创伤的最新解读，以新视角来帮助陷入困境的学生。这些方法和游戏活动不仅适用于单个学生，也适用于互助团体或整个班级，能够改善学生的学习和行为。

　　第 12 章面向教育工作者、儿童心理健康组织和其他致力于提升社区群众应对灾难和大规模死亡事件能力的人群。在人为灾难（如战争和恐怖事件）和自然灾害（如火灾、飓风、地震、洪水和海啸）发生后，可以带领学生团体开展相关活动。

　　第 13 章是本书的结束篇，主要面向项目负责人、高层管理者和其他负责制定、修订医疗卫生服务系统相关政策和流程的改革者。理想情况下，通过本章的学习能够在现有机构中激发和传播新观念，引发创新性的变革，为病人，尤其是婴儿和儿童，提供更科学周到的护理。

第 10 章

呱呱坠地
分娩和婴儿

> 当我们思考人的本质时……精神体现在物质中……当我们尊重每一个新生儿和新妈妈的力量和知识……尊重他们的脆弱时……就能孕育更加美好的未来，创造更加幸福的世界。
>
> ——苏珊·阿姆斯（Suzanne Arms），
> 《完美欺骗》（*Immaculate Deception*）第一和第二册的作者，
> "孕育未来"组织的创始人[1]

> 婴儿是世界的未来。
>
> ——玛雅谚语

　　本章内容与"新生儿"有关，旨在开阔你的视野，让你重新认识人类生命旅程中胎儿期到婴儿期这一奇妙而敏感的开端。这一章试图改变个人、医疗卫生机构和社会关于分娩的传统观点，从各自的家庭需要出发来选择分娩临床方式，遵循分娩的自然规律，为新生儿、孕妇和丈夫提供温馨舒适的环境。除此之外，本章还介绍了：①探究宝宝奇妙内心世界的方法；②婴儿大脑发育的相关知识，以及照料者在这一关键时期应该扮演的角色；③如何为历经艰险降临这个世界的新生命提供有效支持。

如果你的宝宝已经长大，你也不必感到失望。即使这些大龄婴孩和学步儿没有体验到理想的分娩经历，你也可以做很多事，采取一些措施来弥补宝宝曾经的缺失。婴幼儿虽然非常弱小，但是只要获得适当的支持，他们就可以发展出良好的反应能力和适应能力。如果你本能地发现宝宝始终受到分娩经历的困扰，你更有必要阅读本章内容，通过学习本章介绍的技巧，建立亲子间更安全的联结，满足宝宝成长中的各种需要。

孕妇保持良好的心境

咖啡杯上曾印有这样一段话："父亲能为孩子做的最好事情就是爱他们的母亲。"这句格言非常有道理，尤其是在胎儿期。斯托特（Stott）和拉奇福德（Latchford）[2] 在 20 世纪 70 年代的研究表明，母亲妊娠期间遭遇婚姻冲突会对胎儿造成负面影响。研究还发现如果夫妻之间频繁发生冲突，关系长期处于紧张状态，婴儿容易出现健康不佳、神经功能障碍、发育迟缓以及行为障碍等问题。如果父母之间的冲突能快速化解，这种短期内的压力则不会对婴儿造成长期影响。另一位研究者莱斯特·桑塔格（Lester Sontag）是婴儿压力和儿童早期发展领域的先驱，他在对青年进行的一项纵向研究（1966 年）发现母亲过度焦虑容易诱发婴儿的躯体问题和人格异常，并在婴儿成年后依然存在长期影响[3]。

时代变迁

我们生活在一个两极分化的社会。西方文化曾经在相当长的时间内剥夺了女性劳动的权利。女性外出工作会受到歧视，也被排除在财务决策、法律判决和投票等重要的工作事务之外。如果她们怀孕了，会被要求停止工作，甚至被解雇。如果她们迫不得已外出工作，怀孕后也会尽可能隐瞒事实，因为一旦被发现怀孕就可能会被强制无薪休假，甚至被立即解雇。在这个阶段，孕妇无法通过工作实现人生价值，更不用提去从事会引起轻微压力的活动了。

随着 20 世纪 60 年代末 70 年代初女权主义时代的到来，女性开始摆脱这些歧视。长期追求的职场平等终于变成了现实。

尽管现在看来当初女性遭受的歧视待遇非常荒谬，但这和当时的社会背景是密不可分的，我们不能"泼洗澡水时连孩子也扔掉"。当前有关女性产前压力的研究越来越多，以大量科学证据揭示了母亲妊娠期保持幸福感和心理健康的重要性。

21 世纪的最新研究证实了前人研究中提到的"压力传递"现象。2004 年 12 月 7 日，《纽约时报》发表一篇题为"回溯到子宫来追踪压力和抑郁起源"的文章，作者劳里·塔坎（Laurie Tarkan）介绍了多篇关于孕期母亲压力和抑郁对胎儿发育造成负面影响的论文，部分研究甚至追踪探讨了母亲妊娠期的状态是否在胎儿出生后成长至 4 岁时还具有持续性影响。这些研究表明，母亲情绪状态对子女具有长期影响，不仅表现为胎儿的"压力适应问题"，还表现为学龄前儿童的行为问题。

有研究曾运用各种检测手段记录胎儿的动作和心跳，以科学客观的指标来揭示母亲不良情绪对胎儿的负面影响。研究发现当母亲处于压力之下、抑郁状态时，胎儿的反应明显不同于母亲情绪健康的胎儿。这些宝宝在日后的成长过程中，问题行为和学习问题的发生率较高，而且随着年龄的增长，更容易罹患抑郁症或焦虑症。

来自哥伦比亚大学内外科医学院的凯瑟琳·蒙克（Catherine Monk）博士研究了妊娠后期母亲在执行一系列诱发压力的电脑任务时胎儿心率的变化。结果发现在不同情绪状态下所有母亲的心率、呼吸和血压都开始增高，但值得注意的是，情绪健康的母亲的胎儿心率并没有发生变化，而抑郁或焦虑的母亲的胎儿心率随母亲增高 [4]。

该现象的作用机制是抑郁能够提高母亲皮质醇等应激激素的水平，进而引起胎儿的压力反应。在生命早期发育的关键期，持续接触这些激素可能会影响胎儿的适应性反应。研究还发现罹患抑郁的母亲体内影响情绪的重要神经递质 5- 羟色胺和多巴胺水平也较低。迈阿密大学医学院触摸研究所所长蒂凡尼·菲尔德（Tiffany Field）博士指出，上述情况下出生的个体成长过程中容易出现学习困难、焦虑时难以自制，社交反应差等问题[5]。可见，如果母亲分泌过多的应激激素会改变子宫环境，间接影响胎儿，那种认为胎儿在出生前不会受到周围环境影响的观点是错误的。

上述研究结果启示我们要改变一些传统意义上的观念。如围产期保健需要从只关注生理指标的"单一体检模式"扩展到以自我保健、抚育、减压和孕妇关怀等心理保健为主，辅以必要的身体检查。母亲在妊娠期间保持心理、生理和精神健康是保障婴儿有序发展的关键因素。众多研究使人们越来越关注女性妊娠期的心理健康问题。罗切斯特大学精神病学教授托马斯·奥康纳（Thomas O'Connor）博士调查了 7448 名英格兰妇女，要求她们回忆妊娠期间的压力水平，并根据当前子女情况填写学龄前儿童行为问卷，研究报告于 2002 年发表在《英国精神病学》杂志。该研究发现在妊娠后期高度焦虑的孕妇，其子女 4 岁时有更高的概率出现行为问题，其中注意力问题尤为明显。"在妊娠 18 周或 32 周焦虑得分排名前 15% 的母亲，其子女在行为、情绪问题方面的得分高于平均值 2 ～ 3 倍。"[6]

为胎儿提供发育的安全港湾

为了后代的健康幸福，我们首先要做的一项工作便是建立安全港湾式的"优质子宫"。如果你是一个热爱工作、渴望工作的女性，或者不得不继续工作，那么就每天监控自己的压力水平。你可以借助正念练习缓解压力，给自己和宝宝营造一个深度放松和休息的环境。尽量不要从事会给身体、情绪或精神造成高强度压力的工作，一定要好好地呵护自己！

对哺乳动物胎儿的研究可发现另一个现象：胎儿期自主神经系统的发育并不成熟。胎儿有一个非常原始的神经系统，称为无髓鞘迷走神经，是自主神经系统的重要构成之一。当压力过大时，这个系统会抑制心率，同时（过度）刺激肠道活动。在分娩应激期间，如果胎儿心率过低，并且伴随胎粪存在，可能会造成胎儿窘迫。在出生期间和出生后承受高度压力的婴儿可能会在"抑制"系统的过度激活下昏昏欲睡，缺乏能量。自主神经系统中负责唤醒功能的交感神经系统具有诱发心率加快和四肢摆动等行为的功能，在个体出生时发育较差，但在接下来几个月的生长发育过程中不断成熟。如果这个系统被过度激活，婴儿可能会显得烦躁不安。负责镇静功能的副交感神经系统发育更晚，在个体出生时非常不成熟，直到 18 个月左右才完全发育。因此，婴儿神经系统的快速发育高度依赖周围的环境，只有良好的环境才能使神经系统得到真正放松、自我舒缓，并发展出承受压力和挫折的能力[7]。出生后，婴儿需要父母为他们保暖、哺育、摇晃、搂抱、拥抱、微笑和歌唱。只有在父母没有压力、心平气和、轻松自如、没有抑郁或焦虑情绪的状态下，他们才会收获最好的照料。最初的几个月是新生儿神经系统塑造的关键期，决定婴儿对外在环境的行为反应模式。婚姻冲突、家庭暴力、粗暴严厉、药物滥用、缺失关爱等负面刺激都会导致新生儿在没有危险的情况下也进入应激状态，大脑一直处于高度警觉状态超负荷工作，直到疲惫不堪时才能停止运转。

只有婴儿体验到充分的安全感时才能茁壮成长。家庭、朋友、社区和社会要共同努力，为婴儿的照料者提供支持和帮助，以保证婴儿有幸福美好的发展前景，如有经验的父母主动向经验匮乏的新父母传授经验。理想的情况是每个新手妈妈都能得到志愿者的指导和帮助，快速摆脱初为人母的压力和紧张。随着家庭结构的小型化，有些新妈妈甚至完全断绝了对外交往。那些成立于分娩中心的支持团体和其他团体，如国际母乳协会（为哺乳期妇女免费提供帮助）可以帮助新妈妈提升人际交往。

产妇和宝宝都是有知觉、有意识的动物

研究发现在个体出生之前就已经发育出长时记忆的功能[8]。"当母亲在怀孕的最后 3 个月反复朗读一篇特定的故事时，她们的小宝宝在出生后 33 个小时内就能识别出该故事段落"。[9]虽然对新生儿记忆如何受到子宫内、出生时和出生后经历的影响的研究尚处于起步阶段，但也提供了初步的研究结果。相关证据既来自接受心理咨询的成人用语言讲述的故事，也来自婴儿和儿童用手势和肢体语言讲述的故事。例如，如果产妇在分娩时接受的麻醉程度较

深，新生儿可能会显得格外安静、听话，被误认为是一个乖孩子。或者一个胎儿分娩时发生难产，被助产师从产道吸出或钳出，那么他可能在成长过程中缺乏持久性，很容易半途而废。而紧急剖腹产出生的新生儿则可能表现出其他特点。

温迪·安妮·麦卡蒂（Wendy Anne McCarty）博士是围产期心理领域临床实践和科学研究的资深专家，著有《欢迎意识：从生命之初就支持婴儿的完整性》（Welcoming Consciousness：Supporting Babies' Wholeness from the Beginning of Life）一书，介绍了婴儿在出生前、出生期间和出生后意识存在微妙感知的特点。她在书中引用了大量关于儿童和父母的研究，这些研究有效验证了胎儿期和出生时意识感知的存在。麦卡蒂进行了大量卓有成效的干预研究，指导读者观察和倾听婴儿、学步儿和家人在围产期和分娩期间所遭遇的困扰，一方面帮助经历创伤事件的母亲和婴儿重寻自然节奏，恢复平衡；另一方面指导他人练习倾听、观察并跟随婴儿的引导，来探查婴儿的痛苦，帮助婴儿完成不完整的运动反应，促进康复。在"信念的力量：婴儿的指引"（"The Power of Beliefs: What Babies are Teaching Us"）一文中，麦卡蒂与我们分享了她与雷·卡斯特利诺（Ray Castellino）在圣巴巴拉 BEBA 家庭康复中心开展的治疗工作中的四个小故事[10]。这些故事表明婴儿存在着某些内隐信念，这些信念一旦出现就能在很大程度上影响行为塑造。而麦卡蒂的治疗原则可以帮助婴儿将限制性的内隐信念转变为积极乐观的发展信念。麦卡蒂还引用了张伯伦（Chamberlain）的一项经典研究，该研究分别催眠母亲和儿童并询问他们关于分娩和产后经历的记忆，对照后发现亲子双方的记忆内容高度相关[11]。

除了发现早期信念的存在及其影响，马萨诸塞大学阿默斯特分校的爱德华·Z. 特罗尼克（Edward Z. Tronick）还提出以下观点："人们通常认为婴儿并不懂得情绪和情感交流，然而实际上婴儿已经能够有效进行情绪和情感交流。"[12] 他解释道，婴儿既能够恰当地表达多种情绪情感，也能够理解照料者传递的情绪情感，婴儿消极情感向积极情感的转变取决于成人对自己与婴儿之间互动错误的频繁修补；而消极情感的发展似乎与长期的交流失败有关。

欢迎来到新世界

前几章指导读者学习如何在儿童遭遇难以应对的惊恐事件时帮助他们。其实除了惊恐事件，还有一个压力源经常被人们忽视，那就是分娩过程本身。从柔软温暖、充满羊水、具有保护性的子宫降生到外部世界本身就是一个重大挑战，尤其是当人们很少关注分娩时母亲和胎儿的需要时，分娩更容易带来伤害。当前的医疗体系给新生儿人工营造了一个敌对环境，额外制造了许多不必要的压力源。新生儿对情感温暖、与母亲的联结以及非语言交流的回应等基本需要常常被忽视。

由于意识到传统医院的制度环境不利于父母的照顾以及婴儿的舒适和养育，20 世纪 70 年代的妇女运动及部分医护人员共同努力设计了各种新的人道主义分娩方式。如拉玛泽分娩法和布拉德利分娩法让准父母提前接受培训，以在分娩过程中父母能够同心合力，步调一致，作为一个团队通过同步呼吸等方式来缓解阵痛；勒博耶分娩法提倡在灯光柔和的房间里分娩，婴儿出生后被置入温水中洗浴，以此帮助婴儿顺利从羊水环境过渡到外部世界。为满足家庭对人道主义分娩不断增长的需要，各种针对助产士、临床护士的培训项目如雨后春笋般涌现出来。然而，由于保险和应急预案较少的缘故，这些方法始终无法成为主流。20 世纪 90 年代人们对孕妇和宝宝的意识有了新的认识，进入 21 世纪后社会再次燃起对人性化分娩的兴趣。

自然分娩预防创伤

在北美洲，分娩通常是在医院里进行，有标准的医疗管理模式。令人无奈的是，当今社会已经不再尊重分娩过程的亲密性和神圣性，只是将分娩视为一种病理状态或一场即将到来的灾难。由于麻醉和高科技设备的使用、恐惧和"医生知晓一切"的认知，女性往往无法主动选择分娩方案，失去了体验生育本能的机会。她们被剥夺了在不受干扰的情况下自然地、积极地参与分娩和生育的权利。当然，为了母亲和新生儿的安全，有必要提供一些基本的医疗干预。在这种情况下，更需要一个有爱心、能共情的医疗团队，相信新生儿也有意识，能够积极主动地为新生儿提供良好的分娩环境。

分娩是一种正常的成人仪式，需要健康的身体、情感的支持、安静的环境、隐私的暴露和熟练的助产士。现代往往有一种"迷信"观念，认为在医院之外没有配备专门医疗设备、医生和药物的场所进行分娩风险太大。然而，欧洲和美国的科学研究发现实际情况恰恰相反，对产妇来说，家是最舒适的地方，在自己的家中分娩最容易体验到安全感。

> 由于分娩是一种受到女性自身激素调节的复杂生理、心理过程，任何增加对抗的事件都可能刺激"战斗或逃跑激素"（肾上腺素）的产生和释放，而这种激素能够抑制或中止分娩[13]。

许多激素在分娩过程中会产生重要作用。虽然高水平的内啡肽和催产素能够缩短分娩时间、平复情绪、减少分娩的痛苦，但肾上腺素分泌量的增加可能会造成分娩暂停，给正在出生的婴儿带来压力，也会给母亲带来恐慌和更多的痛苦。

在人类进化过程中，产妇分泌过量肾上腺素抑制分娩可能是为了帮助女性在分娩过程中遇到危险时能够迅速转移到安全之地。[14] 然而，如果存在监测设备限制行动，女性对医疗措施心怀恐惧、缺乏信心，缺乏情感支持等情况，过高的肾上腺素水平则会破坏分娩的顺利进行。不幸的是，医院环境肯定不同于自然环境，可能会让人感到恐惧，并激发强烈的焦虑，这在分娩过程中会起到反作用。

幸运的是，在发达国家和原始部落都存在一些自然分娩的典型模式。例如，在荷兰，助产士数量多于产科医生，住院医师跟随经验丰富的助产士进行临床观摩，接受自然分娩操作方面的培训。70%的分娩是在助产士的指导下完成的，33%的分娩是在家里进行的，母乳喂养是主要喂养方式，每对婴儿和母亲都能长期获得家庭健康助理的情感支持和生活帮助。除了荷兰，瑞典和奥地利也是发达国家中注重自然分娩的典范。这两个国家认为早期情感纽带对宝宝整个人生中脑和行为的发展具有重要影响，社会应承担帮助新生儿家庭培养情感纽带的重大责任，这有助于降低个体发展过程中暴力事件的发生率。

2005 年的纪录片《婴儿的需要：探索婴儿意识》（*What Babies Want: An Exploration of the Consciousness of Infants*）中，来自西非布基纳法索的索本福·索梅（Sobonfu Somé）与约瑟夫·奇尔顿·皮尔斯（Joseph Chilton Pearce）、大卫·张伯伦（David Chamberlain）详细介绍了达加拉部落中孕妇、母亲、家庭和社区迎接新生命的欢迎仪式 [15]。索梅来自达加拉部落，在达加拉语中"索梅"的意思是"仪式的守护者"。欢迎仪式中有一幕场景是将村里 5 岁以下的幼儿安置在产房旁边，以回应新生儿的第一声啼哭。啼哭代表着新生儿的降生，意味着婴儿已经安全降临这个世界。麦卡蒂博士在《欢迎意识》一书中写道："达加拉人相信，个体在母亲子宫中和出生时所经历的事情能够影响个体出生之后的发展。" [16] 最新科学研究和临床实践验证了达加拉部落欢迎仪式的科学性。

向新生命致敬

20 世纪 40 年代促进了医院分娩的兴起，药物和技术设备的全球化，无意之中将分娩从神坛跌落泥潭。20 世纪 60 年代末 70 年代初，妇女运动激发了人们对儿童虐待和家庭暴力的关注，人们开始逐渐对妇女身体、权利和分娩期间的待遇形成新的认识。

幸运的是，敬畏分娩的传统并没有完全消失，近年来已有重新振兴的迹象，越来越多的人展示出对新生命诞生这一神圣事件的尊重。你如果无法接受在家分娩，还可以有其他的选择。社会上成立的生育中心越来越多，其优势是综合了医院分娩和家庭分娩的优势，既能提供"家庭分娩"的温暖和舒适，又能提供技能娴熟的女助产士、产妇陪护及先进的医疗技术。

如果专业人士先解决自己的出生创伤，然后再参与帮助他人的分娩，效果会更好。随着人们对早期创伤模式和分娩过程的认识不断深化，"分娩行业"会越来越关注产妇和新生儿的需要，提供更加周到的服务。

谨记自己有选择的权利

如果你选择在医院分娩，请回避有以下习惯性"常规"操作的助产士和医生：

1. **引产**：这会干扰胎儿的自然节律和出生时间。胎儿需要时间来体验间歇性的宫缩，体验完整的分娩过程。提前出生的新生儿会在未来人生发展中出现相应的后遗症，例如，他们感到时间紧迫时容易生气，终生都存在动机、时间观念和坚持性等方面的问题。"被迫出生"和"主动出生"二者之间存在天壤之别。

2. **在脐带还在跳动并为新生儿输送氧气和营养物质时突然切断脐带**：这种做法没有将弱小的新生儿看作一个无论是从身体上还是从情感上对母子情感纽带和营养拥有双重需要的生命，而是看作一个没有感情的物品。

3. **扔掉胎盘**：胎盘是大自然为新生儿准备的第一款身体乳，可以用来按摩新生儿皮肤，提升免疫功能，促进身体健康。

4. **出生后母婴分离**：这是一种荒谬而野蛮的做法，违背了本能和神经生物学中的联结原则。根据印刻效应，最佳的分娩方案是新生儿出生后至少8个小时内不能和母亲分离。母婴建立情感纽带的过程中受到的干扰越少越好。如果一定要测量体重或其他生理指标，可以将仪器带到母婴身边进行测量。

5. **把分娩看成一种医学情境而不是正常的生物过程**：这种观念往往会给新生儿带来不良影响，例如在妊娠期间过度使用超声波，有可能导致婴儿在出生前感觉器官超负荷。

理想情况下，临产妇女应选择那些支持建立母婴之间意识联结的分娩中心和产科医生。苏珊·阿姆斯为了宣传推广最佳分娩、母婴情感纽带和母乳喂养，创立了非营利性的教育机构——"孕育未来"。2005年，苏珊·阿姆斯在陶斯市倡议召开了分娩会议。会议中的一些建议汇总如下：

- 准备专门的房间，只有最亲近的家属和助产士才能进入。
- 房间内灯光柔和。如果灯光太亮，可以用布遮住灯光。
- 选择经验丰富的陪护，为产妇提供情感支持。
- 话语平稳柔和，充满温暖和快乐。
- 准备分娩凳，方便产妇采取便捷、自然的分娩姿势，利用自身重力推进分娩过程。

● 保证新生儿与母亲拥有持续的亲密接触，且尽可能多地进行肌肤接触。仪器显示空间距离保持在 3 英尺[⊖]到 12 英尺时母亲和婴儿的心跳节律开始趋于同步。出生后的几个星期，新生儿与母亲的空间距离过大会破坏新生儿正常的生物节律，导致激素水平偏高和不安全的依恋模式。

药物滥用的风险

长期以来，在分娩时实施麻醉和分娩过程中常规给药的操作容易造成产妇意识和身体的分离，但没有人质疑这些做法是否会给新生儿或母亲带来消极影响。如果产妇能够学习相关知识，获得情感支持，就可以在不使用药物的情况下整合分娩的神圣感和自身体验，形成一种超然的成人仪式。在分娩晚期，产妇会分泌高水平的内啡肽，这种激素具有镇静作用。阿片类的止痛药和硬膜外麻醉的止痛药虽然效果明显，有时不得不使用，但会导致内啡肽分泌量的下降，反而使得分娩更加疼痛难忍。而自然分娩不使用这些药物的产妇在身体自主分泌的高水平内啡肽和社会情感支持的帮助下，不仅可以减少痛苦，还有可能产生愉悦感，甚至是高峰体验。此外，某些药物会干扰催产素的分泌，催产素是一种宫缩剂，有助于宫颈扩张。总之，破坏女性激素平衡的药物可能会减缓或停止宫缩，延长分娩时间。

除了破坏母子共同参与的自然分娩过程，还有一种风险是将婴儿抱到母亲身边时，母亲处于麻醉未清醒状态。麻醉状态也容易间接影响婴儿。20 世纪 70 年代和 80 年代，英国剑桥大学的内科医生马丁·理查兹（Martin Richards）进行了一项研究，结果发现即使产妇仅仅注射了 50 毫克的哌替啶止痛剂，也会在婴孩出生后数年内对其神经系统造成持续性的负面影响[17]。度冷丁等阿片类药物会抑制新生儿的呼吸和吮吸能力等重要功能。虽然药物具有"救危救急治病扶弱"功能，但经常被过度使用。"药品文化"本身也成为以婴儿为中心的分娩改革的另一个障碍，甚至出现了成人根据自己的主观喜好选择分娩时间的荒谬理念。

⊖ 1 英尺≈0.305 米。

择时出生：引产和剖宫产

尽管人为选定分娩时间看起来非常荒谬，但是随着药物的滥用，把分娩变成一项医学事件，非必要时刻安排剖宫产或引产以使婴儿"按时出生"是当下两种较为普遍的错误选择。或许你感觉这是在开玩笑，但事实上，20 世纪 70 年代中期，英国大约 90% 的婴儿都是在朝九晚五的标准工作时间内通过人工引产出生的[18]。在美国，一个胎儿超过预产期一周就会按常规操作实施引产。这种违背自然规律的行为可能带来一系列的后遗症。在胎儿自然出生前进行引产可能会增加分娩时间和分娩难度。虽然分娩时的疼痛在人类忍受范围之内，但临床上也经常对产妇实施麻醉。由于母亲麻醉后感觉不到宫缩节奏，会增加胎儿卡在产道中的风险。以至于在很短的时间内，产妇就做好了剖宫产手术的准备！事实上，如果按照胎儿的自然分娩时间来进行安排，可以有效避免分娩和医疗创伤造成的额外伤害。

另一个错误理念是剖宫产手术安全无副作用。虽然现在剖宫产比过去要安全许多，但是和所有手术一样也存在着风险！而新生儿承受的风险则更大。这些问题主要有母亲服用药物的副作用（这些药物能在短时间内快速进入胎儿血液），新生儿呼吸困难、与母亲分离的创伤、更难附着在乳房上吮吸乳汁，甚至在重症监护室接受痛苦的治疗。剖宫产的新生儿并发症发生率是正常分娩的 2 ～ 10 倍[19]，甚至会出现"多米诺骨牌效应"，一种治疗引发新的病症再接受新的治疗。因此，我们要防患于未然！

尽管存在以上风险，剖宫产手术作为一种快速便捷的分娩方案，不仅能够避免一些分娩障碍，还可以减轻分娩痛苦，所以仍然受到了人们的广泛认可。苏珊·阿姆斯在《完美欺骗》第二册中写道："1990 年，美国剖宫产所占比例达到 25%，创下历史新高。当人们听到任何'疾病'或问题增加 40% ～ 60% 时，都会感到惊吓。然而，在 20 年内，美国剖宫产手术的数量增加了 400%，却只引起民众和专业人士的微弱抗议。"阿姆斯还报告了欧洲的一项研究：如果医院的总剖宫产率高于 7%，基本不会显著改善出生结果。在纽约市的贝尔维尤医院，一个由助产士管理的产科病房在过去几年中成功控制了剖宫产的比例在 3% 左右浮动，且没有造成不利影响[20]。相对而言，所有的阴道分娩都比较安全，即使是之前做过剖宫产手术的产妇也可以采取阴道分娩。如果你住所附近没有分娩中心，可以对比所在地区各医院的剖宫产率再做出选择。一定要积极主动，早做准备，分娩时以家庭需要为中心，而不是完全遵从医生或医院安排。

剖宫产最明显的一个弊端是新生儿无法通过产道获得"降生仪式"。人们很少谈论阴道分娩对新生儿生理和心理的积极影响。事实上，分娩是胎儿孕育成熟的结果，胎儿自身已做好降生的积极准备，经过产道时能自然刺激肺部、感觉运动冲动和中枢神经系统。这一过程并不容易！涉及母子的同步紧缩、推挤间歇修整。而剖宫产过程中，胎儿没有机会体验入盆下降的旅程，以遗传中从未有过的移动方式骤然来到外面世界开始新的生命之旅。此外，人类的发展顺序已被固定为连锁序列，每个阶段的反应都建立在前一个阶段反应的基础上，反过来又成为下一个阶段的基础。如果产道之旅被中止，新生儿的吮吸反射可能被削弱。剖宫产出生的新生儿经常模仿分娩过程，试图获得自然分娩的满足感，这是因为人类在生物学上需要完成从产道内被推挤出的过程。

互动游戏

幸运的是，我们可以采取多项措施来帮助婴儿解决分娩创伤。当一个剖宫产婴儿失去了部分或全部本应通过自然分娩获得的满足感时，成人可以提供各种支持帮助婴儿完成创伤修复。首先，告诉宝宝他曾经经历过的事情，让他知道你理解他的经历，很关心他遭受的"不幸"。然后对宝宝进行微妙的、毫无踪迹可循的推拉动作训练，并仔细观察宝宝在此期间的反应。比如你可以把手掌放在宝宝脚底或头顶，提供轻柔而又有力的支撑，给宝宝施加推力；也可以让宝宝双脚蹬在你的腹部，轻轻握住他的脚踝来进行引导。

你要想办法调动宝宝的积极性，让宝宝积极参与这些能够帮助他们缓解压力的互动游戏，同时观察宝宝是否有沮丧和排斥的迹象，直至逗得宝宝开怀大笑。如果你的宝宝已经学会爬行了，你可以用枕头来玩隧道和洞穴游戏，细致观察宝宝钻过时是否心情放松、眉欢眼笑。你还可以创造性地设计新的互动游戏，满足宝宝对运动、触摸和情感支持的需要。其间注意调整游戏节奏，给宝宝留出休息和整合新运动的时间。如果发现宝宝有些痛苦，就停下来和他交流。总之，你要在游戏的过程中一边观察一边调整游戏进程，保证游戏强度适中，确保宝宝不会受到过度刺激。

当一个宝宝是通过剖宫产手术、引产或产钳夹出等方式出生时，他不再有机会体验从子宫经产道降临外部世界的这一关键性的自然之旅。如果有专门研究婴儿外伤的颅骶骨医师轻柔地按摩婴儿的颅骨，能够帮助婴儿重新体验分娩的经历。部分家庭治疗诊所，如加利福尼亚州圣巴巴拉的 BEBA 家庭康复中心（其宗旨是建立并增强亲子情感纽带和亲子依恋），非常关注宝宝出生前、出生中和出生后的经历。

如果你的孩子已经是学步儿或者年龄更大，可以采取游戏疗法帮助他体验从未完成且已固着的压力和感官运动模式。一个以身体为导向的游戏治疗师也可以帮助你的孩子表达他自己的出生故事。这种修复工作可以降低儿童行为模式的固着风险，调整儿童未来人生中关于自我的核心信念。

如果你的宝宝是早产儿，要多与宝宝进行肌肤触摸。每天 3 次，每次 15 分钟的触摸能为婴儿提供触觉和动觉刺激，促进宝宝身心健康发展。迈阿密大学医学院触摸研究所的蒂凡尼·菲尔德博士研究发现，与无触摸组相比，接受触摸的婴儿体重增加 47%，住院时间减少 6 天，每天清醒和活动的时间也延长许多，布拉泽尔顿量表的测量结果显示他们在适应、定向、运动和行为状态调节等方面得分较高[21]。从这个角度来说，产科护士应该参加婴儿按摩技巧的培训班，此外，父母和（外）祖父母按摩婴儿也能促进成人自身的健康，如能帮助产后抑郁的母亲减轻抑郁情绪。

婴儿按摩是包括印度和非洲在内的世界多个地区为婴儿提供的日常护理服务。在美国，这种操作也逐渐得到接纳和认可，前往印度接受培训的婴儿按摩治疗师已经在美国创办了父母培训机构。欲了解更多信息请登录相关网站。

模拟子宫环境的声音和节奏也是重要的干预方法之一。目前已有特制的摇篮推向市场，这种摇篮配备有音响设备，用来模拟母亲心跳和子宫内血液循环的声音。北加利福尼亚的美国凯撒健康计划和医疗集团使用它们来帮助出生时就可卡因成瘾的婴儿安静下来并进入睡眠。这些声音对婴儿来说是美妙的乐曲，特别是对过早与母亲分离的婴儿来说更加美妙。模拟的心跳声会激发婴儿的安静反射，带有心跳声的大型毛绒玩偶也对婴儿具有相似的效果。

优秀的德温

8 岁的德温被诊断患有多种心理障碍，包括注意缺陷多动障碍、听觉处理缺陷、感觉统合功能障碍和运动障碍，主要表现为攻击性强、多动、注意力难以集中、任务完成困难等，白天在校上学常出现白日梦，晚上在家睡眠常做噩梦。

我询问生育史后发现德温的母亲玛丽亚为预防早产自妊娠 21 周起就一直卧床休息、服用药物。37 周时停止服用药物，等待自然分娩。玛丽亚羊水破裂后宫缩太弱，无法推动胎儿下降，于是注射催产素。但是注射后疼痛剧烈，又注射麻醉剂。医护人员担心德温羊水过少，进行检查，结果发现脐带绕颈三周，德温长时间处于缺氧状态。医护人员紧急采用抽吸法帮助德温出生，出生后德温面色发青。然而祸不单行，三周后德温又因为黄疸而住院，需要接受血液疾病检查。母亲玛利亚对他的病情描述如下："检查后发现他的红细胞破坏增多，被诊断为溶血性贫血。每周定期复查血象进行抽血时德温都大声哭喊。"

德温在第一次心理咨询时画了一副带有发射器和拖车的火箭，并解释说："为保障宇航员的安全，我将他牢牢地粘在舱里，为稳妥起见，我又给他配备了十条安全带。如果他想到外面来，必须穿上两套宇航服，因为外面非常寒冷。"他还为宇航员画了一条连接在火箭上的生命线。接下来，德温的一句话引起了我的注意："生命线是最重要的部分。"

经过几次治疗，德温开始进行记忆训练，用魔法记号笔标记密码代码。然而训练期间德温频繁走神，每次走神就会犯错。结果在第三次犯错后，他无法再坚持下去，内心开始崩溃，用尽全力把他正在写的那一页纸撕成碎片，然后把整个垫板揉成一团！

我发现德温的愤怒后，让德温在房间里选择可以帮助自己冷静下来的物品。结果德温不假思索地拿来几个枕头，用一把椅子的腿作支架搭建出一个隧道。然后他从脚开始把自己的身体一点一点地塞进去，到中间后，他用头顶着枕头费力地在隧道中转过身来。尤其值得注意的是，在完全穿过隧道之前，他伸手从附近拿来一根绳子缠绕在脖子上，就像缠绕脐带一样！我轻轻地帮他解开束缚，让他继续隧道之旅。

德温慢慢地钻过隧道，爬起来扑在母亲怀抱里。随着呼吸越来越深、越来越平静，德温重新坐在桌前，以浴火重生的姿态安静地开始密码转换工作。这一次他专心致志地完成了所有任务，其间没有出现任何错误。这次治疗结束后，德温在学校和家中再没有经历过突然爆发的挫败感。四个月后随访发现，德温依然能够安静地完成密码转换任务。

当然，德温依旧存在其他问题。例如，德温需要别人帮助才能提高注意广度；当压力过大时会做出笨拙的滑稽动作；他还非常活跃，容易偏离主题，大声喧哗。德温叙说自己所承受的压力并不是仅仅让自己感到不适，而是达到了快让自己崩溃的程度。这种感觉如同生死攸关之际的濒死感，难以用语言描述，与屏住呼吸或紧缩腹部的感觉非常相似。可以说德温所有的特殊行为都是无奈之下的尝试，目的是防止自己重新体验到出生时和出生后可能经历过的恐惧感。

德温是一个聪明伶俐、天真可爱的男孩，喜欢旅游和玩乐。父母非常关心他的心理健康，坚持陪同他接受心理咨询。通过艺术疗法和游戏疗法，德温逐渐摆脱了情绪失控的问题，能够体验到更多的身体感觉，轻松进入自己的内心。通过这种方式，他的注意力和聚焦能力不断提升，逐渐揭掉注意缺陷多动障碍的标签，不再需要接受药物治疗。

新生命的前三个月

"刚出生时，新生儿大脑包含 1000 亿个神经元，大致相当于银河系中恒星的数量。"[22] 但这还不是全部！随着神经元彼此之间信息的不断传递，会建立数以万亿计的连接。这些连接或者说突触，并不是一成不变的。神经通路遵循用进废退的原则，就像园林艺术家通过修剪枝叶提升树木的观赏价值一样，儿童脑会精简那些很少使用的神经通路。那些刺激贫乏的环境会阻碍脑的发育。贝勒医学院的研究人员发现，不经常玩耍或很少接受父母触摸的儿童，其脑发育比同龄人要低 20% ～ 30%。[23]

婴儿早期是神经系统快速发育的阶段，这个时期应注意保护新生儿免受疼痛。因为疼痛会导致神经系统的发育过程受到干扰，建立专门的痛觉传导通路，对疼痛敏感化。针刺、插管和手术会给新生儿造成巨大的痛苦。然而直到 20 世纪初期，医护人员仍然误以为婴儿不会感到疼痛，婴儿做出的疼痛反应只是条件反射而已。1988 年医生仍然在没有麻醉或其他止痛措施的情况下实施心内直视手术。婴儿对疼痛非常敏感，他们没有哭闹可能是因为直接进入了休克状态。研究表明，接受多种医疗干预的早产儿与兄弟姐妹相比，在儿童期疼痛阈值偏低，会体验到更多的疼痛[24]。这意味着应取消所有的非必要医疗措施，如果必须实施局部麻醉和表面麻醉，就要提前做好准备，时刻关注婴儿的感受，并在事后共情理解其痛苦的经历。

新生儿的需要

照料者一定要识别新生儿真正的需要，然后积极创造各种条件满足他们的需要。首先，新生儿渴望被父母拥抱，喜欢父母温暖的身体，而不是没有温度的塑料婴儿车。他们习惯了在子宫内摇摇晃晃的感觉，来到外面的世界后也需要父母抱着轻柔缓慢地摇晃。他们也需要在母亲的支持下找准乳头吮吸乳汁。他们需要一条毛毯，当没有照料者的肌肤触摸时，被毛毯裹住也依然能让他们体验到被牢牢抱住的感觉。他们需要感受到运动和游戏的刺激，需要听到父母的声音，需要父母跟他们说话、叫他们的名字。他们还需要舒服地躺在父母怀里，可以随心所欲地哭泣而不担心引起父母的恐慌，因为父母知道他们的眼泪很可能是出生创伤的一种释放和宣泄。

自尊的根源

　　成人和儿童常常会受到一些不合理信念的困扰，如"一定是我的错"或"没人喜欢我"。麦卡蒂博士发现来访者的不合理信念往往源于生命的最初阶段，她在"信念的力量：婴儿的指引"一文中指出新生儿已经从他们的产前和出生经历中建立起复杂的不合理信念，进而提出针对性的建议对策，阐明如何帮助婴儿重新建构这些原本"牢不可摧"的创伤蓝图[25]。她在《欢迎意识》一书中，对不合理信念进行了深入阐述："有两种常见的情况能够导致不合理信念：①母亲妊娠期不想要、讨厌或怨恨胎儿；②出生时新生儿与母亲分离。"彼得·莱文在对儿童和成人进行心理咨询的临床实践中也发现不合理信念的存在。麦卡蒂博士进一步提出假设，也许"我们从生命早期就对爱、联结、被关注和被欢迎拥有强烈的需要，以至于我们形成这些限制性的选择或信念来进行应对……为了建立与重要人物的联结，维持良好的关系，我们愿意做任何事情。"[26]换句话说，个体早期做出的"选择"后来会转化为不合理信念。

胎儿防御系统

　　如果母亲在孕期吸食尼古丁、酒精、可卡因或其他药物，会危害胎儿的健康发育，这些孩子出生后，只能寄希望于养父母帮助他们改变药物危害下的行为模式。例如，心理咨询中发现这样的细节：其母亲在怀孕期间吸烟的来访者在处理产前问题时可能会闻到尼古丁残留物的味道。尼古丁能够导致胎盘血管紧缩，临床发现胎儿在子宫内通过挤压腹部的行为来适应这种毒素，看起来好像是在缩小或限制脐带摄入的尼古丁。本应是安全港湾的子宫此时却变成危险地带，如同硝烟弥漫的战场，胎儿在这里遭受应激激素和毒素的摧残。胎儿的防御模式不同于成人，他们无法逃跑，只能通过紧缩腹部来摆脱不适感，或者扭转身体表现"逃跑"行为。在产前、出生时和婴儿期留下的印记能够影响个体对自我和世界的基本认知。这些基于生存威胁的适应模式会在个体以后的生活中导致人际关系失调、饮食障碍和愤怒反应等问题，应引起成人的重视。

现在就喂我

心理咨询师经常遇到因为暴怒影响夫妻之间情感沟通和亲密关系的来访者。这些来访者即使没有真正的饮食失调，也会出现饮食问题。暴怒和饮食问题往往交替出现，因为一个是"对内表现"，一个是"对外表现"。

来访者在处理易怒背后的感觉时，有时会发现自己在婴儿期对食物或身体触摸的需要没有得到满足。下面案例的主人公是一位名叫杰玛的 35 岁母亲。在夫妻日常生活中，杰玛经常莫名其妙地爆发愤怒情绪。为避免丈夫受到伤害，她努力抑制自己的愤怒，直到忍无可忍时突然爆发。这个时候她感觉自己的身体如同一座无法压抑的火山，愤怒像岩浆一样即将喷涌而出。愤怒爆发后，她感觉脸颊像着火一样火辣辣的。杰玛不习惯进行交流，与丈夫发生冲突后拒绝沟通，往往禁食一段时间后又暴饮暴食。杰玛意识到她对丈夫的愤怒爆发可能是早年需要没有得到满足而引发的强烈反应。然而，她并没有找到这股强烈情绪的早期根源。

当我和杰玛一起追踪她皮肤、胸部、面部和嘴巴等部位的身体感觉时，她感到自己像一个远离父母怀抱的婴儿，心跳加速，胸口发闷，被强烈的不安全感所笼罩，有强烈的尖叫冲动，很想大声呼救。杰玛继续追踪其他感觉，又体验到一种无人回应的无助感。接下来她感觉有一座铜墙铁壁般的堡垒保护着自己柔软脆弱的内心，让自己免受痛苦。这一次杰玛体验到这些痛苦的感受时没有像以往那样退行至"婴儿时代"来防御痛苦，而是继续停留在当下的"成人时代"探究自己的身体感觉，冲破了以往的防御机制，开始流出伤心的眼泪。

咨询结束后，杰玛去找母亲了解自己的出生经历。她得知自己于 1970 年出生在意大利，当时的风俗是新生儿出生后 24 小时内不能喝母乳！虽然初乳含有最丰富的免疫物质，但在当时却被误以为是有害的。刚出生的杰玛被安置在母亲病床旁边的摇篮里。当她哭泣时，母亲并没有抱起她，只是伸手轻轻拍她的头，这样可以防止杰玛条件反射性地寻找母亲的乳头。在下次咨询过程中，当杰玛谈起自己出生后的早期经历时，内心无比悲伤，眼泪慢慢地从脸颊滑落，彻底释放出多年来积攒的悲伤。哭泣过程中，她也忽然明白了为什么之前每逢有人轻拍自己头部时都会莫名其妙地感到强烈的焦虑。

婴儿喂养和人际关系存在密切联系，喂养质量是衡量亲子关系的重要指标。如果母亲能够满足婴儿对食物的需要，就可以帮助婴儿提高自我调节能力，促进安全依恋和健康的分离。父母从婴儿的身体姿势、面部表情和声音中准确识别并及时满足他们对喂食时间、食物数量、习惯偏好和节奏的需要，能有效帮助婴儿建立信任、安全的人际关系。父母要相信婴儿的自我知觉能力，当他们表达不饿时，不要再强行喂饭。

预防长期营养失调和人际关系问题的最好办法是确保婴儿的最初接触需求得到满足，并适时喂养母乳。目前美国五六十岁的肥胖者像新生儿一样每四个小时就要进食一次，这是一种具有潜在隐患的现象。因为父母对婴儿的喂养模式往往是以父母自身的生活模式为模板的，他们在照料婴儿时往往是无意识的，只凭经验做事。他们的照料行为只是"为宝宝做些事情"，而不是"为了宝宝"，结果往往打着"替宝宝着想"的旗号给宝宝造成长期伤害。

鉴于此，你作为照料者必须以婴儿的需要为中心。1998 年，比阿特丽斯·毕比（Beatrice Beebe）博士在《婴儿心理健康》杂志上撰文介绍了母亲和婴儿之间的"内隐关系认知"。当双方产生共鸣时，这是双方心灵碰撞的特殊时刻 [27]，会产生一种"我知道你了解我的内心世界"的体验。请牢记这句话，并将它作为建立亲子依恋关系的指导方针。麦卡蒂博士写道："当我与婴儿进行深层次的心灵沟通时，就会发生奇迹！" [28]

近年来的研究揭示了这种"共鸣奇迹"的生物学基础。它与我们的镜像能力有关，人类利用镜像神经元不仅可以在身体层面模仿他人行为，还可以在情感层面共情理解他人，既能够体验他人情感，也能够理解他人意图。20 世纪90 年代早期，意大利研究人员发现，虽然所有哺乳动物都进化出边缘回路来"读取"内部状态，但灵长类动物又单独进化出独特的能力：可以通过观察和复制外部行为，产生类似于自己亲自执行该行为的内部状态 [29]。丹尼尔·西格尔［《由内而外的教养》（Parenting from the Inside Out）一书的作者］和马可·亚科博尼（Marco Iacoboni）在加州大学洛杉矶分校文化、大脑与发展中心工作，他们宣称镜像神经元奠定了亲子情感共鸣的基础 [30]。

西格尔和亚科博尼开始将镜像神经元的新发现应用于儿童语言和社会发展领域。这种与基本情感的协调是婴儿发展"感觉"的重要方式，婴儿通过语调、面部表情、身体姿势、手势和动作与他人进行非语言交流，在生命伊始就形成了共情理解他人的基础。镜像神经元有助于人们理解为什么照料者处于抑郁或焦虑状态时婴儿也很快变得抑郁或焦虑。2006 年，《纽约时报》的"时报信息"专栏刊登了桑德拉·布莱克斯利（Sandra Blakeslee）的"读心术细胞"（"Cells that Read Minds"）一文，文章引用了意大利研究者佐拉蒂博士（他是意大利帕尔马首次发现镜像神经元的研究人员之一）的话：

> 人类是群居的高级动物，人类生存建立在理解他人行为、目的和情感的基础上。人类能够理解他人的内心世界并不是通过逻辑推理来实现的，而是借助镜像神经元的存在直接模拟对方产生替代体验而实现的 [31]。

这项开创性的研究明确揭示父母在抚育子女的过程中，要注意解决自己的情绪问题，密切关注子女的一举一动。婴儿就已经拥有"镜像神经元"系统，这些"镜像神经元"能够帮助婴儿在心理层面模仿他们看到的、听到的和感觉到的照料者的言行举止。

婴儿大脑成长的秘密

婴儿不仅一出生就具有先天性条件反射，还能够在发育过程中体验丰富的感觉。他已经有了自己的意识，能够记录自己和周围发生的事情，甚至能记录胎儿期的经历。西方长期以来有一种误解，认为婴儿还没有发展出意识和感觉。更让人觉得讽刺的是，当有识之士站出来反驳这一谬论时，现代社会反而要求他们提供充分的科学证据证明婴儿意识的存在，证明从妊娠期就应该尊重宝宝情感和天赋这一观点的必要性。

当前人们已初步了解新生儿的意识特点、新生儿与环境的互动如何改变自身发展等内容。随着时间的推移，婴儿的感觉**开始跟随照料者的面部表情**

和语调而发生变化，用科学术语来进行表达，就是快速发育的婴儿大脑不断协调和组织大脑右半球的功能。众所周知，人类和哺乳动物亲子之间的早期互动模式能够塑造大脑的实际形状和结构，而在20世纪90年代前大家还没有意识到这一点。已有研究表明母亲在精神、情感、智力和身体方面为婴儿提供的照料能影响婴儿的大脑发育。亲子间的互动、联结、情感纽带、养育和游戏等方面的质量会塑造婴儿人际关系模式的神经通道！

每种文化都有躲猫猫的游戏，无论是成人还是儿童都喜欢玩这个游戏。根据婴儿发育与应对方式的相关研究，躲猫猫时成人一会儿藏起来，一会儿跳出来，不仅能逗得婴儿哈哈大笑，还能促进婴儿的心理发展，有助于发展出客体永恒性，提升自我调节能力，获得更多的快乐。

如果母亲和婴儿进行面对面的互动，及时觉察婴儿的基本需要和规律并做出积极回应，就能够促进婴儿右侧眶额皮质的发展，增强对挫折和创伤的承受力[32]。这些早期的"母亲形象"一旦内化为内隐记忆，就成为舒适安全的象征，会在婴儿成长至幼儿时内化为自我安慰的重要组成成分。当蹒跚学步的孩童不断探索外面的世界，逐渐远离母亲时，这些早期经历会为他们提供力量和勇气。如果个体缺乏安全的"母亲形象"，会影响好奇心、人际关系、探索发现和知识学习等领域的发展。总之，母亲在子女情绪自我调节能力的发展中具有特殊的重要意义，会伴随子女的一生。例如，坠毁飞机的黑匣子被找到解码后，会发现坠机前几秒许多飞行员会大喊"妈妈"[33]。

默契，失调，磨合，爱

建立亲子情感纽带，帮助宝宝开发负责视觉、情感、语言和运动功能的大脑通路，发展压力应对机制，这一系列的任务对父母而言就像在进行一场激烈对抗的网球赛，充满挑战性。事实上，过度焦虑于事无补，自然放松才是最佳策略。你不需要成为一个完美的父母，即使你有条件做到这一步，也没必要这么做，这种过于理想的条件不是提升婴儿应对能力的最佳方式。婴儿感到失望和排斥是正常情况，毕竟婴儿的感知觉和表情变化每时每刻都在变化，呈现不同的状态，父母难免会有遗漏。但是，如果你和宝宝屡屡不合拍，这时候该怎么办呢？

　　例如，你兴致勃勃地凑到宝宝跟前，想跟他做游戏。但是宝宝刚刚睡醒，情绪尚未稳定，你的热情让他不知所措。在这种情况下，首先要做的是修复双方的失调状态，尽快达到默契状态。该怎样来进行修复呢？宝宝处于半迷糊状态，没有完全清醒，你可以先尝试拉着宝宝的手，缓缓地摇晃。然而他哭得更厉害了，你越努力哄他，他越不高兴。你意识到自己的做法并不适合宝宝的需要。此时你要先平复急躁的心情，细心观察宝宝的各种行为线索。你发现他并不是因为饥饿、寒冷或排便而哭泣，只是单纯地想哭会儿。你静静地抱着宝宝，没有制止他的哭泣，用这种温柔的方式告诉宝宝想哭就哭。过了一会儿，他停止了哭泣，抬头看你。你也看着宝宝，用目光进行回应。当他移动视线看向别处时，你也顺势而为，让自己休息会儿，同时也给宝宝留出自我调整的时间。当宝宝调整完毕会再次将目光转向你。总之，你的任务就是以恰当的方式引导宝宝逐渐恢复舒适开心，其间要注意不能给予太多刺激导致宝宝信息超载。

　　随着亲子间反复发生的"默契–失调–调整"的过程，宝宝的心理韧性会越来越强，神经系统从静息电位到动作电位的过渡更加稳定，逐渐提升对各种刺激的耐受力。几十年前，皮亚杰（Piaget）提出儿童发展存在一个经历挫折促进认知发展的平衡过程，这种"平衡–不平衡–平衡"的过程促进了各种能力的发展[34]。就像一个还未学会爬行的婴儿去抓面前的玩具，无论如何努力也够不着，最后会感到困惑或失望，进入不平衡状态。正是这种不平衡能够促进他的发展。他尽其所能想爬过去拿玩具，却不能很好地协调自己的动作，急得哇哇乱叫。然而，就是在一次次的反复尝试中，他逐渐掌握了爬行技能，顺利拿到自己想要的玩具。最后，婴儿根据自身经历改变原有认知结构，重新恢复平衡。

　　虽然皮亚杰的理论局限于婴儿运动和语言能力的发展，但是其他研究者在依恋及依恋与自我调节的关系等领域也发现了相似结论。要注意的是，由于大脑重组发生在前额叶皮层的非语言功能区，我们在这里只关注情绪健康的发展，而不关注发展的阶段性。因为平衡和不平衡的转换发生在婴儿和照料者的关系调整中，"如果母亲在互动交往过程中能够根据婴儿变化及时调整自己的应对方式，就能让宝宝有适度的独处时间，进行自我恢复，他们之间的互动会越来越有默契"。[35] 通过一次次的亲子磨合，婴儿逐渐提升脑的组织能力，快速从痛苦中恢复过来，而这正是婴儿情感发展的基础。

照料者的情感同在和正念对婴儿的情感发展具有重要意义。当照料者无法为婴儿提供情感支持时，就会降低婴儿对负面情绪的容忍度，这是要付出代价的，婴儿试图修复这种相互协调的失败的一种方法就是——拒绝接受照料者那些引发自己不适的情绪。[36]

照料者能为宝宝提供的创伤预防最佳方式就是情绪同在和身体共鸣。持有该理念的父母能够在亲子关系进入失调状态时及时做出恰当反应，恢复默契状态。通过这种方式，宝宝会形成积极的理念："虽然我现在感觉很痛苦，但是我相信痛苦不会长久相伴，必有解决之法！无论人生道路多么曲折，我都坚信前途一片光明！"这种共鸣就是爱，会实现共赢。

成长还是幸存

到了 21 世纪，应该摒弃那些错误的传统观念了，如父母只需关注婴儿体重的增长即可。因为婴儿不断接受各种压力、超载信息、身体疼痛和情感伤害，终有一日会不堪重负，影响健康成长。长期处于紧张状态下，婴儿的后脑会发育出额外的神经细胞，而负责语言和社会关系功能的大脑皮层则发育缓慢。《神奇的孩子与进化的终结》（*Magical Child and Evolution's End*）一书的作者约瑟夫·奇尔顿·皮尔斯于 2005 年在纪录片《婴儿的需要》中用拟人化的口吻说："我们能获得更多智力吗？还是自我保护？"[37]

因此，具有适应功能的人脑能够不断提升自己的防御反应，换而言之，拥有安全感的宝宝可以健康生长，充满好奇心，乐于好学，具有较高的挫折耐受力，在适应环境的过程中婴儿大脑逐渐得到发展。婴儿的健康成长离不开深情的眼神交流、温柔的声音、身体触摸、拥抱、运动和玩耍。宝宝顺利出生后第一件事就是寻找母亲的脸庞，倾听母亲（和父亲）的声音。母亲和宝宝之间深情的注视能够给母亲带来强烈的体验，然后传递给宝宝，促进宝宝的脑发育！

艾伦·肖尔（Allan Schore）的经典著作《情绪调节和自我起源：情绪发展的神经生物学》（*Affect Regulation and the Origin of the Self: The Neurobiology of Emotional Development*）引用了大量关于新生儿快速发育的神经系统自我调节领域的研究。婴儿和照料者经常面对面进行默契交流能有效促进婴儿眼窝前额皮质的正常发育，提升自我调节能力，更好地应对未来人生中的创伤[38]。

健康成长的要素

由于婴儿无法选择、改变环境，只能依赖成人提供良好的环境，因此婴儿的健康发展取决于照料者能否及时察觉并满足婴儿的需要。如果一个婴儿发现自己得到的关注较少，而旁边的婴儿却得到较多关注，即使照料者就在旁边，他也会感到孤单寂寞。婴儿并不是完全被动的，他们也一直在与周围环境进行互动的过程中不断学习。

当成人（无论是熟人还是陌生人）关注婴儿时，你一定要仔细揣摩成人的关注怎样影响婴儿。如果你充分观察到成人和宝宝的互动规律，就能够根据宝宝对刺激的反应进行自我调整。通常，父母会努力安抚哭闹的宝宝，不经意间"采取强制措施"制止宝宝的哭闹。幼时自我需要没有得到满足的父母最容易这么做。然而这往往导致恶性循环！

情感纽带：情绪联结的基础

情感纽带是一种特殊的融合，是母子动态关系中幸福感的体现。情感纽带是一种"共同适应"，包含四个基本成分：①身体触摸；②交流，包括眼神交流和声音交流；③拥抱；④游戏。婴儿会主动寻找母亲的脸，进而通过触摸和嗅觉寻找母亲的乳房。催乳素（纽带激素）的分泌能够让母亲产生神圣崇高的"母性之爱"。因此母子之间面对面的目光交流、母亲的话语既能促进婴儿的成长，也能促进母亲的成长。更令人惊讶的是，母亲和新生儿之间日益深厚的情感是"开启"婴儿脑发育的催化剂，会促使婴儿分泌更多的化学物质，如蛋白质、酶和其他成分塑造大脑的结构和功能。

婴儿对世界的印象是友好的还是敌对的往往取决于早期亲子互动的质量。如果母亲怀孕时存在抑郁或焦虑问题，会导致婴儿会出现敏感行为。在家庭暴力阴影下成长的婴儿会过度发展生存和防御功能，可以更敏锐地觉察到危险信息，即使有些时候并不存在任何威胁。而在安全、民主的家庭中成长的婴儿，会发展出积极乐观的心态，可以对威胁信号做出恰当反应，对周围保持较高的好奇心和探索意识，维持良好的人际关系。

父子纽带

胎儿期就已经开始建立父子间的亲密关系，新生儿已经能够识别父亲的声音。如果分娩时父亲在场，新生儿会建立起父亲的印刻效应。纪录片《帝企鹅日记》讲述了一个感人至深的家庭情感故事。企鹅爸爸必须牺牲自己对食物、舒适和自由活动的向往，在零下 80 摄氏度的冰天雪地中一动不动地孵化后代。作为一只鸟，企鹅展现了浓浓的父爱。相比之下，作为高等动物的人类，孕育后代的行为却已经严重偏离动物本能，不得不说是一件让人感到悲哀的事情。现代研究提出，环境决定了个体的遗传特质能否从可能变成现实。更准确地说，家庭环境，尤其是父母所在的家庭环境是决定新生儿先天潜能开启或关闭的重要因素。

支持婴儿情绪发展

如果无法建立亲子情感联结，会出现什么后果？早期经历会塑造个体未来的发展方向，所以必须及时规避伤害，建立亲子联结。由于自身非常弱小，婴幼儿很容易受到各种伤害。在这个年龄段，他们没有任何应对经验，既无法反抗，也无法逃跑，只能完全寄希望于成人。

无论是家庭暴力、父母忽视或母亲患有精神障碍，还是母亲的高度焦虑让婴儿不堪忍受（如母亲通过强行喂养来满足自己做个好母亲的需要）破坏亲子联结，都会导致婴儿神经系统发育出现紊乱。依靠照料者的各种支持，婴儿不断从学习新事物的"失衡"状态中恢复平衡。从生物学上讲，婴儿像幼猴一样天生会寻找并依附母亲。当照料者长期给他们带来压力或不安全感时，亲子关系会发生紊乱，婴儿神经系统也难以保持动态平衡。

这种模式会形成混乱型依恋，阻碍婴儿社会学习和语言能力的发展。原本用于健康发展的能量被负责生存功能的后脑大量消耗，导致婴儿面对威胁时出现保护性和防御性的自主反应来缓解崩溃感，这些自动反应主要包括浅呼吸、呕吐、吐痰、肌肉紧缩、弓背、踢打、乱咬、腹部紧缩、过度睡眠等，也是婴儿遭受创伤后的症状和体征。如果任其发展，这些婴儿有可能在两岁时就出现儿童期的心理障碍，诸如注意力缺陷、多动症、进食障碍、学习困难、情绪失调和行为障碍。

父母少一分焦虑，婴儿多一分韧性

如果宝宝哭闹时你束手无策，内心烦躁不安，那么就别再继续安抚宝宝，可以尝试以退为进。你将注意力转向自己的呼吸，平复急躁的心情，静默片刻然后用柔和的声音告诉宝宝："我很理解你的苦恼，也很心疼你，一会儿我会过来轻轻摇晃或抱起你。"婴儿即使在吃饱、穿暖、襁褓干净时也会经常哭泣，哭泣是他们释放压力和情感伤害的重要途径。如果宝宝没有明显的需要缺失，那么就接纳他的哭闹，让他知道你在倾听、在理解他的悲伤。

如果你不想单纯地抱着宝宝，而是想采取一些措施制止宝宝的哭泣，那么先问自己几个问题：如果你因为压力、伤害或悲伤而哭泣时，你是希望亲近的人采用各种措施来强迫你"闭嘴"，还是希望他们理解你的痛苦和烦恼？很明显，最好的解决方法是共情理解，绝不是强制改变。

发展阶段：首要任务是情绪健康

信任感

个体成长过程中，第一个发展阶段为婴儿期，其首要任务是发展信任感。此时婴儿完全依赖他人，渴望得到周围人的认可和接纳。身体动力学的创始人莉丝贝特·马尔谢（Lisbeth Marcher）依据埃里克·埃里克森（Erik Erikson）的经典理论，将婴儿期这个早期发展阶段称为"存在"阶段。要完成该阶段的发展任务，婴儿必须有健康安全的存在体验，形成"我是"和"我有权在这里"的感觉。如果在此期间遭遇过怨恨、忽视、产前痛苦或出生创伤，婴儿的成长往往伴随着胁迫感，长大后可能会感到精神空虚、意识与身体分离、亲密关系建立受挫等问题。因此，婴儿非常需要照料者发出"我们需要你"的积极信号。

有多种方法可以帮助婴儿体验安全感，肯定自己的存在。既有简单的方法，如科学合理地支撑宝宝的脖子、识别并理解宝宝的需要；也有复杂的方法，如修复宝宝的心理创伤。举例来说，如果宝宝是因为意外怀孕而出生的，或者是领养的，那么父母要额外付出努力，修复宝宝的创伤。作为父母，你可以温柔地、真诚地告诉宝宝真实情况，并说明虽然他的到来很意外，却给你带来了欢乐和幸福，是上天赐予的意外惊喜。如果你至今不能完全接纳宝宝，那就积极寻求他人情感支持，争取早日和宝宝建立积极的联结。坚持母乳喂养也能促进亲子联结，因为女性自动分泌的催乳素能够提升母爱。除了预防性地进行情感修复工作，你也需要在宝宝出现创伤症状时，帮助宝宝解除由各种侵入性医疗措施带来的休克状态，尤其是宝宝遭遇过难产、呼吸困难或接受过紧急外科手术等情况时，更要及时提供帮助。

前文介绍过西非达加拉部落的风俗，部落会在女性怀孕后举行庆祝仪式，也会在宝宝出生后举行迎接仪式，歌唱宝宝的名字，隆重将宝宝介绍给部落所有成员，让宝宝体验到自己是一个独特的、有价值的成员，已在部落中拥有自己的独特地位。

当然，家庭和某些机构也可以自行组织庆祝仪式，让宝宝感受到尊重、宠爱和欢迎。如果你有了举办庆祝仪式的想法，可以观看上文介绍的 DVD 资料——《婴儿的需要》，视频中来自西非布基纳法索的索本福·索梅详细介绍了新生宝宝的迎接仪式 [39]。

满足感

第二个发展阶段从出生后几个月持续到 18 个月，称为"需要"阶段。婴儿的主要任务是学习表达自己的需要，建立自己与照料者的信任联结，让照料者充分理解自己的需要。优秀的父母会告诉婴儿："你的需要很合理，不会给我带来麻烦。即使现在我不能满足你的需要，我也不会因为你表达出这些需要而生气。我会尽我所能尽量满足你的需要。"

如果父母在婴儿不饿时进行喂食，很少拥抱、触摸和轻摇婴儿，或者不能根据温度变化及时给婴儿添减衣服，就会让他们感受到不适。在这个发育阶段，情绪安抚和营养充足是婴儿最基本的需要，如果婴儿不幸经历过强行喂食、情感忽视、信息超载、身体虐待或巨大噪声等遭遇，很有可能对未来生活造成负面影响，出现饮食紊乱、人际关系障碍、情绪障碍、行为紊乱、注意缺陷和过度警觉等问题。

自主性

当宝宝 1 ～ 2 岁时，开始萌发自主意识，进入第三个发展阶段——"自我决定"阶段。在这个阶段，父母要注意为宝宝提供安全可靠的支持，让宝宝意识到他们可以不断尝试各种新事物，如与亲朋好友频繁进行互动，积极探索外面的世界，即使探索失败也不会给自己带来伤害。在主动探索的过程中，宝宝并非孤军奋战，父母始终在背后默默地提供支持和帮助。父母应该主动放下电子产品，随时关注宝宝的一举一动，当他们发现宝宝需要帮助时，及时伸出援助之手。当然，父母也要把握好尺度，在随时提供帮助的同时，尽量减少非必要的干扰行为，避免因为过度保护而干预其探索行为和学习过程，确保宝宝尽可能多地感受到独立自主的成就感，培养宝宝的自主性。

再次强调，父母要共情理解宝宝，通过细致的观察，及时分析宝宝到底是因为父母的支持不足而承受外界压力，还是因为得到父母的支持过多而感到自我无力，进而调整对宝宝的支持。宝宝则会切身体会到父母的支持，增强探索世界的自主性，减少对父母的依赖程度。概括来说，父母要向宝宝传递以下信念："我会一直默默地支持你的探索行为，在你需要的时候及时提供帮助。"

婴儿压力过大的表现

婴儿尚不具备逃跑能力，如果周围压力过大超出他们的承受能力，他们会以自己的方式表现出防御反应。父母可通过以下 10 条线索分析宝宝是否压力过大。

- 身体乱扭
- 惊吓反应
- 厌恶反感
- 大声反对
- 目光游离
- 踢打推搡
- 无意识抽搐
- 肌肉紧缩
- 表情茫然
- 过度嗜睡

需要注意的是，遭遇过胎儿期伤害、难产或具有敏感特质的儿童更容易受到压力影响，表现出上述反应。这 10 种反应中，有些可能是婴儿早期抗争中发展出的非完整性运动反应。

当父母发现宝宝表现出以上线索时，首先要保持镇定。父母越紧张慌乱，宝宝的防御反应就越强烈。当你感到束手无策时，就后退一步，先来调整自己的情绪状态。你可以做几次深呼吸，保持镇定，再向宝宝传达你的无能为力和挫败感。然后观察宝宝的反应，不断调整自己的判断，准确回应宝宝的需要。

婴儿的奇妙世界

由于威廉·爱默生（William Emerson）博士、温迪·安妮·麦卡蒂博士和雷蒙德·卡斯特利诺博士等人在产前治疗和分娩治疗的开创性工作，我们了解到婴儿想从成人这里得到什么，以及他们需要什么支持来治愈创伤。

1993 年，卡斯特利诺博士和麦卡蒂博士创立了 BEBA 家庭康复中心，旨在帮助每个家庭建立、增强亲子联结和亲子依恋。他们为求助家庭提供以婴儿为中心的家庭治疗服务，并对治疗过程录音录像作为科研和教学资料。他们通过咨询记录、会议报告和家长讲座等多种方式介绍婴儿对良好关系、尊重、理解和支持的需要，并举办各种培训班来推进儿童早期创伤的治疗工作。

新生儿对外界信息非常敏感，也初步萌发了自我意识，他们出生后就能分辨出照料者的气味和声音。众所周知，胎儿会对父母带来的刺激做出反应，当他们听到父母用熟悉的声音对自己讲话时，在子宫里变得非常活跃。出生后两天，新生儿就能准确识别母亲面孔！在人类发育过程中，视觉是最晚发育的感觉，研究发现新生儿的视觉体验有点像通过空心管观看褪色照片。也许这种缺乏即时视觉敏锐度的特性是进化过程中为了防止出生后视觉信息超载而进行的特殊设定。

不幸的是，成人往往发现婴儿遭受信息超载的负面影响之后才意识到婴儿需要帮助。容易让婴儿超载的因素有他人（包括父母）、刺耳的噪声、明亮的灯光，活动、位置或温度的突然变化以及父母对婴儿的感受缺乏敏感性等。

我们可以通过两条途径了解早期经历对婴儿行为方式的影响。第一条途径是观察、解释宝宝的身体姿势、手势、行为和面部表情所蕴含的意义，第二条途径是观察、分析宝宝在未来生活中的表现。如果个体出生时有过脐带绕颈、被卡在产道、产钳夹出、剖宫产、母亲严重抑郁导致分娩后母婴分离等遭遇，成年后可能会出现归属感缺失、呼吸紧张、不被接纳、时间紧迫、习惯拖延、情绪容易崩溃等问题，自我认知和自我存在感出现偏差，不得不寻求心理咨询师的帮助。

如果胎儿分娩时在产道遭遇阻滞，母亲又恰好是高度焦虑者，在这两个因素的综合作用下，宝宝很容易出现创伤反应。同样，一个迫切想要宝宝的母亲，发现备孕成功时会欢喜雀跃；另一个母亲不想要宝宝，却因各种原因无法堕胎，只能无奈地生下这个宝宝。在这两种氛围下出生的宝宝明显存在差异。

旺达还被丈夫需要吗

旺达在 30 多岁时感觉自己有轻微的抑郁症，开始接受心理咨询。自从儿子出生后，她就感觉丈夫不再"需要自己"。虽然丈夫明确表示过就算她的体重有点超标但他依然深爱着旺达，她自己也知道这并不是她恐惧的原因，可是依然感觉内心有种模糊而又挥之不去的恐惧感。她无法给出明确的理由来解释为什么胃里隐隐约约有一种挥之不去的恐惧感。她认为丈夫的行为不足以诱发她的恐惧。尽管丈夫对她的体重有点挑剔，但他还是一如既往的多情。

当旺达探索内心的感受时，她回想起自己在童年时期就时不时地有过类似的恐惧感。她才发现自己一直有一种感觉，那就是认为自己是不受欢迎的，总是担心被抛弃。她非常自卑，总是试图验证朋友们是否真的在乎她，是否愿意陪伴她。然而，这种感觉又与她现实生活中给人的印象完全不相符。现实中旺达人际关系良好，有很多朋友，与父母的关系也很融洽。

根据咨询师的提议，旺达让母亲回忆并讲述怀有旺达时的经历和细节。母亲介绍说在旺达出生之前，家里已经有三个孩子了，母亲和父亲并没有要第四个孩子的打算。然而，几年后母亲意外怀上了旺达，在妊娠期，母亲一直不想要这个孩子。直到旺达出生后，母亲看到新出生的旺达那双蓝宝石般的大眼睛，才开始接纳、喜爱旺达。

旺达终于找到了身体混乱感的根源。在母亲回忆结束后，旺达与母亲进行了一次真诚坦率而充满爱意的谈话，解除了胎儿期的被拒绝感，开始弥补早期经历中的母女裂痕。自此之后，旺达的自我认知发生了根本性的变化，心理困扰彻底消失。

趁宝宝还没长大，进行深入交流

幸运的是，不必等到宝宝长大成人，甚至不需要等到宝宝说话，你就可以告诉宝宝他的出生经历。婴儿能够像海绵吸水一样吸收并理解成人的信息，并且以独特的方式进行反馈。因此，你可以开诚布公地告诉宝宝经历过的各种困难，对此表示遗憾，并真诚希望能弥补他。你在交流过程中需要仔细观察宝宝的反应，准确理解他的需要，并适时采取各种措施满足他的需要，让宝宝每时每刻都能感受到你的支持。如果宝宝有过特别痛苦的经历，如难产、分娩并发症、紧急手术等，最好向心理咨询师求助。

在过去的 50 年里，一个新的治疗领域逐渐兴起，这就是产前和分娩创伤治疗，能够为个体生命早期遭遇到的各种问题提供帮助。部分院系已开设相关课程，如加利福尼亚州的圣巴巴拉研究生院开设有该方向的博士点。课程目标是帮助婴儿、儿童和成人处理在出生前、出生期间或出生后可能遭遇的压力与创伤。为治愈出生创伤，许多医务工作者接受过"颅骶疗法"的专业训练。近年来在圣巴巴拉研究生院和旧金山加利福尼亚综合研究所等部门接受研究生培训的产前和身体心理咨询师也越来越多。你既可以自己参加某些培训，学习独自处理宝宝的不良经历，也可以在专家帮助下进行处理。

与婴儿同在

麦卡蒂博士还编写了《与婴儿同在：婴儿带给我们的启示》(*Being with Babies: What Babies are Teaching Us*) 第一册（1996）、第二册（1997）。在书中，她解释了为什么说"婴儿的表情并非无意呈现，而是有意表达，具有特定的含义。"[40] 一般情况下婴儿会浅显明了地表达自己的想法；但特殊情况下，婴儿会通过微妙的线索表达自己的想法，你需要用心揣摩才能领悟他们的暗示。本书从《与婴儿同在》中摘录了一些沟通技巧。

观察清单[41]

- 面部表情
- 眼神交流和目光注视点
- 婴儿关注内部还是外部——他们关注外部环境中的某人某物，还是闭上眼睛关注自身？
- 肢体语言和动作（非常重要）
- 手和脚的动作姿势
- 紧张度和放松度
- 身体节奏（如吮吸、哺乳和常规运动节奏）

对待婴儿要像对待朋友一样善解人意，体贴入微，让婴儿感到安全和舒适。婴儿逐渐发展出对你的信任感，你也能敏锐地捕捉到他们的各种暗示，为他们提供必要的营养和照料。

婴儿确实会遭受创伤，而且会受到创伤的长期影响。尽管语前儿童无法用语言描述自己的经历，但他们遭受创伤后行为会发生变化，并且在游戏中表现出来。《幼儿园的幽灵：暴力根源追踪和新生儿内心世界》（*Ghosts from the Nursery: Tracing the Roots of Violence and The Mind of Your Newborn Baby*）等书中详细介绍了从出生到两岁半这个阶段儿童行为的编码系统（参见参考文献）。如果宝宝突然拒绝进食或喝水，回避目光接触、神色迷茫、无精打采或者长时间哭泣，你就要考虑他是否被创伤所困，有可能宝宝已经被医疗措施、强烈刺激、极端温度、骤然变化、父母冲突、保姆的言行所压垮，此外，也要警惕曾经照顾宝宝的人。

麦卡蒂博士建议通过以下方式与宝宝沟通，让宝宝了解当下发生的事情：

沟通秘诀 [42]

- 与宝宝直接交流
- 引导宝宝参与对话
- 适时停顿，给宝宝留出反应时间（由于婴儿加工速度和反应速度远远慢于成人，一定要给他们留出充分反应的时间）
- 接纳宝宝的反应
- 恰当回应宝宝

记住，婴儿的自我意识深受父母、大家庭和其他照料者的影响。2004 年在南卡罗来纳州希尔顿海德召开的行为医学会议上，意象治疗领域的领军人物贝勒鲁斯·纳柏斯蒂（Belleruth Naparstek）博士发表了主题演讲，她说："母亲的形象是自我慰藉的基本成分。" [43] 如果你认同这种观点，同时也认为婴儿能够理解照料者话语的含义并能够通过各种感官对照料者的想法、情绪和行为做出反应，那么就能有效进行亲子沟通，让婴儿意识到你可以理解并满足他们的需要，你是值得信赖的。毕竟，满足感和安全感才是爱的真谛。

除了沟通，婴儿还需要平静、柔软、温暖、褟褓包裹、柔和的声音、优美的音乐、刺激适度的环境，需要照料者的轻轻摇晃、拥抱、眼神交流、可靠的支持（尤其是颈部），渴望身体触摸、依偎在照料者身上，或者被照料者揽入怀中。他们喜欢轻松舒适的生活节奏，不喜欢现代忙碌奔波的生活节奏。

他们需要安全的环境，能够在照料者的支持下作息规律、积极探索。最重要的是，他们需要照料者有意识地放慢节奏，去理解他们的各种线索，准确识别并充分满足他们的需要，以帮助婴儿建立亲子之间的安全联结。一定要注意，无论是喂养、安抚，还是陪婴儿玩耍、眼神交流，绝不能颠倒主次，让婴儿来适应照料者的特性。

是否选择包皮环切术

在《完美欺骗》第二册中，作者苏珊·阿姆斯解答了"包皮环切术的必要性"这个问题。书中介绍说世界儿科协会指出包皮环切术并没有充足的医学依据，但由于宗教或文化，人们普遍认为包皮环切术可以促进健康和预防感染，因此在美国每年仍有 60% 的新生男婴接受包皮环切术。[44] 虽然包皮环切术可能有它的意义，但是客观来讲这种观念过分夸大了包皮环切术的作用。

包皮环切术有时会在没有麻醉的情况下进行，直接切除保护阴茎头部的娇嫩皮肤会给新生儿带来疼痛。然而，父母总是被告知这只是一个简单手术，宝宝很快就能适应。阿姆斯生动描述了这个痛苦的过程：无助的男婴被医护人员强行按住，他拼命挣扎，大声哭喊，却徒劳无功。父亲不忍看下去，面色苍白地离开治疗室，留下宝宝徒劳挣扎。母亲目睹宝宝的痛苦，心疼地说："如果我知道包皮环切术会给他带来伤害，我就不会同意做这个手术了。"不幸的是，仍有很多父亲说自己的儿子已经接受了痛苦的包皮环切术。

如果你正在考虑是否要为宝宝选择包皮环切术，一定要知道该手术不仅会给男婴带来痛苦，还存在出血、感染或伤残等意外风险，毕竟伤口可能需要 10 ～ 15 天才能愈合。作者接待过婴儿期接受过包皮环切术的男性来访者，他们内心保留着"医学伤害"的感官记忆，早期手术的恐惧记忆会影响他们夫妻的性生活和谐度。概而言之，包皮环切术绝对是痛苦的经历，有可能给男性留下创伤印记。

如果你最终确定要给宝宝做包皮环切术，可以要求医生给宝宝进行局部麻醉以减少疼痛，并告知宝宝手术流程，让宝宝做好心理准备。

第 11 章

幸福课堂
帮学生改善学习障碍和自我调节障碍

本章主要面向教育工作者，指导他们理解为什么要帮助受创学生，以及如何帮助受创学生。在教师眼中，这些受创学生往往是欺凌者或被欺凌者，在学校表现出行为反复无常、逃避现实、受到孤立、过度活跃、性格孤僻、烦躁焦虑、惹是生非、空虚无聊、漫不经心、兴趣缺失、被人利用等问题，甚至伴随严重的暴力倾向。少部分有经验的教师才能在短时间内发现他们有过创伤经历。这些学生被教师分为三类，一类是"难以接近"，颇受同情；一类是"捣蛋大王"，很受歧视；最后一类是"水下冰山"，常被忽略无视。

本章将结合相关案例具体讲解对受创学生的预防及干预措施、各种活动和灵感，帮助教师理解并走入这些不合群孩子的内心世界。无论你是经验不足的新教师还是经验丰富的老教师，学习本章后都能更好地与受创儿童进行交流，引导受创儿童搭建心理和身体之间的桥梁，弥补公共教育的缺失。学生在教师的帮助下能够调节身体，同时也能重燃内心的火花，提升学习效果。

尽管越来越多的学生因为创伤经历在学校中适应不良，但针对此类学生的教育经费却不断减少。在这种背景下，学校需要承担更大的责任，绝不能对遭受创伤的学生视而不见、充耳不闻。在外部资源越来越少的情况下，更需要采取有效措施帮助他们发掘利用自己最宝贵的内部资源——身体的自我调节能力！

如果领导者能够坚持"不让一个孩子掉队"的承诺，他们需要深入了解这些创伤是如何影响学生学习和行为的。学校不需要为校园环境投入太多的经费，多进行一些富有创造性的设计，就可以促进学生的健康发展。已有研究证明该方法是切实可行的，理论知识和教学实践之间的距离正在不断缩小。但值得注意的是：单纯的赏罚机制、愤怒管理课程和机遇指导班，或者把孩子从一所学校转学到另一所学校的措施都效果甚微。传统的认知行为疗法虽然对某些学生有帮助，但对受创儿童，难以彻底有效地解决问题。

任课老师、辅导员、心理咨询师、校医、职业指导师、体育指导师和语言指导师都能对学生的生理反应和情绪反应产生重要影响。无论是阅读本书后改变与受创学生的交流方式，还是使用书中推荐的实际结构化活动，你都能够对学生有更积极的帮助。此外，本章并没有介绍正式测评工具，相关测评工具能够帮助学校的心理咨询师识别患有创伤后应激障碍的学生，避免将这些学生误诊为注意缺陷多动障碍、强迫症、焦虑症、抑郁症，甚至是自闭症。

要详细介绍教育工作者当前面临的所有挑战，恐怕一整本书都写不完。为了让复杂的问题尽可能简单化，本章只围绕创伤如何影响学生的校园行为和学习成绩这两个主题来展开叙述，结合具体案例描述受创学生的典型表现，为读者提供活动开展的建议和方向。这些指导简单易上手，读者只要稍加练习，就能够快速创建与学生交流的活动方案。有些方案适用于任课教师组织团体活动，有些方案则适用于辅导员和学校心理老师进行个体或小组咨询。本章提出的几点方针建议还需要行政管理部门的支持，如发生自然灾害或恐怖袭击等重大危机事件后，怎样在全校范围内开展创伤急救工作。

本章旨在帮助教育工作者识别有创伤症状的学生，进而为他们设计相应的活动方案，提供干预辅导，促进他们的健康成长。如果学生能得到教师充分的支持，并有足够的时间吸收这些支持，就能实现自我成长。教育工作者可以通过以下方式来帮助学生进行自我调节：①当学生感到烦躁不安、兴趣缺失时，引导学生及时监控自己的内心状态，进而培养健康的自我调节模式；②针对性地为学生提供练习指导，引导学生寻找并关注自己的身体意识，减少已习惯化的创伤反应，并在脑中培养健康的行为模式，逐渐替换创伤反应。

被误解的学生

由于创伤经常发生又常被误解，导致经常遭受创伤的儿童也常被误解。部分受到严重创伤的儿童会变得麻木呆滞，反应迟钝。受创儿童很容易焦虑，对其他学生来说很正常的学校生活却是一场生死搏斗，课堂学习和室外活动充满不可预见性，会进一步增加他们的焦虑程度，直至无法承受。这些学生可能会通过责备他人或乱发脾气的方式来获得控制感，结果却徒劳无功。他们之所以会陷入困境，是因为创伤过后对外部刺激的容忍度大幅降低，只需要很微弱的外部刺激就能干扰他们，使其做出各种行为反应，让旁观者难以理解。

由于不了解创伤的基本产生机制，教育工作者难免会在面对受创学生时感觉束手无策。通常情况下，这些学生会被诊断为各种各样的心理问题，如品行障碍、注意缺陷多动障碍、强迫症，甚至是精神疾病。他们被误认为情绪失控者或学习后进生，座位被排在教室的角落里，不允许和其他同学有过多接触。部分教师或家长还会误以为他们存在严重的生理疾病或心理障碍，需要服药治疗。事实上，这些方案治标不治本，并不能从根源上解决问题，好比只知道给一棵垂死的树浇水，却从未检查树根是否存在问题。这些应对方式和歧视误解给饱受恐惧和孤立之苦的学生造成了巨大伤害。

直到 1980 年人们才认识到创伤后应激障碍给当事人带来的巨大痛苦[1]。不幸的是，当创伤后应激障碍被美国精神病学协会确定为可单独诊断的障碍时，它也被视为一种不可逆转的疾病，需要通过药物和咨询会谈进行治疗。而那些不符合创伤后应激障碍诊断标准的人则会被误诊或被忽略。更糟糕的是，受创学生宣泄痛苦的行为也被误认为故意侵犯他人，从而受到惩罚。一个积极的转变是勒诺·泰若博士在《过度惊吓而欲哭无泪》一书中首次介绍了创伤如何影响儿童的临床证据。她对 1976 年乔奇拉校车劫持案件中 26 名被绑架的学生进行追踪研究。学生被解救后表现出一些症状，用现在的观点来看是严重的惊吓症状，但在当时并未引起专家的注意，精神病学家检查后认为"学生很快就会康复"。结果学生中那些没有得到妥善处理的创伤在他们以后的人生发展中持续产生负面影响 [2]。当时人们对创伤的认识还没有像今天这样全面深入，没有发现创伤会让个体陷入恐慌无助的冻结状态。当你阅读本章中穿插的案例时，可能会开始尝试从不同的角度来看待学生。如果你经常为学生解决各种困扰，你会发现原来你经常在帮助学生处理创伤。

在教室观察学生的创伤反应

学生的创伤会通过哪些途径表现出来呢？在课堂上，学生的姿势、面部表情和唤醒水平都能表达伤痕累累的内心。如果学生对威胁过度警惕、坐立不安、注意缺陷多动障碍、强迫性讲话、目光游离、焦虑烦躁、注意力不集中、离座行为、休息时双腿不舒服和寻衅滋事等，说明其处于过度觉醒状态。如果学生像布娃娃一样趴在课桌上、精神萎靡不振、缺乏主动性、坚持性差、精神抑郁、任务转换困难、情感淡漠、死气沉沉等，则说明其处于绝望无助或紧张性僵直状态。

如果受创学生处于紧缩状态，则可能表现为肌肉紧张、易疲劳，或者躯体不适，最常见的病症是慢性胃痛、头痛、颈部和背部疼痛。如果没有得到及时治疗，这些症状会持续恶化，转为肠易激综合征、腹泻、进食障碍和呼吸短浅等重大疾病。因此他们经常去看校医或请病假。

解离则容易表现为白日梦、麻木、注意分散、走神、目光呆滞、否认现实、沟通障碍等，或者对语音和文字的理解能力降低。老师对这类学生常常发出抱怨，如"莱昂内尔坐在那里一动不动，什么都不做""艾米呆滞地望向天空"，这些抱怨也会反过来给学生产生负面影响。

超越学术和行为标准：评估深层次的问题

总体而言，创伤会对学生造成什么影响呢？请阅读几个真实的学生案例，他们可能会让你回想起课堂上的某个学生：

1. 乔丹，一个无法朗读的三年级男孩。
2. 亚历克斯，一个脾气暴躁的七年级学生，突然无缘无故地摔椅子。
3. 鲁比，一个安静的十一年级学生，长期因为头痛而旷课。
4. 卡洛斯，一个拒绝写作业的五年级男孩。
5. 福雷斯特，创伤后被误诊为自闭症的学龄前儿童。

每个学生的问题行为都以案例的形式呈现出来，并根据他们的创伤史进行检查。这些案例对参加学生互助小组的所有成员而言都具有很好的借鉴启发意义，可以直观生动地演示怎样帮助学生，怎样设计促进学生自我调节的干预和矫正措施。一些案例可以帮助学校心理老师和辅导员收集评估数据，另一些案例可供教师在课堂上使用。有些学生问题较为复杂，需要教师、心理老师和辅导员多方协作进行解决，这种模式能帮助我们最有效地识别和帮助受创学生。

咨询时我们不过多地关注学生的外显行为、原因和结果，重点在于深入了解隐藏在表面行为之下的内容。每个案例都会提出一些建议，帮助教师、心理老师和辅导员准确地理解每个学生的具体情况，做出科学准确的评估。这些建议简单易上手，非心理专业人员也能快速掌握应用。第一个案例是三年级乔丹的故事，它比较全面地展示了创伤性解离在学校的表现，以及如何影响阅读、思考和行为的。

乔丹：一个无法朗读的男孩

乔丹虽然看起来很聪明，但一直存在朗读障碍，老师发现他的情况后推荐他参加学校的学生互助小组。据老师和父母反映，乔丹的家庭温馨和谐，民主宽容，乔丹经常听父母讲故事，积累了丰富的知识。他是家里两个男孩中的老大，非常喜欢弟弟。最重要的是，乔丹很喜欢他的老师，认为老师不仅讲课生动有趣，还细心呵护每个学生。虽然乔丹在家长老师眼中是一个"勤奋好学的孩子"，但他仍然为自己无法朗读而苦恼。几个月后，乔丹的行为逐渐恶化，挫败感越来越强，情绪越来越容易失控，开始以暴怒的方式进行宣泄。

乔丹没有心理发育迟缓的迹象，没有遭受家庭暴力或父母忽视，也没有在学校受到打击，大家都很奇怪乔丹为什么会阅读困难。这到底是怎么回事？我对乔丹进行评估后，发现乔丹掌握的音素和单词数量与朗读能力没有必然的联系，于是我开始像侦探一样分析这些问题的原因。

我首先对乔丹进行标准化成绩测试，让他默读短文，然后回答对他来说比较困难的理解性问题。由于乔丹的词汇识别能力已经达到了三年级平均水平，所以我对乔丹进行了超纲测验，让乔丹从默读改为大声朗读。乔丹读完短文后，当我就他刚刚朗读的内容提出问题时，他的回答却是："你说什么？"由于校医已经排除了听力和视力问题，我没有重复这个问题，换成了另一个问题："乔丹，我跟你说话的时候你在想什么？"他用棕色的大眼睛看着我，做出一个令人出乎意料的回答："我在想世界很快就要毁灭了，我担心自己会死。"难怪乔丹一个字也没听进去，而且朗读时也只是机械的朗读，原来恐惧始终占据着他的内心，他将语言的意义排除在意识之外。

在这个案例中，乔丹还能够用语言将自己的想法表达出来，还有许多学生无法体验自己的意识经验，以至于他们遇到类似问题时只会耸耸肩回答说："我不知道。"而事实是他们往往无法回答这个问题。我结束测验，转而鼓励乔丹画出那些困扰他的东西。他画的其中一幅画是自己乘坐在远离地球的宇宙飞船里，指着底下的云层说："我在上面非常安全。"

乔丹在给作品涂色的过程中，逐渐分享了他的烦恼。他告诉我自己是一个"非常差劲的男孩"。我对这个自我评价非常困惑，因为无论是在学校还是家中，他都没有表现出行为问题，而且和同龄人也相处得很好。他性格温和，就算偶有发脾气的时候，也不是明确针对哪一个人。乔丹一边继续画画，一边继续剖析自己。他说自己上幼儿园的时候，曾经愤怒地把一张桌子"扔"到了对面另一张桌子上。乔丹叹了口气，说自己内心很愧疚。这个故事并不符合常理，可能这个故事和乔丹讲述的其他故事一样都是他的幻想。我列出了乔丹所有的担忧，共计有 12 条。

我在与乔丹和他母亲的会谈中讨论了他的这些担忧。第一个问题是"扔出去的桌子"，听完这个问题，乔丹的母亲立马惊呆了，她脱口而出："那是我！乔丹，扔桌子的人是我，不是你！当我看到你手腕上有淤青时，我非常生气，我以为有人伤害了你。我并没有把它扔出去，我只是用力推了它一下！"但是乔丹不接受母亲的解释，坚持说是他自己干的！为此，母亲进行了一番详细解释，才让乔丹接受了母亲推桌子的现实。

乔丹的故事充分证明了以下三点：

（1）创伤源于当事人的神经系统，并被冻结在一种特殊的记忆（即内隐记忆）中，如同被困在时间长河里。乔丹列出的所有烦恼事件中，只有叔叔去世被母亲证实是四年前真实发生的事情，其他事件都是乔丹的误解或幻想。然而，他描述的所有事件，无论是幻想的还是真实的，好像刚刚发生不久！显然，乔丹一直生活在过去。

（2）创伤是对防止精神崩溃的自我界限的侵犯。自我界限的"破裂"会导致自我意识发生扭曲。那些目睹暴力的无助儿童常常与施暴者融合在一起，无法区分谁是施暴者谁是受害者，如同受到心理创伤的乔丹无法准确区分自己和母亲的行为一样！因此，他生活在幻想中，认为自己是一个"不良少年"。当然，我们不知道那天还发生了什么，这可能也塑造了他扭曲的信念。

（3）像乔丹这样创伤未得到处理的学生，往往无法有机整合意识的各个片段，或者意识与现实脱离。从这个角度来说就能理解为什么乔丹在学校学习成绩不好了。像乔丹这样遵规守纪的学生表面来看是在认真听讲，但实际上早就开始梦游了，老师的讲话也是左耳进右耳出，如同史努比的对话："吧啦吧啦……吧啦吧啦。"变成了一串没有意义的音节。

虽然刚开始进行测验评估时，乔丹自述感觉还不错，但他的脑海里却充满世界末日的想法。他画的画表达了他无法用语言表达的内部情感。像乔丹这样的学生经常被误诊为注意缺陷多动障碍，接受药物治疗以提高注意力，他们的内心恐惧和思维混乱所表现出的症状往往没有得到关注。即使隐藏的恐惧得到关注，他们也很有可能被误诊为情绪或思维障碍。这两种诊断都不能有效解决隐藏在深处的创伤。

许多善解人意的教师，如乔丹的老师，感受到了学生内心的挣扎，但不知道是什么困扰着他们，也不知道如何干预。因此，准确识别创伤和学习问题之间的关系，通过学习问题发现学生存在未处理的创伤是教师帮助学生的第一步。教师除了共情理解学生的痛苦，还要培养评估学生情感和思想的技能，不能局限于评估学生的学习水平。

在课堂上进行有益的活动

准确有效的评估是校园干预的第一步。动态评估能够发现学生是否有创伤经历以及创伤经历对学习产生的阻碍，进而为学生设计有别于文化课教学方案的心理咨询方案。这需要教师从孩子的视角来理解问题，并为孩子提供简单的工具，如乔丹画画只需要彩笔和画纸。

由于乔丹困在过去的经历中已长达四年，许多幻想都涉及家庭动态，因此，乔丹需要处理多项情绪问题。接受学校心理老师或家庭咨询师的帮助、转诊或随访都可以减轻乔丹的压力。除此之外，任课教师也可以尝试帮助乔丹这样的受创学生，将课外心理咨询、心理训练穿插到课堂学习中，这样可以随时随地帮助学生。乔丹能够通过着陆感和中心感训练更好地关注当下，不再被对过去的担忧所困扰，下文将介绍一些颇具挑战性的运动和艺术活动。

这些练习都能帮助学生恢复并增强活力和韧性，具体来说可以分为五类。第一类练习是放松训练，先带动学生热身兴奋起来，然后再进行放松。第二类练习主要训练学生的着陆感、中心感、资源开发、明确自我边界和保护个人空间等。第三类练习旨在帮助学生恢复已经丧失的自我保护意识和防御反应，如练习合理表达攻击性。第四类练习帮助学生摆脱负面情绪，以社会可接受的方式进行适度表达，或解除过度唤醒状态。第五类练习可以提高学生的视觉运动和平衡能力。

对教育工作者来说，这些练习具有双重效果，既可以改善学生的行为与运动，又可以促进学生的学习！身体运动搭建的神经网络可以促进学生的有效学习。事实上，学习是发生在心理、身体处理各种感觉、情绪和想法的过程中。数十亿计的神经细胞将我们的感官与肌肉运动联系起来。这种输入的整合来自前庭系统和本体感觉系统。前庭系统控制着我们的平衡感、重心感和运动感，而本体感觉则通过对肌肉运动过程中关节的感知来判断空间位置信息。此外，身体两侧的横向运动促进了胼胝体（大脑两个半球之间的交流通道）的发育。对于那些有过创伤经历的人来说，负责学习连接的神经通路较弱，但如果多练习那些使用该神经通路的活动，则可以间接地提升学习效果。

卡拉·汉纳福特（Carla Hannaford）博士在《运动学习：学习不局限于头脑中》（*Smart Moves: Why Learning Is Not All in Your Head*）一书中引用了一项科学研究，论述了思维、学习和身体之间的内在联系，解释了运动是如何直接增强神经系统功能的："肌肉活动，尤其是身体协调性运动，能促进神经营养蛋白的产生，神经营养蛋白是一种能刺激神经细胞生长、增加脑中神经连接数量的天然物质。"[3]阅读时适当的运动也能提升注意力，当身体和头部移动时，前庭系统被激活，能加强和协调眼部肌肉的运作。

着陆感和中心感小练习

着陆感对所有和"乔丹"具有类似问题的学生都有帮助。其中"参天大树"这项练习可以帮助学生体验脚踏实地的着陆感。大多数学生可以顺利进行这项练习。它不仅适用于一对一辅导，也适用于团体、班级活动。如果条件允许，你可以带学生到草坪上进行练习，让他们更好地接触大地，提升练习效果。

"我体内的魔力"——参天大树练习

让学生站起来，两臂间隔散开，保证能像摇晃的树枝一样活动手臂。给学生朗读下面的诗，并让他们想象自己是一棵参天大树，双脚就是树根，深深地扎在泥土之中。

我体内的魔力[4]

我们要开始游戏了，但在开始之前，

我想让你发掘自己体内的魔力，

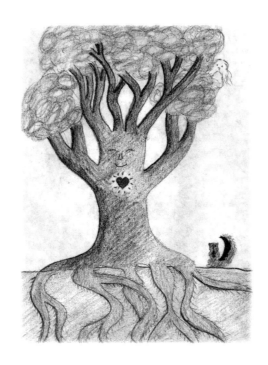

慢慢地去感受，去发现，
你的身体能成为的所有伟大的东西，

想象你是一棵枝繁叶茂的大树，
天空触手可及，
像一棵高大的老橡树那么强壮是什么感觉？
脚下有根，叶子婆娑摆动是什么感觉？

现在你与大地和天空相连，
它可能会让你笑，也可能会让你哭，
你随时可以体会这种流动的感觉，
你的枝条向上伸展，你的根部向下蔓延。

倾听自己呼吸的吟唱，

现在你已经准备好迎接生活带来的一切了！

注意：朗读完这首诗后，让学生跺跺脚，感受一下自己与地面接触的"树根"（双脚）。然后让他们挥舞手臂，想象风吹过大树时，树枝随之左右摇摆。

像乔丹一样具有类似问题的学生难以投入到这项练习中，他们往往站在角落里，仰望天空，不关注指导教师。教师或其他引导者发现这些学生后要及时走到他们旁边，引导他们双脚站稳地面，同时注意自己的小腿、脚踝和双脚的感觉。

火车跺脚歌

这个练习改编自朱莉·亨德森（Julie Henderson）的著作《拥抱快乐，放飞幸福》（*Embodying Well-Being or How to Feel as Good as You Can in Spite of Everything*）[5]。8～10个学生为一组排成一队，每个人都将手放在前面人的腰上。大家一起将脚抬离地面几英寸高，然后齐声落地，迈着简短的步伐像火车开动一样在房间内移动。学生边走边喊："哐当……哐当……呜……"

这个练习可以帮助学生将能量输送到双脚，迅速降低重心以保持身体稳定。除此之外，还能通过这种方式增强力量、获得存在感、提升注意力。练习中可以进行变化调整，如一段时间后让所有的"小火车"连接在一起，形成一个"大火车"，就像一个康加舞队列。你也可以让学生们放下搭在前人腰间的手，让每个学生成为自己的火车头，单独移动。

对于青少年来说，另一个改进是活动时播放节奏感很强的部落音乐，让他们跟着音乐起舞，打造属于年轻人的欢乐舞会。

简单的中心感

让学生站立，感受双脚与地面的接触，并微微弯曲膝盖以降低重心，获得更稳定的感觉。然后摇摆身体，轻轻地从一边摆到另一边，从一只脚移到另一只脚。在摇摆过程中不断寻找重心，引导学生关注失去平衡以及重新恢复平衡的感觉。练习一段时间后，让每位同学分享自己在每个姿势上的感受，并指出自己所感觉到的身体重心的位置。一般来说，身体重心位于肚脐附近靠近身体内部 5 厘米左右的位置。接下来，学生再次进行练习，将左右移动改为前后移动。低龄学生还可以扮演一个玩具陀螺，将双手放在屁股上绕圈移动。旋转由慢变快，再由快变慢，直到最终停止，不再摇晃。

视觉、创伤和阅读：帮助阅读困难的学生

乔丹很难理解他"看到"的词语，许多受创学生也和乔丹一样视觉难以集中，甚至无法读出所看到的单词。下面介绍一个名为"数字 8 眼操"（Lazy 8's for the eyes）的训练，该训练可以帮助学生提高视觉跟踪技能。

视觉加工中断是受创学生的典型症状之一。经历或目睹暴力袭击或意外事故的个体反复出现惊恐反应，脸上的表情似乎被冻结了，要么目瞪口呆，眼神惊恐，要么面色茫然。这种混乱状态会强行出现且难以消除，学生对四周信息保持高度警惕，眼睛注视点同时向身体两侧移动以扩大视野。那些感觉危险正向自己逼近的学生，当视线在文字上不断移动时，可能会在某个瞬间触发创伤反应，出现视觉"冻结"。也有部分学生视线从左向右移动时会感受到压力，导致阅读后有疲劳感。

个体意识如果同时集中在不同的空间点上，容易激发创造性思维，但在阅读时会严重破坏对词语的注意力。有过创伤经历的学生无法顺利地用双眼进行文字追踪，所以常常被贴上学习障碍或朗读困难的标签。

卡拉·汉纳福特写道："我发现当我竖起手指穿过学习困难儿童的视野，让他们把目光集中在移动的手指上时，他们的眼睛不能有效地聚焦或跟踪，频繁跳动，无法保持视线集中，让他们感觉非常不舒服。这种视觉障碍的形成有多个原因，从个体发展角度来看，眼外肌发育不充分、经常缺乏运动是重要原因。"[6]

当然，这可能是因为个体在婴儿时期生活在贫乏环境中，缺少外部刺激，眼外肌没有得到充分锻炼；或者个体过度观看电视，眼睛跟踪屏幕显示内容

时只需要很小的运动角度，眼外肌的运动范围明显变窄。压力和创伤也是视觉障碍的另一个诱发因素。汉纳福特指出："受到压力影响时，中枢神经系统无法正常向眼外肌发送完整的运动指令，眼睛只能做出外周运动。这使得视网膜上的中央凹难以聚焦和跟踪整个页面文字内容。同时各种感官综合输入的信息也大量减少……欧洲某些学校据此开设编织课程，作为提升儿童阅读能力的途径之一。"[7] 编织不仅可以增强精细动作的运动协调性，还能促进视觉跟踪。汉纳福特长期致力于推广"数字 8 眼操"，该练习源于教育肌动学创始人丹尼逊（Dennisons）创立的"健脑操"，能够有效提升视觉能力。[8]

数字 8 眼操

该练习的目标是改善手眼和眼手的协调能力。数字 8 是将眼睛聚焦在拇指上，在视野中追踪拇指按照数字 8 的形状移动时的运行轨迹。学生将任意一个拇指放在与眼睛持平的位置，拇指与眼睛的距离保持在一个手肘的长度。为了最大限度地激活眼外肌的力量，学生要有意识地控制拇指缓慢移动。学生身体放松，头部保持不动，只转动眼球追踪拇指的运动轨迹。将拇指垂直向上移动到视野的顶部，首先按逆时针旋转，向左、向下移动。当拇指到达视野中下方时，再垂直向上移动到中心位置。然后按顺时针旋转，向右、向下移动。整个移动过程要保持匀速进行。每只手各做 3 次。然后双手紧握，拇指形成一个 X 形。当目光聚焦在 X 的中心时，再一次跟随交叉的拇指进行数字 8 练习。

有过创伤经历的学生通过眼睛关注外界刺激时容易产生强烈的不适感。因此带领他们进行练习时一定要注意讲解速度，要慢慢地向学生进行活动讲解，开始先尝试着只做一个循环。如果学生在练习过程中说眼睛感觉疼痛或疲劳，立即停止练习，让学生休息一下眼睛，同时让他们关注此时浮现的感觉、想法或意象，进而帮助他们妥善处理出现的各种痛苦感受。绝不能视而不见，不做任何处理。另一种改进方法是让学生尝试用粉笔在黑板上或人行道上进行数字 8 的书写训练，等练习得差不多了，再尝试进行手眼健脑操，直至每只手都能轻松地完成三次数字 8 的练习。

亚历克斯：一座脾气暴躁的"活火山"

如果一篇文章的字数比较多，亚历克斯就无法回答和文章内容相关的问题。哪怕问题非常简单，亚历克斯也无法回答。老师为了寻找解决问题的线索，就让亚历克斯站起来大声朗读。然而令人惊讶的是，他突然拎起自己的椅子摔出去，椅子差点砸在周围几位同学的身上。他像不懂事的婴儿一样冲着老师大声喊道："闭嘴！闭嘴！闭嘴！"老师惊呆了，马上打电话给副校长。最终失控的亚历克斯被几个老师强行带到副校长办公室。为什么这个聪明伶俐的中学生会突然喊叫，脾气爆发呢？

像亚历克斯这样的学生让教育工作者和家长感到非常困惑，他们的表现不符合任何心理障碍的诊断标准。如果这些学生从小缺少父母的关怀和陪伴，经常打架斗殴，自我控制能力太差是可以理解的。然而，这些学生家庭完整幸福，生活条件优越，成长环境良好，怎么会出现这种反应呢？如果他们无法得到准确的诊断，也就无法获得针对性的帮助。事实上，他们经常被误诊为行为障碍，要么接受药物治疗，要么没有任何处理就回到教室继续上课。那么，哪些学生像亚历克斯一样易激惹？为什么上述场景如此常见？是什么导致亚历克斯和类似者易激惹易攻击？让我们来看看亚历克斯的人生成长轨迹。

亚历克斯出生时脐带绕颈，还难产卡在产道中好长时间，出生后憋得脸色发青。早期病史显示亚历克斯在学步阶段发生过腹绞痛，脾气急躁；幼年时期就表现出挫折忍耐力低的问题。亚历克斯进入青春期以后身体迅速发育，激素分泌旺盛，但神经系统仍然不成熟，他的行为逐渐恶化，脾气越来越暴躁。任课老师凭经验认为亚历克斯要么有品行障碍，要么情绪失控，最后亚历克斯不得不公开道歉并检讨自己不该发火，但是他真的是身不由己！

然而，据老师反映，像亚历克斯这样的学生并不少见。了解亚历克斯行为动机的关键在于探讨他的成长史。亚历克斯刚上幼儿园时，妈妈填写表格时就在"过往病史"一栏明确写道：宝宝有过腹绞痛、脾气急躁的情况。亚历克斯没有情绪障碍，也没有注意缺陷多动障碍，他的不良行为是一种自我调节障碍，在婴儿期就已经明显表现出来！我们怎样才能帮助亚历克斯，帮助那些遇到亚历克斯这样学生的老师呢？

对老师而言，第一步是学会在学生爆发之前准确识别出学生的异常，然后帮助学生平静下来。面对一个突然暴躁的学生，老师首先需要保持冷静，并按照消减技术的原则进行应对。下面介绍的"消减指南"可以帮助学生及时释放神经系统被激活之前累积的压力。这不仅能有效控制伤害程度，还能让其他学生知道老师已经进行控制，自己是安全的，从而获得安全感。然后带领亚历克斯这样的学生练习提升自我调节能力。

消减情绪爆发的场面

一个愤怒的老师并不能确保任何人的安全。创伤后应激障碍患者与正常人的脑反应模式截然不同。正常情况下，中脑的"早期预警中心"觉察到环境中的变化（可好可坏）后，会自动调节觉醒水平。换句话说，感觉意象会转为警觉状态，随时准备做出各种反应。如果评估后认为需要做出防御反应，就将信号传送到爬行脑；如果将变化评估为安全无害，甚至是亲密友好的，就将信号发送到额叶，选择面部表情或语言参与社交活动！对脑的功能性磁共振成像扫描结果显示，对于一个有过创伤经历的儿童来说，感知到的威胁信号无法通过双重通道同时发送到爬行脑和理性脑，相反只有一个通道被激活——杏仁核唤醒爬行脑，而负责思考和推理功能的理性脑处于休眠状态。当受创学生遇到那些仍有创伤未处理的老师时更是雪上加霜，就像"蜥蜴脑"（学生）和"恐龙脑"（老师）在教室里陷入对峙状态。这对学生来说绝对是一次痛苦的经历。当学生在课堂上出现"情绪障碍"等不良行为时，最需要的是那些仍然能给予理解支持的老师，最不需要的是毒蜥式的毒舌老师。老师面对该情况，不能勃然大怒，也不能心生怯意，要从容应对，及时用温柔的语言安慰学生。

班主任有权利、有能力让一个充满敌意、受到惊吓的孩子平静下来。意外发生后，班主任不要急躁，用平静、坚定的声音跟学生交流，逐渐引导学生走出困境，并尽可能为学生保留面子。例如："安托万，你没有很好地控制自己的情绪。玛丽亚削铅笔的时候，你突然就生气了，把我们都吓了一大跳！你心里肯定也大吃一惊，或者很不满自己的表现。现在事情已经过去了，我们会一起帮助你平静下来。"等安托万安顿下来，你可以给安托万提供一个安静的地方完成数学作业。然后告诉他一定要保持安静，只有快速完成作业才可以出去玩。

下面几条建议可以指导你帮助情绪失控的学生：

消减指南

- 深呼吸，后退一步，调整双脚和小腿的姿势，端正站姿。
- 时刻提醒自己接下来应该按照列表事项进行操作。
- 采用舒缓的语气；避免声音过高刺激学生肾上腺素分泌增多！
- 避免有威胁的行为或手势。
- 尽管自己有些生气，也要淡定、客观地陈述事情经过，不要戴有色眼镜陈述。
- 共情理解学生的强烈感受，表明你很理解他。
- 避免威胁性惩罚。
- 告诉学生大家都很关心他，这有助于学生平静下来。
- 告诉学生双方可以修复关系，和好如初。
- 给学生一个台阶下，让学生挽回面子。
- 向学生说明这些行为不合适，但也不会惩罚他。
- 向学生介绍正确的行为，以及事情过后的补救行为。

或许你会怀疑这份消减指南的有效性。事实上，这份指南已经在校园中进行了广泛试用，充分证明了它的有效性。无论是对教室里突然失控的学生，还是对逍遥法外的犯罪分子，他人在场、恰当的语气和话语都能起到积极作用。如果你仍然感觉消减指南不能有效帮助情绪失控的学生，或许下一个案例会提升你对消减指南的信心。

卡洛琳：一个冷静沉着的"女王"

一天晚上，卡洛琳独自在家时，被楼下百叶窗发出的咯吱声吵醒了，她以为是自家养的猫闹出的动静。她起身寻找一番，发现只有一只猫在楼上，于是担心是不是另一只猫卡在百叶窗上，来不及换衣服就冲下楼梯。到了窗户那儿，突然看到一个戴着头套的陌生人从窗户爬进来。她被吓得猛一激灵，假装镇静地坐在台阶上，用沉着冷静的声音告诉闯入者："你看到我一定很害怕吧。放心，只要你离开这里，我不会伤害你。你慢慢后退，到门那里转动门把手，就能自己滚开了。"闯入者到门那里，却一直打不开门，显得焦虑不安。卡洛琳接着告诉他："不要急，把门闩向你的方向转动就可以了。"根据提示，闯入者终于打开门跑出去。后来警察抓住了闯入者，卡洛琳这才知道，那天晚上对方身上带着一把刀，而且是个强奸犯！案例的重点是这个可怕的闯入者在没有受到威胁的情况下，竟然完全按照卡洛琳的指示去做了！

恢复平静，促进自我调节的活动

基本上所有学校都开设自我调节的练习课程，帮助学生监测、模拟神经系统从平静到激活再恢复平静的过程，不断进行自我检测和自我放松。课程形式多变，合气道等武术和其他在体操垫上进行的活动都可以修改后吸收到练习中，帮助学生通过一次次的"暂停键"来调节身体内部的激活水平。其基本原理是帮助学生经过训练，在唤醒度升级之前就能够熟练地识别激活状态和平静状态。具体操作分为三个步骤。

1.追踪激活水平（激动或兴奋）。

2.用60秒的时间让自己冷静下来（如果难以冷静，可以增加时间）。

3.在恢复活动之前，重新进行着陆感和中心感训练。

改进运动

下面的活动方案是摔跤和触身式橄榄球运动的变式，能够帮助学生在体育课上练习评估和调节唤醒水平。它改编自约翰·斯图尔特（John Stewart）博士的著作《超越暂停》（Beyond Time Out），将训练重点从追踪情绪转向追踪生理感觉[9]。该方案的优点是当学生烦躁不安时可以得到成人和队友的支持，经过一段时间的努力恢复平静，进行自我安慰。该活动通过搁置、冷却和整合新行为，培养自我控制技能的核心。

为了方便追踪感觉，建议在显著位置摆放一幅彩色大型海报，上面带有描绘不同唤醒程度的彩色温度计（例如：蓝色＝平静，紫色＝良好，绿色＝开始感觉到刺激或兴奋，橙色＝紧张，红色＝即将爆发）。比赛开始前，先让每位学生评估自己的状态并选择相应的颜色。比赛期间，领队定期吹响哨子暂停活动，让学生评估自己当下的状态。此外，斯图尔特还提出另一个暂停方法，领队提醒学生持续跟踪自己的感觉，当他们感到"蓝色"（平静）或"紫色"（良好）以上时，立刻举手示意。对那些自我评估困难的学生，领队可以一对一提供指导，也可以将他们与自我评估良好的学生组队，帮助他们完成活动并能够自我平静下来。随着学生的自我评估技能越来越熟练，领队可以添加新元素来增加活动难度，如将定期吹哨改为不定期吹哨。

关注呼吸

这个练习是一种简单的呼吸冥想，目的是帮助成绩不佳（大部分有违法倾向）的初中生发展身体意识。当然，它也适用于小学生和高中生。在活动中，学生首先朗读了菲尔·杰克逊在带领湖人队取得胜利的过程中运用冥想的新闻简讯，以具体事例说明呼吸冥想的有效性。再加上这个阶段的青少年比较关注自己的身体，很容易就能调动起他们参与的积极性。

1. 学生会得到一个大号的"便利贴"，编号从 1 到 5，并写着以下内容：

1）吸气：

2）停顿：

3）呼气：

4）暂停：

5）捕捉到的变化：

2. 这个环节睁眼或闭眼都可以，学生跟随自己的呼吸，仔细地跟踪吸气和呼气的路线、节奏和时长，并注意观察在吸气和呼气之间是否出现停顿。接下来，学生观察吸气/呼气的时长是否均匀，以及二者之间的停顿时间有多长。该练习的目的是在不对呼吸做任何改变的情况下，将注意力和意识集中到呼吸上，因此没有对错之分。

通过简单的观察，学生就能注意到呼吸本身是如何随时间变化的。随着自我觉察能力的提升，可以转而关注肌肉紧张和其他感觉的变化。

3. 每天练习一次，每次练习前先进行 3 分钟左右的热身活动，然后根据学生情况进行 5～10 分钟的训练。让高焦虑的学生不断回答"便利贴"上的 5 个问题以帮助他们集中注意力。经过一段时间的练习，学生逐渐掌握了集中注意力的诀窍，可以不再使用"便利贴"作为辅助手段。

选做内容：结束呼吸冥想后，学生在每张"便利贴"的背面简要记下他们的观察结果。请见范例。

学生的观察结果：

1）吸气：比呼气长

2）停顿：没有

3）呼气：不均匀

4）暂停：有

5）捕捉到的变化：呼气随着吸气变得更加均匀

班级练习："环环相扣"的脑体操

脑体操是另一种简单而有效的练习，适用于那些在课堂上捣乱、打架或吵架后难以平静下来的学生。在让学生讲述事情的发生经过之前，先让他们进行脑体操练习。这个练习只需要 2～5 分钟，能够引导学生将注意力从爬行脑的生存功能中转移出来，减少肾上腺素的分泌。

"环环相扣"练习开始前，以舒服的姿势把一只脚踝交叉在另一只脚踝前，再双手交叉、紧握、拉向胸前。具体来说，可以先把手臂向前伸展，手背并拢，拇指指向下方。然后翻转手掌，将一只手放在另一只手上，掌心相对，十指交叉握紧。将紧握的双手向身体方向匀速运动，最后双手停在胸前，肘部向下。这种复杂的交叉运动有助于平衡和激活两个大脑半球的感觉皮层和运动皮层。

让学生保持当前姿势，同时翘起舌尖抵在门牙后方上颚处。这一动作可以将注意力转移到位于硬腭正上方的中脑。中脑将边缘系统中的情绪功能与大脑额叶中的理性功能联系起来，从而为有效学习和准确反应提供了一个整合视角[10]。

鲁比：一个不想逃学的逃学生

当我家访逃学的学生时，发现大部分学生的身体处于封闭、崩溃状态，伴随抑郁或慢性躯体症状，如头痛、肚子痛，尤其是腹泻。当我带领这些逃学生去探索他们的感觉、想法、意象和情绪，关注身体的不适部位时，常常会发掘出一个或多个创伤事件。当我询问这些学生是否有人可以倾听他们的痛苦和恐惧时，他们总是回答说"哦，不，我不会去找人倾诉"，或者"如果我提起这个话题，奶奶会杀了我"。

这类学生中，一部分无法到校学习，另一部分虽然能来学校上课，但每当遇到需要独立完成的任务时，头脑一片混乱，身体严重不舒服，请假去看校医或回家。如果有喜欢的老师来陪伴他们，可以在一定程度上帮助他们缓解不适感，提升安全感。许多人上学时就已经处于高度焦虑状态，脑海中自动浮现太多想法，给学校生活造成严重困扰。这类学生在学校非常安静，遵规守纪，老师误以为他们不在乎学习成绩或不喜欢表现自己。但是实际上很多学生非常关注自我表现，热爱学习，然而由于内心痛苦而羞怯，无法与人正常交流，就像安静的鲁比一样。

鲁比就是这样一个因头痛和旷课来寻求我帮助的十一年级学生。事实上，她还面临无法毕业的压力。当她不抑郁的时候又非常焦虑自己的学业。还记得大部分受创学生经历过的恐慌焦虑吗？那是一种迫在眉睫的威胁感，却又无法逃避的无力感。我们认为，这其实就是创伤的本质：逃避的冲动与无法逃避的矛盾感。摆脱"僵直反应"（抑郁）会给孩子带来强烈的活力感，但这对他们来说反而是一种可怕的体验。因为没有成人的关心和支持，他们只能依靠僵直反应等方式自我对抗创伤，然而这种反应方式不仅会干扰危机激活过程的完整循环，破坏安全感，还会给身体造成压力，耗尽能量。

幼年时期，鲁比的家里经常发生家庭暴力，终有一天母亲反击杀死父亲，母亲也入狱服刑，鲁比跟着奶奶和叔伯长大。当然，鲁比和她的兄弟姐妹、奶奶叔伯都受到了这一不幸事件的影响。鲁比以此为耻，从此将自己的情绪压抑在内心深处。我还了解到曾经目睹母亲反杀父亲那一幕场景的姐姐患有慢性疾病，一直接受家庭教育。鲁比也待在家里。虽然她很喜欢去学校上学，喜欢学习，然而每天在学校的时候她感觉压力非常大。经过咨询，鲁比的抑郁症逐渐减轻，生命能量有所恢复，开始尝试释放长期冻结的能量，这些能量是鲁比12年前为应对频繁发生的家庭暴力而激活的，结果导致鲁比出现强烈的头痛和胃痛感。

当鲁比第一次见到我时，并未打算讲述自己的故事。但她在讲述头痛和胃痛的感觉时，那些过去的画面又浮现在眼前，她控制不住地哆嗦和颤抖起来，痛苦的泪水奔涌而出。我把她抱在怀里安慰她，引导她整合那些支离破碎的记忆。双方约定每周会谈两次，直到鲁比乐于去学校，学习成绩有所进步，焦虑程度减轻时再减少会谈次数。经过咨询，第二年鲁比顺利毕业。她向我吐露，多亏了我帮助她克服那些消极情绪，否则她再也不会回归校园。

一般情况下，长期旷课的孩子很有可能患有创伤症状。家长感觉孩子遭受的痛苦具有很强的隐私性，也不认为自我表露内心秘密有助于症状缓解，所以往往不太愿意让孩子进行心理咨询。从这个角度来说，那些基于感觉的咨询技术具有突出优势：一方面，不需要询问学生家族史方面的问题；另一方面，简单易上手，辅导员、校医或学校心理老师都可以掌握该技术。当鲁比面对我时，她感觉自己可以畅所欲言，毫无顾忌地讲述起自己家庭的痛苦故事。她说："我听到隔壁房间有拖拽的声音……我很害怕。"其实她不需要告诉我这么多，只作简单地描述即可，"我很害怕"或"我想逃跑，却无法逃跑"。鲁比之所以会向我自我表露，是因为她觉得和我在一起很安全。其实咨询重点不在于她是否表露了非常多的细节，只要她在我的陪伴下，通过战栗、颤抖和哭泣去释放那些困扰她十几年的惊吓，就足以缓解无法去学校的症状。

当初发现鲁比的问题时，大部分老师表示鲁比已经十一年级了，不再是小孩子，可以自己处理自己的问题，一位老师甚至因为鲁比经常旷课批评她，说要给她打分不及格。只有科学老师深切感受到了鲁比的痛苦，像家长一样关心照顾她，并建议她去接受心理咨询。虽然咨询让痛苦的记忆重新浮出水面，但鲁比很喜欢这种以感觉为基础的心理探索。随着恐惧和悲伤情绪的缓解，她的胃痛、头痛和疲劳感也减轻了，终于可以投入学习了。

老师要像科学老师帮助鲁比这样，及时发现学生的问题并转介他们去相应的咨询机构。抑郁通常是创伤的症状之一，表现为情绪体验和身体体验。学校辅导员、学校心理老师和校医可以参加相关培训，学习这种威胁性较小、基于感觉的咨询技术来辅导学生。阅读本书后，你会发现运用这些原则帮助困难学生是一个良好的开端。如果你想参加更专业的培训，请联系人类福祉基金会，获取身体体验疗法培训项目的详细信息。如果你的学校没有心理老师，你可以在基金会网站上搜索曾接受过身体体验疗法培训的心理咨询师，或者请学生互助小组推荐介绍儿童创伤咨询师或咨询机构。请记住，一定不要忽视学校里那些默默无闻的学生！最能帮助鲁比这类学生的人是她身边每一位富有爱心的老师。

卡洛斯：一个逃学且不服管教的学生

卡洛斯的头又垂下来了！卡洛斯数学考试经常不及格，隔三差五因为违反纪律而受到批评，且大部分捣乱行为是在数学课上发生的。这一次，数学老师因为他不认真听课要把他赶出教室，结果卡洛斯当场和老师吵起来。每次老师批评他，要求他好好表现时，他就会顶撞老师。老师描述道："这时卡洛斯会猛地站起来，转身离开教室。"因此老师确信他患有注意缺陷多动障碍。

"情绪切换"：开发内部资源

许多学生和卡洛斯一样不愿意写作业，在薄弱学科上表现得特别明显。部分学生还想学习，但是无论怎么努力都无法坚持学习。对于这些学生和他们的老师来说，每一天都是漫长的煎熬。这些孩子往往因为自己缺乏学习能力而深感愧疚，他们很想改变自己的态度或情绪，却又无能为力。由于挫折耐受力较低，他们在某项活动受挫后很容易爆发，无法灵活地切换到其他活动上。

卡洛斯见到我时说自己非常讨厌数学。我认为与其问他"你为什么讨厌数学"，不如和他开启一段基于感觉的旅程。接下来的活动是我为帮助卡洛斯和像他一样陷入绝望的学生而创立的，称为"情绪切换"（mood shifting），旨在帮助孩子发现自己内在的心理弹性，摆脱负面情绪的束缚：

1. **建立安全感**：我既没有劝说他改变对数学的态度，也没有赞美数学的好处，而是让卡洛斯知道我非常理解他对数学的讨厌。让他知道，只要他愿意，我愿意陪他一起面对内心的煎熬。

2. **处理好自己的感觉、意象和情绪**：我让卡洛斯想象面前有一张数学试卷，并要求他讲述想象中看到的所有内容。以下是他的描述：

"我的大脑一片空白。我看到一道题不会做，感觉面前耸立着一道高墙。"我请他描述一下对那堵墙的感觉。他这样形容："每当上数学课时，我感觉左太阳穴上方有一个碎纸机，把我脑海中所有的知识都搅碎了，其他的课没有这种感觉。"

3. **开发心理资源**：我请卡洛斯回忆他什么时候喜欢过数学。卡洛斯马上回答说根本没有喜欢过。我让他多花点时间好好想想，努力找到一个对数学感觉良好的时刻，不管多久之前的感觉都可以。卡洛斯花了好一会儿才想起来，对我讲述了下面的故事：

他一年级时的数学老师有次上课讲授加法的运算，全班都没听懂。老师又演示了一次，这次卡洛斯听懂了，但是他的好朋友奥斯卡却依然没有听懂。老师让卡洛斯给奥斯卡讲讲。当奥斯卡在卡洛斯的帮助下弄明白这道题时，卡洛斯说自己当时"感觉非常棒！"。卡洛斯眉飞色舞地给我讲述了这个故事。虽然这是发生在一年级的故事，但是依然给卡洛斯带来良好的体验，卡洛斯讲完后感觉很自豪，抬头挺胸，显得非常自信。当被问及此刻身体的感觉时，他回答说"非常温暖"。而刚开始见面时，卡洛斯全身无力，几乎是歪倒在沙发上的。

从欢乐到痛苦，再从痛苦回到欢乐：摇摆的力量

从卡洛斯的微笑中可以看到好转的曙光，我让他再次回忆并描述碎纸机的形象和感觉。他说它看起来像一个正方形。当他仔细观察正方形的大小时，回忆起一段伤心的经历，并讲述出来。卡洛斯成长于单亲家庭，父亲在外工作，多由哥哥来照顾他，然而哥哥经常讽刺挖苦他。有一次哥哥教他做数学作业，他一直不理解试卷中的某道题，哥哥逐渐不耐烦起来，还骂他是一个"蠢货"。卡洛斯羞愧地低下头，忍不住趴在桌子上哭了起来。这是卡洛斯第一次从外显记忆中回忆起他对数学的排斥。讲述这段经历时，卡洛斯忍不住又哭了起来。我陪伴他一起回忆了这段痛苦的经历，并向他解释这绝不是他的错，是他哥哥不该用那些刻薄的话伤害他。我还告诉卡洛斯他很聪明，一点都不傻。

等卡洛斯平静下来后，再次在想象中观察这个正方形的碎纸机，想象它变得越来越小，直至最后变成了一粒小小的沙子。然后我让他回想一下他在五年级时遇到的一道很难的数学题，那堵墙的感觉又回来了。这次当他面对这堵墙时，感觉眼前一片黑暗。我让他想象一个相反的场景，卡洛斯说看到自己冲过了这堵墙，来到墙的另一边。这个过程代表了卡洛斯对刻薄和羞辱做出的积极的自我保护，短短的 30 秒内，他就能看到另一个崭新的自己！

卡洛斯对当年被哥哥羞辱的画面产生了闪光灯记忆（flashbulb），留下深刻而持久的印象，当时的耻辱和创伤没有得到有效释放，长期以来一直困在身体记忆中，影响和塑造卡洛斯对外界信息的感知方式。一旦无意识中的内容进入意识领域，并得到释放，那些痛苦的、"被遗忘"的经历就无法继续控制卡洛斯了。巴塞尔·范德考克曾说过："创伤性记忆需要转化为日常记忆，也就是说，它们需要在共情、安全的环境中进行修改和改变，并被重组成有意义的故事。"[11]

2001 年，在"治愈创伤：依恋、创伤、脑和心理"的高端论坛上，丹尼尔·西格尔在报告中提到："当一个人能够将自己的经历编织成一个连贯的故事却没有陷入崩溃的时候，意味着他已经从早期创伤经历中痊愈了。人生充满欢乐，但也伴随着痛苦。当积极事件对我们产生主要影响时，我们意识到生活是既有成功也有失败，既有欢笑也有泪水，正是这些悲欢离合构成了丰富多彩的人生！"[12]

当一个孩子对学业感到羞愧时，羞愧感会把这段经历深深地铭刻在内隐记忆中。由于被哥哥辱骂过后，卡洛斯一直没有获得富有成就感的数学学习经历来抵消那次羞愧，当时的那段经历被冻结在卡洛斯的身体里，始终如乌云般笼罩在卡洛斯的头上，让他感觉"一切都不会改变"。当个体的内在体验没有发生改变时，自我概念也不会改变。引导卡洛斯感受积极愉快的体验，可以为他提供新的资源来应对数学和其他压力源。

巩固卡洛斯的新资源

接下来，我让卡洛斯回忆并讲述帮助奥斯卡的详细经过。卡洛斯一边讲述一边表示自己感到非常自豪，非常高兴。我请他仔细感受是在身体哪些部位体验到这些情绪的。他毫不犹豫地指了指自己的胸腔。然后我让他描述一下胸腔的感觉。卡洛斯回答说："我的心里感觉暖洋洋的，就像掉进了蜜罐中！"卡洛斯的脸上绽放出久违的灿烂笑容，然后说："我现在可以回去做数学试卷了！"

负责快乐和安全的神经元连接通路只能通过反复体验来得到增强。当个体经过反复练习能够主动体验自己身体的感觉时，一种全新的学习方式就会发生，逐渐优化脑的功能。强烈的积极情绪体验有助于学生记住他们所学的内容。强烈的愉悦感还为学生接纳老师和辅导员的授课内容奠定了良好的学习氛围。而见证和强化学生的积极变化也会改变老师对自己的评价。这其中的诀窍是个体能够充分发展作为情感（如幸福和骄傲）基础的身体感觉（如暖洋洋和蜜罐），这些身体感觉既能被深刻地感受到，又能被自如地表达出来。

我向卡洛斯解释说他对奥斯卡的热情帮助，以及他对自己熟练掌握数学知识且能当小老师的自豪感将永远成为他自己的一部分。无论别人如何否定他，也不能扼杀这种感觉，因为这是源自他内心的真实感受。这就是教师和辅导员可以帮助学生发掘的最好的资源。这些个人资源是便携式的，无论学生走到哪里，都一直藏在学生的体内，随时调取使用。这些内在的"感觉"体验有助于学生发展良好的自我同一性。

最后，卡洛斯还同意回去后进行自我练习。每当他学数学感觉大脑一片空白或烦躁沮丧，自己即将爆发时，就停下来"切换情绪"——回忆自己作为"老师"辅导奥斯卡的画面，并仔细回想自己帮助奥斯卡掌握加法的详细过程。等到他感到轻松安全时，就回到现在，再次尝试解决当前的数学题，或者请教老师和家长。

咨询结束后，我定期回访卡洛斯和他的老师，发现卡洛斯还有其他问题要解决。多年前卡洛斯的父母就已离婚，他一直跟随父亲生活。最近他离开父亲，开始跟随母亲生活。卡洛斯搬走后，很少有机会去看望他的父亲，也不喜欢继父，因此情绪非常低落。我让卡洛斯回忆他和父亲一起玩耍的场景，他生动地描述了他们一起在雪地里滚轮胎的画面。我引导卡洛斯描述下此时身体内部的感觉。卡洛斯感觉肚子比较舒服，心里感觉好多了。卡洛斯再次成功体验到回想和感受一段愉快的记忆可以改变情绪这一法宝的有效性，自己并不是无能为力的，自己拥有主动选择权，可以选择不陷入悲伤或愤怒之中！他把这些美好的感觉统称为"幸福岛"。现在他的记忆中拥有了两次成功的身体体验。不久，卡洛斯就不再讨厌数学了，老师说他在数学课上不再发脾气了，成绩也在一次次完成作业的过程中逐渐提升。

避免和识别误诊：是自闭症还是创伤后应激障碍

学校心理老师、言语 – 语言治疗师、教师和辅导员不要草率地给学生做出诊断。我曾在一个学前特殊教育评估中心工作，惊讶地发现许多家长在孩子 3 岁左右时，因孩子语言能力、社交技能发育滞后，行为刻板迟钝而带去进行测验评估。相当比例的幼儿接受心理评估后被诊断为自闭症。虽然从表面看，这些学步儿和学龄前儿童表现出明显的自闭症状，但实际上相当比例的儿童其实是患有创伤后应激障碍，他们经历过分娩创伤、紧急外科手术或遭受过虐待。因此，对这些儿童来说，在不考察创伤经历的情况下就做出自闭症诊断是不合适的。

幼儿园老师发现某些幼儿发育迟缓时，常常建议他们去接受特殊教育。例如有一个 5 岁的男孩，他强迫性地重复阅读同一个短语，最高能重复 26 遍。他上课时坐不住，身体一直来回晃动。表达能力也有限，和老师、同学很少或根本没有眼神交流。家长和老师都怀疑这个孩子患有强迫症或自闭症，从未考虑他是否患有创伤后应激障碍。由于人们对创伤缺乏了解，很容易出现这样的误解。

部分被诊断为自闭症的幼儿误打误撞地接受了游戏疗法，一些症状，如眩晕、情感冷漠、过度专注物体、注意转移困难等，幸运地"神秘消失"。下面这个故事是语言病理学家帕蒂·埃利奇（Patti Elledge）分享的，讲述了一个名叫福雷斯特的男孩被误诊的故事，非常具有代表性。帕蒂一方面使用身体体验疗法帮助福雷斯特，另一方面向父母讲解创伤对神经系统的影响，双管齐下，

"治愈"了福雷斯特的自闭症，或者更确切地说治愈了自闭症的误诊。

福雷斯特：一个被误诊为自闭症的受创孩童

福雷斯特是个漂亮的小男孩，还不到 3 岁，已经被诊断为自闭症。福雷斯特有些症状确实类似于自闭症，例如，他平时笨手笨脚的，很少和他人进行眼神交流，不善于交往，玩玩具时也从不发出任何声音。除了高声尖叫，他很少说其他话，无论别人对他说什么都不做任何反应，连别人叫他的名字也没有反应。福雷斯特的父母非常着急焦虑，却又无计可施，只能看着宝宝边哭边闹。于是父母就带福雷斯特去看心理咨询师。结果福雷斯特被诊断为自闭症，还要参加一个针对自闭症儿童的早期干预项目，该项目采用严格的行为条件反射和严谨的训练程序来帮助儿童掌握言语和注意技能。然而福雷斯特并不愿意参加。

于是父母又带他到帕蒂·埃利奇那里接受言语–语言治疗。福雷斯特刚走进帕蒂的办公室时，眼睛清澈明亮，脸上带着真诚的微笑，还流露出对游戏的期待。然而，当帕蒂用微笑、玩具和互动来迎接福雷斯特时，却心疼地发现他陷入了沉默，没有任何话，离她也越来越远。

幸运的是，帕蒂发现了福雷斯特的严重创伤经历。他在胎儿期和出生时都不顺利。母亲最开始怀的是一对双胞胎，因为过度焦虑及心率过快而接受了药物治疗。妊娠晚期，母亲感觉肚子里俩孩子的活动减少许多，去医院检查后进行了紧急剖宫产手术，但福雷斯特的双胞胎弟弟已经死亡。

虽然福雷斯特幸运地存活下来，看起来也很"正常"，但出生后不久就出现了医疗问题。他的血小板和血糖指数过低，血胆红素指数过高。父母被告知福雷斯特是一个高危新生儿，为了福雷斯特的健康，他们只能强忍关爱之情不再去触摸或拥抱他。三周后福雷斯特的生理指标恢复到正常水平，从重症监护室转入普通病房。

福雷斯特的父母第一次当父母既兴奋又焦虑。一对双胞胎，一个不幸死亡，幸存的那个还体验到了严重的创伤经历。为了照顾好这个幸存的宝宝，他们做了所有力所能及的事情。可以想象，当看着可怜的宝宝不停哭闹时，他们的心都碎了。更糟糕的是，福雷斯特 3 个月时做了疝气手术，6 个月时因严重贫血而住院治疗。18 个月时，他又从秋千上摔下来跌断胳膊，由于福雷斯特不配合治疗，医生要求父母按住尖叫的福雷斯特，给他做 X 光检查和石膏固定，给他带来了严重的心理创伤。后来，他还在误吞过硬币，摔断过腿，更加重了他的医疗创伤，带来巨大的压力。

这些早期创伤都会造成类似自闭症的症状。产前创伤加上 3 周的侵入性急救医疗措施，使福雷斯特的神经系统处于高度觉醒状态。佩里（Perry）和波格斯（Porges）指出，在婴幼儿这个发育的关键期，如果宝宝没有得到照料者的触摸，逐渐增大的压力会对快速发育的脑造成长期影响。[13] 丹尼尔·西格尔和艾伦·肖尔（Allan Schore）博士也提到过，这种严重的、持续的失调可能是解离这一特殊的心理 – 生理状态的核心。[14] 这从福雷斯特的退缩行为和茫然表情中可以轻易辨认出来。这些反应是福雷斯特面对压倒性的恐惧无法战斗或逃跑时自动激活的应对机制，是一种正常的、本能的节能装置，也是福雷斯特唯一的应对机制。福雷斯特受到过度惊吓，防御机制陷入"冻结"，在那些尚不了解早期创伤的破坏性影响的心理学者眼中，是典型的自闭症症状。

这样的误诊很常见。由于美国很多新生儿出生时会与母亲分开，这也导致很多孩子在进入校园时仍有未处理的创伤经历，这些创伤是他们语言和社交能力发育迟缓的核心问题。福雷斯特就是典型的例子。

帕蒂怎样帮助福雷斯特

帕蒂没有重点处理福雷斯特的言语和行为，而是设计了一个为期 6 个月的咨询方案，将重点放在家庭教育上。父亲或母亲陪同福雷斯特参加每次咨询，学习识别副交感神经系统控制下的安静状态。首先保证父母掌握该技能，然后再去培训福雷斯特。咨询的首要目标是培养母亲的平静感和安全感，指导父母觉察自己的感觉，提升激活水平、着陆感和安定感。随着母亲越来越准确地体验到自己的感觉，与自己建立了积极的联系，她也体会到了自己与福雷斯特进行情感交流的收获。很快母亲就意识到自己保持冷静是良好的亲子互动的前提条件，她相信随着咨询的进行福雷斯特会逐渐痊愈。

在接受咨询之前，母亲误以为她需要为宝宝做许多事情；接受咨询之后，她开始意识到少做才是治愈宝宝的秘诀。当家人不再纠结自己的付出，转而在适度照料、充满笑声、温馨的氛围中处理自己的悲伤时，福雷斯特的问题也迎刃而解。当他莫名其妙地发脾气时，父母先进行自我调整，关注自己内心的感受，让自己冷静下来。他们的冷静能够为福雷斯特提供安全的避风港，带动福雷斯特逐渐平静下来，进行积极有趣的互动。父母也不再过度追逐和回避福雷斯特的反应，而是学会跟随福雷斯特的节律进行更加有效的互动。他发脾气后的咕咕哝哝是在告诉父母他还想继续玩游戏；他扑向父母则暗示他渴望父母的陪伴。福雷斯特开始越来越多地表达出渴望人际交往的迹象，他和父母的目光接触越来越多，说话越来越多，开始模仿周围人的一举一动。到咨询的第五个月，他能够玩玩具了，并表现出一些象征游戏（symbolic play）的迹象，这些都不是自闭症的症状表现。

为了帮助福雷斯特从创伤性冻结状态走出来，积极参加社会交往，最后几周以角色扮演的方式进行了言语和语言治疗。福雷斯特通过一个叫诺亚的娃娃和一个叫基特的医生木偶逐步克服对医生办公室的恐惧。然后帕蒂陪着福雷斯特去看儿科医生，当福雷斯特进入候诊室时，因为恐惧而无法动弹，他喊道："我们快跑吧！"于是帕蒂陪他从门口跑出去，冲到对面的草地上，哈哈笑着躺下来。经过几次"逃跑"活动，福雷斯特对医生办公室的恐惧越来越小。这个游戏为福雷斯特打开了一扇紧急逃生的大门，过去他从未有过逃跑的经历。此时，逃跑这种防御性定向反应可以帮助福雷斯特成功应对以前无法抗衡的威胁情境，获得能量和控制感。福雷斯特全家继续围绕各种创伤主题进行故事改编，如探讨怎样与一个愚蠢的木偶医生和一群调皮捣蛋的猴子玩耍。（如果你想详细了解如何使用身体游戏疗法指导有创伤经历的幼儿，请参阅第4章"萨米的故事"。）

福雷斯特的幸福结局

福雷斯特是婴儿期创伤修复和疗愈的典型案例。他曾被误诊为自闭症，目前在一所普通学校就读，情绪表达正常，沟通能力良好，结交了几个好朋友。父母对福雷斯特的改变十分高兴，也强烈希望学校和有关机构多宣传福雷斯特的故事和相关知识。可见，如果你是学校的心理咨询老师，在做出自闭症的鉴别诊断之前，一定要先排除创伤后应激障碍的可能性。

愤怒管理课程指南

"愤怒管理"不适用于受创学生的原因

如第 4 章所述，三位一体脑理论说提出人脑由三个不同的部分组成。理性脑主要指大脑皮层，负责人类的思考和理性功能；情绪脑主要指边缘系统，负责情绪表达、共情理解及经验储存；最后一个是爬行脑，也是人脑的重要组成部分，负责生存本能。一个受创儿童的大脑会发生改变，始终处于"高度警觉"状态，对极其微小的刺激也能迅速做出强烈反应。这些刺激可以是常见的、具体的，也可以是难以理解的，都能够让儿童陷入闪回之中。下面这个场景直观展现了一个患有创伤后应激障碍的儿童的症状表现。

某天上课时，狂风大作，一名高中生焦躁不安，无法专心上课，于是来到心理咨询中心。他向咨询师说狂风让自己不断地回想起被攻击的场景，内心非常焦虑恐惧。他不知道自己为什么会如此紧张，为什么会有这么强烈的攻击欲望，虽然他知道这样做是错误的。接着他画了一幅画来描绘自己内心的愤怒，他看着画中散落在地上的树枝突然想起了那根曾长期虐待自己的木棍。他的母亲是一名来自柬埔寨战争的难民，当年患有严重的抑郁症，他只能跟领养人一起生活。在四年多的时间里，领养人经常用一根木棍无故殴打他。解开这些错综复杂的创伤网络的方法便是理清各种刺激之间的关系，这些刺激被强烈的本能防御能量纠缠在一起，导致个体过度警觉。一个简单的面部表情、文字、气味，或者上述案例中散落在地的树枝，都能触发防御警报，瞬间让过去的创伤记忆重新进入脑海。而安全解除这些强烈而持久的刺激－反应模式的最佳方法是通过身体重新体验当时无法做到的战斗或逃跑反应。

无论是语言交流，还是理性分析实际后果，都不能消除各种刺激之间的相互联系。一旦爬行脑做好了生存应急准备，就不再需要语言了。具体来说，当杏仁核被激活时，只向小脑发送紧急行动的指令，大脑的语言中枢处于抑制状态。因此，创伤后应激障碍患者主观感知到危险时，会自动绕过理性脑的认知网络。功能性磁共振成像表明，有过创伤经历的个体与正常人的神经回路存在较大差异。它不是同时向理性脑（负责评估威胁是否真实存在）和爬行脑（确认威胁后采取自我保护措施）发送信息，而是自动沿最短路径快速发送到爬行脑，尽快做出求生反应。[15]

学校开设的愤怒管理课程并没有吸收三位一体脑理论。正因为该课程没有考虑创伤后应激障碍患者的认知神经机制不同于正常人，所以效果甚微。虽然认知行为疗法的一些具体技术，如从一数到十、调整呼吸，思考各种结果、与人交流、解决问题等，在一般情况下是很好的减压方法，能在一定程度上帮助学生处理愤怒或沮丧情绪。但是，如果在有过创伤经历的学生对小事反应过度时，依然通过理性思维来解决过度反应，那就效果甚微了。

愤怒管理的备选方案

教师可以指导学生尝试关注身体内部的变化，并练习调节自己的唤醒水平，循序渐进地释放体内的强烈能量。下文详细介绍了帮助学生解除慢性创伤模式和反应的操作。

1. 将强大的生存能量导向特定的身体活动，通过活动释放能量，进而促进健康的自我保护、应对准备和防御反应。这个过程能够通过身体精细的感觉 – 运动系统来完成源自创伤事件的不完整反应。游戏可以在任课老师、体育老师或其他成人的带领下，全班共同参与，其间要特别关注那些需要额外指导的受创学生。（本章后面内容会介绍相关游戏。）

2. 当学生重新产生创伤体验时，如果能得到成人的陪伴，就会发生深层能量的释放。辅导员、学校心理老师、校医或导师能对学生产生重大影响，他们要学会在一个安全的、无偏见的、没有干扰的环境中引导学生探索自己的内部冲动和感觉。让学生静坐，不要对学生进行任何批评教育，不去打扰学生，保证学生有充足的时间来处理身体内部的强烈情感体验。在这个过程中，学生会逐渐发生变化，他们发现自己控制不住地颤抖、战栗、流泪、发热、出汗、大笑或降低压力。这些自主反应可以进行客观观察，可以增强，也可以减弱。这种宣泄方式会带来感知和行为上的双重变化，也会以非语言的方式重组自主神经系统的反应方式。经过多次练习，中枢神经系统进行重新整合，神经通路能够同时向本能脑和理性脑发送信息，理性脑开始逐渐发挥自己的作用。随着学生开始控制自己的觉醒状态，他们有了更多的思考机会，更善于关注自己的状态，减少冲动行为，与人友好交往。下面请见托尼和米奇的故事。

创伤疗愈等于重寻平静：托尼和米奇的故事

下文是过往创伤导致本能反应的案例，也是愤怒管理课程的备选方案。教师陪伴学生，为学生提供安全感，让学生平静心情，逐渐引导学生进行深层能量的释放。咨询师没有让米奇转到其他班级，也没有推荐他参加愤怒管理小组，而是采用了这种基于感官的疗法。在咨询师的帮助下，托尼和米奇一步步地释放出内心强烈的紧张情绪，并转变观念和态度。

两年前米奇走路时被车撞了。事故发生后，他很容易疲劳，有轻微的癫痫发作，容易紧张，有时还会口出恶言，甚至攻击他人，但在车祸之前他从未有过攻击行为。

一天，米奇在教室和同学一起做科学实验。有几位同学敷衍了事，没有认真参与。米奇非常认真，多次劝说这几位同学积极参与，然而他们依然我行我素，这让米奇非常生气。其中托尼表现得尤为明显，面对米奇的劝说故意哈哈大笑。老师还没反应过来，米奇就扑向托尼，掐住托尼的脖子。据周围同学讲，米奇的爆发非常突然、迅捷，就像一只青蛙敏捷地伸出舌头捕获昆虫。大家纷纷上前帮忙，才让米奇松开手。

米奇的表现吓坏了所有人，也包括他自己，因为他一直感觉自己是个性格温和的孩子。他描述了自己从着急到暴怒的过程，表示"我真的不知道自己为什么会这样"！最后，米奇向托尼和全班同学公开道歉。米奇感觉十分羞愧；托尼却感觉又气又怕。

米奇被汽车撞伤后从未接受过情绪急救，他身体内一直残留着与死亡擦肩而过时没有被完全释放出来的强烈能量，所以他对各种压力的忍耐阈限非常非常低。与米奇发生冲突之后，托尼时而陷入愤怒，时而身体僵硬。辅导员和他俩谈话后，决定先把米奇调离原来的小组，这样两个男孩就不会有交集了。我接到米奇的来访后，提出另一种处理方法：先分别和两个男孩进行单独交流，然后约双方坐在一起，共同协商解决方案，最后执行这个方案。

米奇是个彬彬有礼的男孩，冲突发生后一直陷入孤独和愧疚之中。他非常期待和我的会面。他说这都是他的错，自己愿意向托尼道歉并做出补偿，希望得到托尼的谅解，也希望全班同学不要误解自己。而另一方面，托尼的反应也很强烈："什么？我再也不想见到米奇了！他不要再来找我！"

我告诉托尼我完全理解他的感受，知道他当时喘不动气，知道他的身体已经做好战斗准备。我还提到，当时他很想痛打米奇一顿，但最后关头克制住了自己的冲动，因为他不想惹上更多的麻烦。托尼起初不太认同这个说法，最后还是勉为其难地同意了。

托尼在椅子上坐立不安，上身绷紧随时准备打架，双腿不停地颤抖。我请他说说自己此刻的感受，他说自己很生气。米奇则承认了自己的错误，检讨自己不应该攻击托尼，并真诚地向托尼道歉。他问托尼自己怎么做才能原谅自己，托尼说："早知现在何必当初！你已经深深地伤害了我！"

到目前为止，整个咨询过程似乎很顺利，但接下来的事情却骤然发生转折。我让托尼关注身体内部的感觉，并处理相关的身体反应。我带领这两个男孩做了一个小活动。他们之前通过其他途径认识了我，也非常信任我，信任产生了安全感，而安全感能推动他们发生积极变化。

接下来，我解释说自我保护行为是一种本能行为，是一个正确选择。当一个人受到攻击时，会自动进行反击。所以托尼遭到米奇的威胁时，身体会自动产生战斗反应，只是没有表现出来而已。我让托尼描述一下此刻的感受，他说自己仍然想打米奇报仇。我耐心地引导托尼具体描述身体里的"战斗欲望"，他说自己上半身非常紧张。我让他继续讲述其他的具体感受，也包括具体的身体部位。于是他描述自己的胸部、肩膀、手臂和手掌中藏着强烈的力量，心跳也非常快。我问他感觉自己做哪些动作可以释放这些紧张感。他说要拿根棍子或挥舞拳头揍米奇一顿。

我让托尼环顾一下房间，再看看米奇，分析此刻是否存在什么危险。当他觉得没有任何危险时，我请他把注意力转回自己身上，关注自己的身体是否已经做好了自我保护的准备。接下来，我让他把全部注意力放在完成挥拳、出拳或任何自然出现的身体反应上——并仔细分辨哪些动作最令自己满意。他闭上眼睛，发现这些感觉都不是自己想要的。他最想干的是冲上去抓住并扯下米奇的胳膊。在我的鼓励下，托尼先在想象中完成了这个过程，然后鼓足勇气不再压抑自己的感觉 - 运动冲动，尝试做出了轻微的慢动作。然后我让托尼休息一会儿，托尼休息时身体控制不住地轻轻颤抖起来。我解释说这是他的身体正在释放自冲突事件发生以来一直被压抑的反击能量。他很奇怪为什么自己的身体颤抖得这么厉害，不过，他并没有感到烦恼或害怕。这两个环节（做出向米奇报仇的小动作、通过自主颤抖来释放滞留的能量）各用了15 分钟。当托尼的身体释放完所有的紧张能量后，不需要我再劝说什么，他就自然而然地原谅了米奇。这就是为什么在生理层面进行创伤疗愈可以快速有效地重寻平静的原因所在。

之后，两个男孩继续在一个班级学习，再也没有发生过任何冲突。当然，米奇在冲突解决后又连续进行了几次心理咨询，治疗效果远远超过了冲突解决、避免双方见面和"愤怒管理"等方式。当学生学会以一种健康的、积极的方式做出攻击性行为反应时，就能平复持续兴奋的神经系统，降低报复感，有效化解校园冲突。

校园欺凌

像亚历克斯摔椅子、米奇攻击托尼这样的暴力行为往往让教师感到困惑不解，而且伴随潜在的危险，但这些并不是恶意欺凌行为。这些暴力行为往往突然爆发，难以提前预测；但恶意欺凌行为往往是有预谋的。被欺凌者经常在学校里受到身体虐待，产生无力感和羞愧感，还有可能无意之中成为欺凌者，恐吓、羞辱比自己更弱小的学生，如恶意捉弄、勒索财物或身体伤害。当然，处于弱势的学生往往也有创伤史。

1999 年，科罗拉多州利特尔顿附近的科伦拜恩中学发生校园枪击惨案，造成 15 人死亡。之后，科罗拉多州和其他几个州制定了反校园欺凌法案。某报纸撰文分析惨案原因，指出凶手曾抱怨自己被其他学生骚扰、嘲笑或虐待过。据统计，每年有 15% 的学生受到欺凌。[16]

美国联邦调查局与美国暴力犯罪分析中心详细分析了 18 起校园枪击事件，于 2001 年联合发布了调查报告。报告结论是："既没有校园杀手的共同规律分析，也没有详细的危险信号清单能够准确预测哪些学生会在学校造成致命伤害。"[17]

除了受害者，霸凌者和枪杀者也会深感不安。有些人有严重的创伤经历，如遭受过严重的家庭暴力；另一些人并没有表现出明显的创伤经历。读完这本书后，你能更深入地理解导致创伤反应的"隐藏"原因，由于这些原因的影响，即使家庭幸福、环境安全，儿童也会出现攻击行为。当然，这些有过受创经历的学生并不意味着已经无可救药了，如果教育工作者能准确辨别出受创学生，提供必要的支持，就能帮助这些学生重建健康、有韧性的神经系统，更好地实施亲社会行为。

校园暴力

虽然大多数受创学生表面上并没有表现出暴力倾向，但各种研究表明，几乎所有的暴力犯罪者都曾遭受过悲惨的童年虐待或创伤事件。有研究调查了14 名入狱服刑的少年杀人犯，结果发现他们全部有严重的头部外伤史，其中12 人曾遭受过身体虐待。[18] 罗宾·卡尔·莫尔斯和梅瑞狄斯·威利在《托儿所的幽灵：追踪暴力根源》一书中，全面回顾了与暴力行为相关的产前和婴幼儿期影响因素的研究，得出的结论是两个或两个以上的因素共同作用影响了个体的暴力行为类型，这种负面影响也可以通过早期干预进行预防。[19] 例如，如果个体遭遇过分娩并发症或分娩创伤，0～1 岁时被母亲排斥，很有可能在未来出现暴力行为。这一证据足够令人信服并显著改变了我们对暴力行为的看法。

然而，到目前为止，还没有有效措施能彻底解决暴力的创伤根源。一般情况下，学校对暴力学生的处理措施多为惩罚、停课或开除学籍；或者由刑事司法系统对这类学生提起诉讼，送入工读学校。但这两种方法都不能彻底解决当事人的创伤，而且对社会具有巨大的破坏力。

为了预防和减少学校的暴力行为，我们必须承认未处理创伤的重要影响作用。巴塞尔·范德考克曾在其著作《创伤压力：毁灭性经历对心理、身体和社会的影响》（*Traumatic Stress: The Effects of Overwhelming Experience on Mind, Body, and Society*）中说过："被侵害经历的重现是社会暴力的主要原因。"[20] 幸运的是，学校可以提供很多帮助。

作为暴力旋涡的创伤再现

> 它让我们大吃一惊。
>
> ——西格蒙德·弗洛伊德

治愈创伤的动力和创伤的症状表现一样强烈。遭受身体虐待、性侵犯和情感忽视的儿童会不由自主地卷入复制原始创伤的情境，他们通过创伤重演来解决创伤的动力强烈而迫切。早期遭受过性侵犯的儿童，长大后很可能出现卖淫、跳脱衣舞或性乱交等行为；早期目睹或有过虐待遭遇的儿童，长大后很可能渴望被虐待或成为施暴者。有受虐经历的学生很容易像磁铁一样聚在一起：欺凌者和受害者往往都有一个共同的特点，那就是早期遭受过创伤。

重演被定义为一种不成功的尝试，是个体试图激发强烈的生存能量用来防御主观感知到的重大威胁。电视剧《法律与秩序》第一季第二集生动讲述了一个暴力行为的案例——"地铁里的流氓"（"Subterranean Homeboy Blues"），概述如下：

在影片的开头，一个名叫劳拉的年轻女士在等地铁。她眼神恍惚，身体像人体模型一样僵硬。突然过来一个乘客，经过她面前时猛力挥舞了几下手臂。劳拉警惕地盯着他，但身体仍然静止不动，好像被冻僵了一样。随后她进入拥挤的车厢，车厢里有两个黑人青年不断骚扰她，于是劳拉从包内掏出手枪朝他俩开火。

在这起枪击事件的六个月前，舞蹈演员劳拉在地铁里遭到三名男子的殴打和强奸。她受伤非常严重，进行了好几次背部手术，被迫放弃自己热爱的舞蹈事业。自此之后，劳拉买了一把左轮手枪随身携带，时刻准备自卫。地铁上的枪击事件在她看来，是为了自卫而采取的无奈之举。

愤怒的两种表现：对外攻击与对内伤害

除了明显的"创伤事件"（如劳拉突兀的枪击行为），许多学校还发现越来越多的学生因家长的情感忽视而构成创伤经历。早期和长期的情感忽视会将儿童软弱无力的愤怒转换为冷漠。屡禁不绝的校园枪击事件让我们发现许多年轻人存在情感冷漠、攻击性强的特点，而这只是冰山一角。侵犯行为还有多种表现形式，如欺凌、勒索、性骚扰、网络人肉搜索、辱骂和团伙暴力等。

同样令人吃惊的是，越来越多的抑郁学生采取了自我伤害行为。这些行为包括自残、烟头烫伤、饮食失调、拉扯头发、撞头、酗酒、药物滥用和其他形式的高危行为。一位研究自残的专家提到，现在已出现每月按期举行的"自残俱乐部"，吸引了大量自残儿童。《医学邮报》曾采访过多伦多的一名少年，这名少年漫不经心地说："我们学校以学生自我割伤而闻名。"也有许多青少年在貌似安静的绝望中试图自杀或已经采取自杀行为。[21]

朱迪思·赫德曼（Judith Herman）和巴塞尔·范德考克的研究显示，割伤和自杀行为与早期虐待（尤其是性虐待）和情感忽视存在密切联系。[22]范德考克说，个体在童年时的想法是"我希望我一死百了"，但进入青春期以后，这种未经处理的创伤会导致疼痛加剧，想法变成了"我随时可以自杀"。这些慢性破坏性行为是情感调节功能受损的结果，破坏了整个心理-生理系统。没有成人的陪伴，儿童就无法拥有自我安慰的能力。当然，对内伤害行为也可能是由其他具有强烈影响力但又不易察觉的潜在因素造成。如医疗创伤或手术创伤破坏了儿童的安全界限，这是另一个常见的创伤来源。

父母缺失之下的愤怒

加博尔·马泰（Gobor Maté）是一位来自温哥华的医生，也是《紧紧抓住你的孩子：为什么父母比同辈群体更重要》（*Hold On To Your Kids: Why Parents Need to Matter More Than Peer*）一书的作者，他在书中写道：

> 挫折是人类目标没有实现时的本能反应，尤其是在基本需要没有得到满足时挫折感最强。暴力是一种不成熟的表现，在青少年中尤为普遍。而不成熟和与之相伴的挫折有着同样的根源——年轻人没有得到成人的细心呵护，情感需要得不到满足。[23]

马特认为美国诗人和社会评论家罗伯特·布莱（Robert Bly）将日益增多的暴力现象称为"父母缺失之下的愤怒"是非常生动形象的。温哥华发展心理学研究领域的戈登·纽菲尔德（Gordon Neufeld）指出青少年暴力行为的增加体现了同辈取向的趋势，这是因为现代社会人们所生活的村庄、部落、社区或街道中长辈养育孩子的机会越来越少。原有的大家庭逐渐分解为一个个的小核心家庭，彼此之间空间距离和心理距离也随之增大。而高离婚率也在一定程度上破坏了核心家庭的养育功能，为了弥补父母、长辈的教育缺失，同辈群体发挥了重要的替代作用……结果也伴随着灾难性的后果。

纽菲尔德说："孩子们并不具有相互抚育的能力，也不应该成为彼此的榜样。他们不能胜任这项艰巨的任务，只是一个不成熟的人抚育另一个不成熟的人。"[24] 当前贫民区青少年"砍砍杀杀"的帮派文化已成为整个北美中产阶层青少年的主流文化。"英雄主义"的帮派文化下掩盖着强烈的不满和恐惧。因此，无论是在家里还是在学校，对儿童的情感培养都是最重要的事情。

幼象的群体攻击行为

南非克鲁格公园曾发生过一起前所未有的"种族"攻击事件，让大家感觉匪夷所思。某天，犀牛群意外遭到神秘者的袭击，科学家起初怀疑这是人类实施的伤害。美国国家公共广播电台播出的《国家地理》节目追踪了事情的来龙去脉。结果发现制造这场暴力行为的主角竟然是一群年幼的大象。由于公园内的大象数量过多，为了避免生态失衡，公园管理部门对部分成年公象进行了捕杀，导致部分幼象成为孤儿。失去父亲和祖父的照顾，这些平时贪玩的年幼小象最终变成了"少年犯"！管理部门无意的捕杀行为破坏了兽群的社会秩序。由于人类的无知，导致了动物种群之间的暴力行为。

对它们极端行为变化的进一步研究发现，由于父辈缺失，这些雄性幼象的生物化学结构已发生改变，具体表现为肾上腺素和睾酮水平明显升高，进入较长的早熟期。正是在这种状态下，它们对无辜的犀牛群实施暴行。

就像幼象一样，青少年也需要成人的指导和陪伴。如果青少年缺少亲人陪伴，学校可以提供相应帮助。新泽西州卡姆登的一所学校为解决社区暴力、家庭情感淡漠和频繁逃课等问题进行了积极探索，校长要求所有班级每天上午第一节课设为说唱课！[25] 是的，学校将每天的第一个小时预留给学生，让他们在老师的引导下，充分表达内心的恐惧、希望、障碍和日常磨难。这项改革取得了良好的效果，师生之间、生生之间建立了良好的人际关系。逃课学生的群体归属需要和成人陪伴需要得到满足，他们的逃课行为逐渐减少。

另一种解决方案是成人导师制。学校推行"学生领养"活动，需要成人陪伴的学生报名，教师、家长、监护人、校医或志愿者领养学生。这种"领养"关系最长可持续 3～4 年，跨越初中和高中。成人主要负责提供健康的娱乐活动、耐心的倾听和家庭作业辅导。这种活动能够促进双方的亲密关系，让双方都感到快乐，学生还获得了成人陪伴的机会。不管是什么物种，幼崽只有得到成年物种的保护才能健康成长，人类也是如此，儿童只有获得成人的陪伴与抚育，才能避免沮丧和愤怒。

学校里的儿童哀伤互助小组

20 世纪 50 年代，我上小学的时候，只有一个同学失去了父亲的陪伴。我之所以记忆如此清晰，是因为身边同学都是父母健在，忽然有一天听说琳达的父亲去世了，只剩下她们母女俩相依为命。在此之前，我从未听说过"单亲家庭"这个说法，也不理解"单亲家庭"的含义。琳达是我唯一一个在单亲家庭中长大的同学，从我幼儿园到八年级毕业的 9 年里，再没有第二位同学因父母去世或离婚而失去父母的陪伴。

然而，最近几十年却发生了翻天覆地的变化！随着离婚率超过 50%、贫困和暴力事件频发，因死亡或离婚而导致的亲子分离现象越来越多，这是非常令人心痛的现象。许多城市频繁发生驾车枪击案，导致与 20 世纪 50 年代相比，许多儿童在求学生涯中都经历过亲人、老师或同学的去世。这些事件可能会给儿童带来长期的负面影响。

学校组织的哀伤互助小组可以减轻这些年轻人的痛苦和孤独感。孩子们有了一个安全的地方，能一起处理情绪记忆，一起悲伤，一起释放痛苦，一起庆祝生活，逐渐减轻沉重的压力。孩子们组成一个群体，互帮互助，建立了牢固的友谊纽带。有时，他们甚至会相互打气，共同学习。教师与小组成员会面时，如果发现某个学生有严重的哀伤和惊吓症状，要及时提供针对性的帮助（详见第 8 章）。惊吓会破坏学生正常的学习生活，使他们丧失学习能力。

一方面疾病和事故随时随地都有可能发生，另一方面城市中家庭暴力、驾车枪击、药物过量和自杀等事件的发生率不断上升，导致不少学生遭遇亲朋好友离世的痛苦，甚至有的学生在一年内失去多位至亲好友。这些学生都需要完成哀伤处理的过程。不幸的是，在现代社会中，一旦葬礼结束，他们只能独自面对惊吓和哀伤。事实上，他们此时依然需要成人和同辈群体的支持。有些人可能会觉得学校的工作重心是教学，经费和人力资源只能用于教学，以上内容明显超出了学校的工作范畴。事实上，学生的成长不仅仅是知识的增长，也是情商和健康的提升，学校教育要帮助学生适应当下的生活，"性格教育"越来越成为学校教育的新趋势。然而，教育工作者需要知道共情、同情、责任心等性格主要是通过学生的人生体验获得，无法通过理论知识讲解的方式获得。互助小组正是实现体验学习的途径之一。

那些因为意外事件或暴力行为突然失去亲友的学生如果没有得到有效帮

助，特别容易陷入惊吓状态，并且在相当长的时间内否认亲友的去世，而这正是哀伤反应的第一阶段。在互助小组中，陷入哀伤的学生可以分享自己无尽的思念，制作纪念册，点燃蜡烛，阅读他们写给逝者的信件。和具有同样哀伤体验的人相互倾听和理解，对陷入哀伤的学生来说是很重要和很温暖的体验，每个人都在哀伤着别人的哀伤中实现成长。

恩里克：一个从哀伤中走出的男孩

恩里克的例子说明了哀伤辅导的过程。在恩里克高一前的那个暑假，父母开车外出时发生交通事故，母亲发生骨折和擦伤，父亲当场去世，当时恩里克正在参加足球夏令营。等到高一开学时，他和其他学生相比明显不同：面色苍白，眼神呆滞，说话彬彬有礼却没有任何表情。

当学校成立哀伤互助小组时，恩里克也加入了。在活动中，学生分享彼此的伤痛，逐渐学会了倾听、提供帮助、分担痛苦。在第一次会谈中，恩里克是唯一一个说自己"一切正常"的学生。但是恩里克其实并不"正常"，他不仅无法分享自己的感受，而且各门课程都不及格，上课走神，不做作业。放学以后，他要么和弟弟打架，要么骑摩托车瞎玩。

有一次小组进行着陆感训练，成员学习感受地面和椅子的支持，追踪自己的呼吸，并关注内部感觉的变化过程。当恩里克被要求分享双脚接触地板的感觉时，起初他回答说没有任何感觉。当他闭上眼睛把注意力集中在小腿和双脚大约一分钟后，突然感到刺痛感。他睁开眼睛，抬起头说："哦，天哪，我刚刚降落在自己的身体里！自从爸爸去世后，我从没有过这么真实的感受！"接着，他和其他成员第一次进行了眼神交流，恩里克惊讶地发现："我好像连接到了我自己的内心世界！"

当恩里克感受到自己体内"家"的感觉后，就开始了哀伤的过程。在团队的支持下，他开始哭泣，并分享了各种感受。虽然触碰内心压抑的哀伤非常痛苦，但是恩里克从团队得到各种安慰和帮助，他们甚至主动提出要辅导恩里克完成迟交的作业。在大家的帮助下，恩里克缓慢而坚定地开始了康复之旅。

不幸的是，许多学生并没有得到及时有效的帮助。我遇到过许多在小学时期就失去父母的高中生，由于缺乏支持，他们从来没有走出第一次听到噩耗时的惊吓。几年后，这些学生会因为抑郁和学业不良而被转介去心理咨询，咨询师可以感受到他们一直幻想父母重新归来的执念。

宠物犬在治愈创伤中的作用

已有研究证明宠物也具有治愈心理疾病的功能。[26] 其中宠物犬的治愈效果尤为明显，能够帮助个体改善社交状况，提升共情能力。我的治疗犬贝乔是高中哀伤互助小组里的疗伤小帮手。有学生哭泣时，贝乔会依偎在他们身边，给他们带来依靠和安慰；当学生因惊恐无法动弹时，贝乔会趴在他们脚上帮助他们获得着陆感和自制力。最重要的是，它左右摇摆的尾巴和讨人喜欢的模样惹人发笑，能减轻学生的心理负担。对大多数孩子来说，只是拥抱它、抚摸它柔软的毛发就是一种美好的感受，构成优质的外部资源。

贝乔在其他方面也能提供咨询帮助。如有考试焦虑的学生在犬类辅助咨询中心进行考试作答时，会安排贝乔靠在他们腿上或躺在他们身边，帮助他们化解考试焦虑。除此之外，贝乔还能化解人们的偏见。许多城市里的年轻人都认为犬类是凶猛的，甚至少部分人有犬类恐惧症，但经过脱敏训练，如多观察贝乔和其他学生快乐嬉戏的情景，逐渐发现并非所有的狗都具有攻击性，逐渐解除了对贝乔、对犬类的恐惧。在这个过程中，他们懂得了刻板印象意味着什么，"偏见"一词是如何产生的，以及当自己愿意接纳新经验时自我认知系统是如何发生变化的。

给教师的建议

资源建设：创造安全的课堂环境，培养学生的归属感和胜任感

学生在学校成功的必要条件有哪些？学校行为障碍咨询师约翰·斯图尔特博士在《超越暂停》一书中提出，为了保障学生情绪的健康发展，教师应做到以下三个方面：

（1）营造安全祥和的氛围；

（2）让学生对班级、课堂有归属感；

（3）创建不断提升学生胜任感的情境。

当学生的这三种基本需要得到满足时，就能有效降低学生在校期间的压力和焦虑水平。[27]

安全第一：营造安全祥和的氛围

对学生来说，要想获得安全感，必须感受到教师有能力、有义务满足自己的身体需要，保护自己免受伤害。这意味着教师需要掌握遏制冲突的专业知识，制定非伤害性的规章制度，营造舒适的学校环境。教师还需要倾听并回应学生对欺凌行为的举报，帮助学生解决人际冲突，绝不能回避掩盖问题，不能被动等待问题自然消失。

在警钟敲响之前，许多学生长期处于高焦虑状态，或者很容易被激发高焦虑。这类学生往往家庭功能缺失、照料者高度焦虑、周围暴力行为频发，尤其是家境贫寒、邻居素质低下的家庭，父母为了生活四处奔波，疏于陪伴管教孩子。对于那些有过创伤经历的学生来说，战斗、逃跑或冻结的激活阈限显著低于普通学生，过于敏感的生物化学机制经常激发防御行为来对抗自己无法承受的巨大压力，结果防御行为被老师误认为挑衅。

自主神经系统受损的青少年对额外压力的耐受力较低，情感调节能力较差，他们可能会在短短的几秒之内从平静迅速转为恐慌或愤怒，已经完全失去自控力。如果老师或行政人员羞辱或威胁处罚这个已经失控的学生，无异于火上浇油，会让局面更加恶化。此时学生最需要的是一个冷静沉稳的老师，一个接纳包容的老师，这样的老师能够减轻失控学生的破坏力，保护所有学生不受伤害。对教育工作者来说，巧妙地帮助一个暴躁失控的学生重新获得自控力是一项重要的能力。（参见本章上文亚历克斯案例之后的消减指南。）

归属感——强烈的归属感需要

为什么黑帮成员把与自己一伙的人称为"同伙"？该称呼既满足了黑帮成员归属感的需要，也满足了黑帮成员胜任感的需要。从某种意义上说，这就像是他们在"家族企业"中扮演了特定的角色。所有的孩子都有强烈的归属感需要，当成人不能满足这种需要时，他们就会本能地通过与同龄人建立亲密关系的方式来寻求自我保护和成员身份。

那些与父母老师关系不佳的学生很难融入友好和善的同龄人，如果他们还存在学习困难的问题，就更容易参与帮派活动，以此来压抑麻木感、空虚感和焦虑。那些经历过创伤事件的青少年与帮派成员交往的冲动尤为强烈。

2004 年东南亚海啸发生后，我们的团队前往泰国一所学校开展创伤拓展训练。团队成员是 50 多名因海啸而成为孤儿的孩子，他们来自农村，大多数学生都曾有过幸福的家庭，信仰佛教，有坚定的信仰并从村庄寺庙里的僧侣那里获得强大的精神支撑。

校长考虑到这些学生的特殊情况，将他们列为重点辅导对象，从班级内调出，单独组成一个团队。为了帮助他们化解哀伤，我们团队设计了高强度的户外体育活动，期望能帮助他们培养力量感、胜任感，获得快乐。拓展训练实现了预期目标，却又引发了新问题。

接下来发生的事情使我们惊讶。那些父母健在的学生被留在班级内，结果他们与参加团队的同学分开后非常不开心，部分学生甚至变得焦躁不安，也希望自己失去父母，这样就可以和同学一起参加拓展训练了。然而，我们最初并没有注意到这个现象，只是遵从东道主的安排，把学生分为 2 组，带领"创伤最严重"的孤儿团队在专门的房间内进行小组艺术活动。

留在教室的学生原本精力充沛、爱打爱闹，结果那些孤儿同学的突然离开，让他们感觉就像海啸把父母和朋友突然卷走一样，内心非常恐慌。我们了解该情况后，得出一个结论：群体归属能促进群体愈合，而分别和隔离会导致分裂。我们吸取教训，调整活动方案，下次活动时开始组织全班同学共同参加。就这样，坚强的学生通过热情、拥抱、微笑和牵手帮助了那些脆弱的学生。

这次事件让我们意识到接纳有助于提升儿童的归属感，可以以各种形式出现。那些因创伤经历而陷入极度焦虑和绝望的学生往往无法融入社会，游离于群体之外。由于缺乏自我控制能力，他们往往无法参加群体活动，如艺术、音乐、体育、舞蹈和课外活动等，失去了通过群体活动提升自我认同、缓解压力的机会。学校生活逐渐变得枯燥无味，学习动机也随之减弱。

解决有行为障碍的学生与普通学生隔离的另一种方案是在常规课堂上进行自我调节的"指导练习"。指导教师必须接受过自我调节方面的训练，能起到良好的榜样示范作用。指导练习的领导者至少为两位，教师可以邀请体育老师、辅导员、学校心理老师、助教或志愿者帮忙，向他们简要介绍活动的目的及需要扮演的角色即可。指导教师必须既有耐心又坚定有力，能够明白学生的本质并不坏，可以感受到他们内心承受的巨大痛苦，并相信学生能够通过练习获得成长。教师可以画一张地图，告诉学生当前位置与目标位置以及如何在"能量调动、能量释放"的过程中到达目标（见本章末尾的练习）。

这些指导练习能提高学生的唤醒水平，保持兴奋，之后引导学生释放能量。最后，也是最重要的一步，留出充足的时间带领学生彻底放松，恢复平静。

胜任感

胜任感是约翰·斯图尔特博士提出的三条建议中的最后一项。他将胜任感定义为："丰富和频繁的体验，这些体验能够让个体感觉自己的能力不断增长。"[28] 练习的难度不能设定太高，在学生力所能及的范围内效果最好。学生通过完成一个个任务获得成功体验，变得越来越有自主性。海因茨·科胡特（Heinz Kohut）最早在学习目标领域提出"适度挫折"（optimal frustration）的概念。[29] 他认为在孩子的成长过程中，无论是长期面临无法控制的挫折，还是很少经历挫折，都不利于孩子的成长。经验丰富的教师会在学生的"容忍范围"内为他们量身定制学习活动，逐步促进胜任感的发展。

对少部分学生来说学习进步会带来胜任感，但对绝大多数学生来说并非如此。那些学习困难的学生需要其他机会来发掘自身的光芒。每个人都有独特之处，需要独特的机会来寻找自身的发光点。还有的学生需要他人频繁提供机会来维持对自我的肯定。从这个角度来说，每个孩子至少要有一个成人"需要他们"，这样才能获得安全感、价值感和胜任感。

朱迪思·赫尔曼和巴塞尔·范德考克博士共同编制的"创伤成因问卷"

将安全感和胜任感这两种资源纳入个体创伤史的评估项目。在问卷中，安全意味着有人保护你——"在成长过程中有没有人让你感到非常有安全感？"。在 2001 年的一次会议上，范德考克报告说："创伤中最大的伤害是失去了有人能保护自己的感觉。"胜任感被定义为"擅长某件事，如在某项领域有很高的天赋，有强烈的兴趣爱好，有高超精湛的手艺，以及其他逃避痛苦的方式"。要帮助个体从创伤中走出来，首先要帮助个体发掘安全感和胜任感方面的资源。"获得胜任感是个体的重大需要"。[30]

身体感觉的视角

在我们看来，最有价值的胜任感是能够体验和承受身体内的快乐和痛苦，不会变得不知所措、退缩、麻木或出现行为问题。受创学生如果掌握了良好的自我调节能力，便会拥有更多的自控能力；如果掌握了与自己的感觉和谐相处的能力，就能打破破坏性的行为模式，开始规划一个崭新的未来。

教育工作者的任务是为学生创造学习、实践自我调节的环境，确保他们掌握这一技能。学生尝试在以前的威胁环境中发展出着陆感、中心感和控制力，是一种内在的能力或资源，为有效提升自尊奠定了基础。一个完善的学校辅导方案应包含该能力的培训内容，以此作为社会行为学习的基石。如果没有具备良好的自我调节能力，即使学生学习成绩优秀、才艺突出，内心依然是脆弱的，时刻想着捍卫脆弱的自我。其原理在于失控的学生不会有良好的自我评价。

通过活动和娱乐来发展胜任感

教育工作者可以利用其在运动、音乐、艺术和互动游戏等领域的经验来填充学生空虚的"感觉银行账户"，帮助他们建立胜任感。具体的活动方式丰富多彩，可以是舞台剧、运动、舞蹈、武术、绘画、音乐、敲鼓，也可以是散文和诗歌的写作朗读、冥想。这样做具有双重优势，一方面，丰富的感觉体验有助于学生建立新的神经元连接；另一方面，包含游戏的团体活动能够满足学生对归属感的需要。

有时学校可以寻找和利用社区资源。例如，洛杉矶的社区剧团经常在市中心进行剧场表演，旨在促进不同种族、不同代际的交往。学校可以联系社区剧场，带领学生前去观看和参与社区艺术表演，通过与不同文化的老年人交往，弥补人际缺失。

小组成员还可以一起制作首饰、工艺品，一起唱歌，一起编织，或共同组织活动。他们可以共同商议制定社区服务方案，例如通过园艺美化城市，给幼儿讲故事，或照顾老年人。学校也可以与当地的城市娱乐项目部门合作，为学生提供户外团体活动和体育活动。

沙盘游戏也是帮助低龄学生提升胜任感的重要途径之一。当孩子们用手在沙盘里摆弄各种道具时，神奇的变化就发生了。沙盘游戏既涉及移动沙子的感官体验，也包括用手指摆弄玩具和人偶的运动体验，是治愈创伤的神奇工具。与绘画或其他治疗性游戏一样，沙盘游戏的核心是让孩子们在充满爱心的成人面前体验自己的内心世界、感受和创造力。指导教师对孩子的作品不做任何评价、建议和分析，保证他们充分体验到安全感。当"双手知道如何连接"时，孩子也就连接上了自己的感觉。正如卡尔·荣格（Carl Jung）所说的那样："双手常常能够解开智力无法解开的难题。"[31] 成人的任务是深入了解学生的经历，在情感上陪伴学生走完这段创伤疗愈之旅。

心理剧表演。心理剧表演有多个优点，首先能够使儿童保持自己和心理问题的安全距离，帮助他们勇于表达自己的想法和感受。表演是一种本能，具有自发性，它既是孩子们相互交流的最简方式，也是与成人交流的最简方式。另一个优点是，儿童在表演中需要根据剧情进行肌肉调整，有机会唤起保护性和防御性的姿势和动作，进而恢复之前在创伤压力之下失去的力量感和效能感。当孩子们沉浸在剧情表演中时，自我意识消失，角色意识浮现。因此帮助儿童发展健康防御能力的一项赋权活动是邀请他们扮演自己最喜欢的动物，并鼓励他们模仿这些动物的特点和运动习性，如咆哮、单脚跳、双脚跳、露出牙齿、逃跑、弹跳、抓挠、游泳、滑行、猛扑或发出嘶嘶声。

儿童还可以通过木偶戏和面具制作来表达真情实感，即使是简单的手指玩偶和手偶都有良好的治愈效果，活动过程中与成人的互动也能带动他们学习使用感觉词汇。儿童可以用卡纸制作各种动物、人物或想象面具。当他们藏在面具和木偶后面时，便可以流露出他们的挣扎、感受和决心。为了避免让学生重演曾经的创伤，指导教师要减少非必要干预，带动学生在活动中提升力量。例如，儿童可以灵活地对战喷火龙，或者参加一场战斗；也可以快速跑到安全地带，或者缓慢地倒在枕头或体操垫上；还可以缝合伤口或者避免意外发生。心理剧表演就像沙盘游戏一样，让儿童参与感觉运动活动，产生与无助和僵直截然相反的感觉。

自创游戏。自创游戏（original play）这个词是由 O. 弗雷德·唐纳森（O. Fred Donaldson）博士首先提出的，代表了那些欢快健康的活动。我的一个同事曾使用自创的垫子游戏和身体体验疗法，成功地治愈了小学高年级的依恋障碍患者。自创游戏是非竞争性的、个人创造性开发的游戏，主题是在互动中传递善良和安全。它的基本原则是将恐惧和攻击转化为爱、善良和归属感，是一个生理和心理的过程，结合了认知、情感和感觉 – 运动体验，同时又充满乐趣。[32] 自创游戏能带来强烈的体验，有国家采纳该技术作为防止暴力运动的措施之一。

对婴儿和动物幼崽的研究都验证了快乐游戏能够改善大脑的化学物质。在个体早期发育过程中，触摸好比是大脑的催长剂，经常被触摸、有成人陪伴的婴儿身体发育速度更快，认知能力更强，恢复平静的能力也更强，因此游戏的重要成分之一是包含健康合理的触摸。许多学生在婴儿期没有获得充足的触摸，这些包含健康触摸的游戏能够有效修复他们的早期缺失。

各种童年的经典游戏，如改良的掰手腕，三足接力赛，滚动、翻跟斗、跳蛙等可以在体操垫上实施的动作，还有拍手歌等，都可以灵活运用来满足学生对触摸的需要。除此之外，宠物的陪伴也能带来温暖的触摸感，具有治愈功能。学校和医院可以饲养宠物犬提供治愈功能（请见上文"宠物犬在治愈创伤中的作用"）。

趣味面部动作放松爬行脑

朱莉·亨德森介绍了旧金山加州大学医学院心理学教授保罗·埃克曼（Paul Ekman）博士研究过的趣味活动，这些活动能够引发生理的显著变化，进而影响情绪。她在《感受幸福，在每件事中感觉良好》（*Embodying Well-Being, or How to Feel as Good as You Can in Spite of Everything*）一书中介绍了"扎普钦身体疗法"（Zapchen Somatics），这种方法融合了东方哲学和西方心理生理学，能有效释放压力和焦虑。[33] 本章摘录了其中的六种练习。

马唇

这个动作很简单，把双唇轻轻地合拢，然后用力吹气即可。重复这个动作，直到嘴唇有麻木感。

作用：缓解嘴巴周围的紧张感，进而放松脑干，让自己开怀大笑。生活中我多次观察到一些成人自发地通过马唇动作来宣泄情绪。我还遇到过一个成年来访者，他在一次咨询会谈中进行了 5 分钟的马唇练习，做完之后，他发现自己对那些长期困扰自己的问题的看法突然发生了重大转变。

趣谈

用舌尖抵住下牙。放松舌头，让舌头充满整个口腔。保持这种状态说话！任何内容都可以，可以是严肃的话题，可以是有趣的话题，也可以是和自己有关的话题。让自己笑得越灿烂越好。

作用：放松舌头。这个动作使颅底的上颚和硬脑膜向枕部弯曲，促进脑脊液的自由流动，放松脑部，使我们感到更加自由，更加放松，不受环境的束缚。它还能帮助我们以玩笑的方式讲述自己的故事，打破原有的重复模式。

伸舌

洗手后，伸出舌头，然后用手指捏住舌头轻轻地向外拉伸。
伸舌的作用：放松舌根和脑干。

打哈欠

深吸一口气，在吸气达到顶峰时，张大嘴巴，抬起软腭，发出打哈欠的声音。如果它不能立即引发一个真正的哈欠，可能是你用力过大。放松后再做一次，这次稍微用力即可！

作用：打哈欠可以放松喉咙、上颚、上颈部和脑干。帮助你"冷静下来"，更敏锐地关注自己的感觉。打哈欠还能增加唾液的产生，改善消化功能；平衡脑脊液的流动，保持大脑和脊椎的灵活性；促进血清素的分泌，血清素是一种能平衡情绪的神经递质，帮助你在情绪高涨时平静下来，在情绪低落时振作起来。

轻摇

双脚分开与臀部同宽，膝盖微微弯曲站立。膝盖进行弯曲－伸直－弯曲－伸直，不断重复，直到你找到最佳摇摆节奏。然后放松身体，随着节奏轻轻摇晃，让四肢晃动起来，让身体晃动起来，让大脑也晃动起来吧！

作用：摇晃能够激发脉搏跳动的节奏，而脉搏跳动能够支撑我们的生命、活力和幸福。摇晃可以放松关节，推动横隔膜，移动体液。除此之外，还可以刺激新陈代谢，增加能量，使我们在身体僵硬时得到放松。

哼唱

虽然在任何姿势下都可以哼唱，但是朱莉建议先舒服地躺着，哼唱"啊啊啊啊啊……"，让声音在身体内游走。哼唱的重点不在于声音的优美，而是关注声音振动的感觉，关注声音振动在身体内移动的感觉。你越放松，声音就传播得越远。你一边哼唱，一边关注声音能否穿过你的手臂和手掌，能否穿过躯干、双腿到达脚部，能否到达头部进入脑中。哼唱和休息穿插进行，直至身体处于放松状态时哼唱的振动能够传遍全身。

作用：声音通过物体振动来进行传播。个体振动声带发出声音时，时开时闭的脉动会激活并唤醒整个身体。全身的肌肉、体液、神经、各种器官和骨骼都在接受振动。当声音在全身传播时，能够打通体内的不通畅之处，带来一种波浪般的愉悦感，增强身体各部分之间的连接，促进各部分更加和谐地工作，从而改善身体意象。

朱莉建议教师在课堂带领学生进行以上练习时，应注意遵循以下原则，以取得事半功倍的效果：

- 学习是通过直接体验新的愉悦感而进行的。
- 忘记为"正确"做事的挣扎。活动的目的是快乐游戏，激活学生的边缘系统和爬行脑，绝不是激活理性脑进行思考和计划。如果学生感觉不好玩就立刻停下来更换活动！
- 循序渐进，劳逸结合。每次只做短时间练习，然后休息，同时密切关注新出现的感觉。休息时间应该和练习时间一样长，给身体留出充足的时间来整合新的开放式运动、振动和呼吸，建立新的感觉模式。随着活动和休息的交替进行，逐渐增加每次活动和休息的时间，将所学转化为长期记忆。

其他课堂活动

下面的活动主要面向个人和小组，大多数活动也适用于整个班级。这些活动可概括为三类：

- 能提升资源、安全感、感觉意识的艺术、音乐和写作活动
- 培养健康的防御反应、群体凝聚力、明确自我界限的体育活动和游戏
- 恢复保护性反射、信心和韧性的平衡活动

能提升资源、安全感、感觉意识的艺术、音乐和写作活动

感觉良好

1. 指导学生用图画描述他们最近或经历创伤事件时（如事故、飓风、地震、受伤、虐待、手术等）感受良好的时刻（如美好、满足、满意、快乐等）。

2. 请学生探究自己的作品。闭上眼睛，找到这些积极感受所对应的身体部位。鼓励学生让积极感受在身体内蔓延和成长。

应对资源

1.组织全班同学进行头脑风暴，列出能够帮助他们应对困境的所有资源，教师将这些资源全部写在所有人都能看到的大图表或黑板上。接下来，教师指导学生整理自己的个人资源清单并进行分类。在整理个人清单时，如果学生存在困难，教师可以辅助学生进行资源归类，先让学生写出"人、宠物、地方、事情"四个种类的标题，然后让学生将自己拥有的资源填入相应的类别下。(如果合适的话，教师可以让学生列出标题并按四种分类进行排序，从而将这一内容整合到分类课程中，但这并不是必要的。)个人资源清单完成后，让学生根据资源清单画一幅画。

任何内容都可以。例如画小狗，小猫，爷爷，花园，朋友的房子，阿姨，诗歌，唱歌，打球，做手工，游泳，父母，写信，和哥哥一起玩，陌生人的帮助，新老师，上帝，收集石头，骑自行车，童子军，徒步旅行，绘画，阅读，跳舞，吹双簧管，足球队，街角，电视，树林，山，海滩，自己的卧室，柳树，祈祷，做数学题，电脑游戏，角色扮演，仓鼠，看星星，奶奶的羽绒被，泰迪熊，燃料盘，化学设备，烤饼干，打水漂，吃饼干，和朋友聊天，捉迷藏，等等。

2.学生画好并涂色之后，让他们思考自己所选择的资源，并询问他们观看这幅画时的感受。接下来，让学生回忆最近曾拥有画中资源的时间或地点，并关注回忆期间的内部情绪和感觉。让学生闭上眼睛详细描述这些感觉，并指出这些感觉所在的身体部位。

成功逃跑的故事

1.请学生分享"成功逃跑的故事"。分享时可以描述自己是如何找到安全场所的。是依靠别人的帮助，还是自己发现的？自己是怎么应对的？如何让成人知道自己需要帮助？

重点关注两个要素：

- 这个学生为了逃离危险都做了哪些努力。例如：站在高处，让自己容易被成人发现；躲藏让自己躲过危险；走动，跑动，爬行，推动，踮起脚尖，呼救，呐喊，无法动弹，保持安静，屏住呼吸，制订计划，等待，祈祷，匍匐前进，伸手，抓紧，拉开，蹲下，捂住脑袋等。

- 是什么资源帮助了他们。例如：姐妹、邻居、救援人员、树枝、胜任感、宠物、红十字会、运气、时间、医务人员、内部力量、绳子、船只、直升机、护理人员、救生衣、父母等。

2. 请学生绘制"逃跑场景"并涂色。

3. 请学生仔细观察自己的作品，并寻找能给自己带来积极感受的要素，例如强大、坚强、幸运、舒适、爱、支持、温暖、勇敢、自豪、迅速等。让学生寻找这些感觉相对应的身体部位，然后仔细感受它们，并关注这些积极感觉是否会蔓延到身体其他部位。

没有镜子

1. 这项小组活动与音乐有关，主题是以人为镜，为女孩（4～12年级）提供积极反馈。伊萨伊·M. 巴恩威尔（Ysaye M. Barnwell）[34]创作了一首歌曲《奶奶家没有镜子》（"No Mirrors in My Nana's House"），由"甜蜜的摇滚宝贝"乐队演唱。教师可以使用这首歌曲引导女生用相互支持来取代言语攻击。首先，播放几遍歌曲（歌词见下文），女生可以跟随音乐哼唱。然后，引导大家围绕歌词的启发意义进行讨论。

奶奶家没有镜子

奶奶家没有镜子

奶奶的房间里没有镜子

所以我从来不知道我的皮肤太黑

也从来不知道我的鼻子太扁

我从来不知道我的衣服不合身
我从来不知道我错过了一些东西

因此一切都变得非常美好
在我的眼里
就像一轮红日冉冉升起

2. 请女生说出一个能发现她们优点的人，换句话说，谁是她们的"奶奶"？有些女生可能经常得到某个成人（如父母、祖父母、阿姨、老师或姐姐）的肯定，她们也会将肯定的态度传递给这个女生。请女生在纸上写下这个人的名字，然后轮流描述这个人以什么方式让自己感觉良好，帮助自己更清晰地认识自我以及自我与世界的关系。有些女生可能没有遇到过赞美自己的"好镜子"，教师可以让她在团队中挑选一位非常信任的女生充当自己的"奶奶"；也可以请助手充当她的"奶奶"。

3. 请女生从"奶奶"的眼神、声音、肢体语言、动作中选择一个让自己感觉非常美好的时刻，在纸上写下或画出这个场景。接下来，让她们仔细观看、阅读这个场景，并注意自己内心的感受。然后请她们分享内心的感受和情绪。最后引导女生领悟自己拥有"奶奶"这个强大的资源，如果有人想击垮她们，她们随时都可以召唤内心的"奶奶"来帮助自己。

4. 鼓励她们在学校中成为彼此的"奶奶"。教师在活动结束时布置家庭作业，让女生总结在小组会谈中一共有多少种互相支持的方式，然后统计并记录自己给予别人支持的次数，别人给予自己关注的次数，将这些数据作为自己付出和收获的指标。下次活动时大家分享成为别人的"奶奶"和同时拥有自己"奶奶"的美好感受。最终引导女生领悟彼此之间相互支持是非常重要的积极资源，要避免相互攻击。当她们学会合作时，可以真诚坦率地向对方说出自己需要的帮助。

感觉的身体地图

幼儿园到二、三年级的低龄儿童。让儿童轮流躺在大纸板上，其他人用记号笔沿着该儿童的身体在纸上画出身体地图。教师预先说明不同颜色或符号分别代表的感觉和情绪。然后请儿童根据自己身体不同部位的感受和情绪，在自己的身体地图上用相应的颜色或符号做出标记。

编码示例如下：

- 蓝色＝悲伤的

- 橙色曲线＝紧张的

- 粉红色圆点＝快乐的

- 黑色＝麻木的

- 紫色曲线＝充满活力的

- 红色＝热情而疯狂的

- 棕色＝绷紧的

也可参考第 8 章末尾的"姜饼人"，以此作为儿童涂鸦的样图。

对于三年级及以上的学生，让他们在一张大纸上画自己的"姜饼人"。纸张底部标注颜色编码示例，纸张中上部绘制身体地图，在身体地图上标注感受到某种感觉和情绪的位置。教师要鼓励学生勇于表达所有感觉，既包括愉悦的感觉，也包括不适的感觉。

变式

那些年幼、非常害羞或有学习障碍的学生可以使用简化版本。先由成人预先画出姜饼人的轮廓，只让学生涂色即可。并且不需要太多颜色，只选择两种颜色：一种颜色代表愉悦（喜欢的感觉），另一种颜色代表不适（不喜欢的感觉）。

每日感觉和情绪图表的模板

请学生认真回想今天、昨天或者最近一周内的某一天，关注从醒来到睡觉整个过程中身体内部的变化，跟踪情绪和感受的变化轨迹。如果学生选择的是今天，那就回顾从醒来到当下时刻的过程。回顾之后，请学生列出 6 ~ 8 种感觉，这些感觉既要包括愉悦感，也要包括不适感。教师带领小组讨论各种感受，帮助学生更好地挖掘自己的感受。

学生找出自己的主要感受后，画一个柱形图，根据自己的感受进行涂色。图中每个条形柱代表一种感觉或情绪，条形柱的数量与主要感受的数量相同。学生根据自己的感受给对应的条形柱涂色，涂色面积代表该感受在这一天中的持续时间。例如，如果某学生感觉一天中大部分时间都处于紧张状态，那就涂满代表紧张的条形柱；如果有一半时间处于平静状态，那就将代表平静的条形柱涂色一半；如果他们感到有点"焦虑"，就给代表"焦虑"的条形柱涂点色。柱形图对老师和学生来说都是一个很好的评估工具。"柱形图打卡"更便于学生操作。教师每天提供空白柱形图让学生标记和涂色，作为每天或每周的感受晴雨表。那些经常感到不适的学生可以通过这种方式找到愉悦感，甚至发掘积极资源。活动期间可以引入趣味活动来帮助学生改变生理状态，如上文介绍的"马唇""趣谈"和"哼唱"等活动。对孩子来说，重点是让他们懂得尽管生活环境保持不变，但感觉和情绪是可以改变的。

请学生在趣味活动后追踪自己的感觉，并绘制图表来展现自己的感觉随时间而改变的过程。

描绘负面感受与积极感受

指导学生在两张纸上画两幅截然相反的画。其中一幅描绘忧虑、恐惧或其他的负面感受；另一幅画则描绘舒适、希望、善良、幸福、安全或安逸的感受，先画哪个都可以。学生一般也会这么画，如先画一场车祸，然后画上一道彩虹。画完后，学生逐幅分享自己观看作品时的内心感受。分享完负面感受的那幅作品后，将纸张反过来，画面朝下，以此代表消除负面感受，并关注感受和体验发生了什么变化。活动变式是将一张纸对折后，让学生在纸张的两侧分别作画。

描绘梦想

该练习适用于个体咨询或团体辅导，也适用于经常做噩梦的学生。

请学生讲述梦的情节，然后选择印象最深刻的情节进行绘画创作。学生完成绘画后，用语言介绍图画内容。教师要特别关注图画中那些没有生命的物品。教师的指导重点不在于释梦，而在于鼓励学生想象或假设自己是画中的某个物品或生物，把它们拟人化，进行对话或角色扮演。教师倾听学生为这些物品或生物赋予了什么意义，并帮助他们在处理不完整的感受、意象或想法的过程中具现这些物品或生物。例如，如果学生画了两个并肩行进的武士，让他想象自己成为其中一个武士并与另一个武士进行对话是什么感觉，学生语言讲述或角色扮演两个武士的言行举止。教师重点关注故事发生的环境，是沙漠、山川、海洋、岛屿、悬崖，还是城市街道、太空。如果学生没有介绍故事环境，就请学生进行补充。学生经常会在一幅画中同时画出问题和解决方案。只不过解决方案可能非常微小，或者深藏不露，如隐藏在岩石裂缝中的一个小黄点。当被问及这个黄点时，学生说："这肯定是一缕黎明的曙光。"

描绘过去、现在和未来

创伤印记会让儿童停留在过去，描绘过去、现在和未来会带来变化感，还能评估儿童的未来视角。

请学生将一张纸折成三等份，在第一列的底部标上"过去"，在中间列的底部标上"现在"，在最后一列的底部标上"未来"。然后在对应位置各画一幅画来代表自己过去的生活、现在的生活以及对未来的预测。如果学生画中的未来和过去一样痛苦，那就选择代表现在的图画，请学生分享观看这幅画时的感觉。引导他们将注意力集中在这些感觉上，观察它们发展变化的过程。如果学生感到不适，就带领他们追踪这些不适感直到它们得到释放。当学生开始感受到愉悦感时，重新展望未来，体会自己的未来视角是否发生变化。如果对未来的态度越来越积极，就请他们在另一张纸上画一幅崭新的未来情景，画好后看着自己的新作品，关注并追踪自己可能出现的各种情绪和感受。如果学生对未来依然持悲观态度，教师继续耐心地帮助他们调整感觉，一定不要急于求成。

描绘安全岛

"安全岛"绘画的灵感来自维奥莱特·奥克兰德（Violet Oaklander）的著作《儿童的窗户》（*Windows to Our Children*）中的"幻想"练习。[35] 这项活动可以单独进行，也可以团体进行。

准备好纸笔，请学生闭上眼睛，引导他们进入一个想象场景。想象结束后，请学生睁开眼睛，画出想象中看到的情景。让学生慢慢感受自己的呼吸节奏，关注身体中任何可能出现紧张或压迫的部位，最终达到放松状态。以此让学生领悟只要关注身体的感觉，不做其他努力就能发生积极变化。请他们深吸一口气，再慢慢呼气，发出"哈哈哈……"的声音。接下来想象自己在野外旅行，比如在森林中的一条小路上行走。引导学生充分调动各种感官，详细感受旅途之中的各种体验。例如，这可能是一次欢乐之旅，自己走在森林之中，松鼠四处奔跑，阳光透过树叶洒落下来，空中充满花香和树木的清香；也可能是一次艰险之旅，小路崎岖，遍布巨石，自己披荆斩棘，艰难前行。

当他们在想象中走到小路尽头时，发现远方有一座小山，决定前去探险。因为是想象的场景，他们不必循规蹈矩，可以放飞想象，如给自己安上翅膀，变成小鸟，轻快地飞向这座小山。收翅落在山上，学生发现这是一个绝对安全的场所，任何人都无法抢走它。这个场所可以是学生真实待过的一个安全场所，也可以是一个完全虚构的安全场所；可以独自居住，也可以有亲友陪伴。关键是学生根据自己的喜好，将这里打造成非常舒适的安全岛。学生可以铺设柔软地毯、摆放抱枕、摆上毛绒玩具，可以张贴海报、安装吊篮藤椅，可以养育宠物、种植花草。

邀请学生环顾四周，四处走动，尽快熟悉环境。让学生懂得这是他们的安全岛，任何人都无法夺走它。等学生充分探索各个地方后，找一个最舒适的地方放松自我。引导学生关注那些让他们感到安全的感觉，以及这些感觉对应的身体部位。

学生找到身体内的安全感后，睁开眼睛，画出想象中看到的画面。作品可以命名为《我的安全岛》或《我的私人空间》，以及其他类似的标题。提醒他们要相信自己的所见所闻，并告诉他们，只要愿意，随时都可以回到刚才的画面和感觉中去。如果有些学生在想象中难以找到安全岛，就让他们和其他学生组队，在成人的指导下找到一个安全岛，哪怕这个地方非常非常小。教师需要确定这类学生是否因为过去的创伤或近期的威胁而丧失安全感，如果学生回答是，那就需要提供针对性的帮助，在必要时与学生家长、社会工作者和执法人员合作，以确保他们的安全。

培养健康的防御反应、群体凝聚力、明确自我界限的体育活动和游戏

由于创伤干扰了神经系统的正常运转，有过创伤经历的儿童在不同激活水平之间转换的灵活性较差。他们可能表现为过度活跃，冲动控制能力较差；也可能表现为嗜睡、昏睡或抑郁。我们常见的一些活动，如老鹰捉小鸡、跳绳，都可以进行适当的改动，起到激活或去激活的作用。这些活动便于操作，如只带一根绳子就能跳绳。这些活动可以激发学生的兴奋水平和竞争意识，从而引起战斗或逃跑反应。活动方案要动静结合，保证学生在高度活跃时有足够的时间调整到平静状态。例如，兴奋之后，让学生安静地坐成一圈，休息一会儿或者简要汇报自己的内部感觉。教师请学生关注自己的内心感受，然后进行提问，如现在谁感觉非常强壮？谁感觉非常脆弱？谁感觉全身充满

能量？谁感觉疲劳？谁感觉发热？谁感觉有点冷？谁感觉良好？谁感觉不舒服？如果学生有老师描述的这种感觉，就举手示意。

经历创伤事件时滞留的能量会在这两个阶段（兴奋和平静）自动释放。当儿童"追逐""逃跑""躲避""设定自我界限""跑到安全场所"以及"在四肢和腹部感受到力量和能量"时，他们正在形成新的神经通路，提升心理韧性和自我调节能力。修复创伤的最有效方法是基于游戏过程中产生的感觉体验建立神经网络，而非基于对认知 – 行为的意识建立语言模型，因为感觉 – 运动输入对爬行脑有直接影响。

（1）利用体育活动评估学生并为受创学生提供资源

当儿童经历了压倒性事件时，如果保护他们免受伤害的正常资源没有得到恢复，他们就会遭受创伤。儿童需要的是一种安全感，一种关联感，一种着陆感，一种守卫自我界限或逃离危险的真实体验，这样他们才会感到安全，而不会感到恐惧。

下文介绍的游戏和体育活动，其作用是恢复失去的资源，同时也能带来欢乐，促进同学之间的友谊。由于压倒性事件突如其来，儿童很难做出有效应对。**预防和治愈创伤的活动需要包含以下要素：做好心理准备的时间、多种选择方案以及发现和掌握新技能的机会。**

激活、释放和去激活的基本原理

学生恢复信心和能力的最好方法是帮助他们开发内部资源。受创学生如果参加活动，更好地觉察到自己的身体状态，就容易恢复心理韧性。活动的另一个目的是评估每个学生的应对方式，如果发现学生处于退缩、封闭、崩溃状态，需要支持才能摆脱冻结状态，意味着他们需要教师的支持帮助。这类学生在没有成人帮助的情况下自行训练神经系统，依然会处于过度活跃状态，并不能自然恢复到非唤醒状态，因此很容易在活动中被识别出来。

使用对立感觉进行检查

与幼儿及有语言障碍或发育迟缓的儿童一起面谈时，可以适当地简化感觉语言。在泰国，我们使用成组的感觉对立词语，有效简化了检查和追踪身体感觉的过程。例如，在休息阶段，我们依次说出每一对感觉词语，如果学生的感觉与我们的描述相符，就举手示意：

感觉	情绪
热或冷	悲伤或高兴
温暖或凉爽	无所畏惧或担惊受怕
脆弱或强壮	友好或粗鲁
精力充沛或疲惫不堪	厌烦或热情
呼吸顺畅或呼吸困难	快乐或悲伤
扩腹或收腹	怨恨或感激
平静或兴奋	荒唐幼稚或严肃认真
头痛或不头痛	

（2）游戏的自然性

在几十年前，电脑、手持电子游戏和其他电子设备还没有广泛流行，儿童大部分时间都在玩真实游戏，不知道虚拟游戏是何物。真实游戏往往包含着生活技能的传授。例如，"妈妈，我可以做……吗"。这个游戏告诉儿童在对别人采取行动之前，必须征求对方的许可。如果两个儿童一起走路，某个儿童走得太快或太靠前，就应及时放慢脚步等待落后的儿童。这是儿童学习礼仪、步调和自我界限时多么自然的方法啊！另一个常见的游戏是"围着玫瑰转圈圈"，儿童围成一圈，手拉着手，边转边唱："围着玫瑰转啊转，口袋装满了花瓣，花瓣飘，花瓣飘，大家都跌倒。"所有儿童像花瓣一样倒在地上，互相压在一起哈哈大笑。这首歌谣是"二战"期间帮助儿童应对轰炸和被烧毁的建筑而编制的，也有人说它起源于大瘟疫时期，当时的衣物和被褥必须被烧毁。在这个游戏中，儿童和同伴通过歌唱、欢笑的玩耍来释放内心的痛苦。其他游戏，如"鸭子、鸭子、鹅、鹅"和"标签"等追人游戏，可以训练儿童奔跑到"安全场所"的能力。这些传统游戏不仅可以为儿童提供快乐，还可以帮助儿童模仿现实世界中的生活本领。

婴幼儿游戏：熟睡的鳄鱼

第一个游戏适用于 3 ～ 7 岁的儿童，是由同事埃尔比约格·韦达（Eldbjörg Wedaa）发明，他是挪威卑尔根市皮诺曹幼儿园的主任，这是一所戏剧和音乐学校，办学宗旨是帮助受创儿童在快乐中掌握自我调节技能的同时获得乐趣。

1. 将学生分为两组：鳄鱼队和猎人队。鳄鱼脸朝下趴在地毯上，假装在游泳或晒太阳，直到它们听到猎人进入"沼泽"区。

2. 在老师播放音乐的时候，猎人悄悄地接近鳄鱼，小心地从鳄鱼身上跨过去，然后四处走动。此时鳄鱼假装在睡觉，保持安静，闭上眼睛，屏住呼吸，以免被猎人发现。当音乐停止时，只要鳄鱼稍微动一下或睁开眼睛，就会被猎人发现，擒拿归案。

3. 一轮结束后，猎人和鳄鱼交换角色重来一遍。上一轮活动中，那些因为身体动弹、睁开眼睛或发出声音而被"捕获"的学生继续扮演鳄鱼。有些儿童很难保持安静，需要教师提供指导。例如，教师可以轻轻地把温暖的大手放在儿童背上，慢慢地深呼吸，把平静传递给儿童，提醒他是时候安静下来了。

身体体验活动

下一个活动"降落伞"是亚历山大·杜阿尔特（Alexandre Duarte）根据身体体验疗法的原则专门为学龄儿童设计的。亚历山大是体育教育和运动疗法领域的专家，降落伞活动适用于小学生，也可以由教师根据学生的年龄增加或降低游戏难度。2004 年东南亚海啸后，亚历山大及其创伤拓展团队曾在泰国学校应用过该活动。除此之外，还有其他应对自然灾害的课堂活动，如第 12 章介绍的野狼（老虎）追兔。本章重点关注的是在学校中开展救助工作。这些活动既适用于室内也适用于户外。跑步等活动需要有宽阔的空间，虽然也可以在健身房、活动室等大型的室内开放空间进行，但还是更适合在户外进行。

降落伞

由于降落伞的形状和大小能让儿童紧密地围成一个圆圈，因此非常适用于培养学生的团队归属感。我们只需要准备一个降落伞、两到三个不同颜色的轻型球即可。该活动适用于 5 ～ 12 岁的儿童。

1. 将降落伞平铺在地面上丈量空间大小，儿童围绕降落伞的外围坐好，教师坐在最需要支持的儿童附近。接下来，请儿童与每一位同学以及成人进行眼神交流。

2. 儿童抓住降落伞的边缘一起推搡。同时感受降落伞的张力、自己肌肉的张力和集体的力量。由于他们是坐着，还可以关注自己臀部的重量，以及上臂的力量。教师注意观察儿童的参与程度，确保每个人都喜欢参与这个活动！

3. 接下来，让他们站起来，微微弯曲膝盖并关注双脚和小腿的感觉，以获得着陆感和自己与地面的连接感。对于低龄儿童，可以让他们在不断踩脚的同时向某一个方向前进。对于大龄儿童，让他们微曲双腿，举起降落伞，上下左右挥舞手臂做画椭圆形的动作。

4. 请儿童注意自己体验到的身体感觉。然后教师提问，根据回答统计学生的总体感觉状况，如谁感觉自己的手臂很强壮？谁感觉自己的双腿很强壮？谁感觉很脆弱？谁感觉很疲惫？等等。

5. 下一步，让成员站着挥舞降落伞掀起波浪，同时注意感受自己的力量。如果有人感到疲惫或无力，请他们用心感受整个团队的力量。当成员挥舞降落伞时，会激活他们的能量和兴奋水平。

注意事项：不是所有的儿童都能够忍受愉悦的激活水平。如果发现这样的儿童，教师需要通过休息和着陆训练来帮助他们恢复能量，并引导他们将注意力放在双脚和下肢。对于那些感到虚弱、精神恍惚、叫苦叫累、头痛或胃痛的儿童，成人或有能力的儿童可以向他们提供支持。例如，你可以通过眼神传递共情理解，然后用手掌温柔而坚定地把他们的脚摁在地板上。如果孩子肚子疼，就让他们用手捂住疼痛部位，然后将你的手放在他们手上，轻轻按压，促进内脏的放松，为内脏提供支持和温暖。

6. 然后，让儿童再次挥动手臂带动降落伞掀起波浪，这次把一个球扔在降落伞上。大家一起努力让球上下弹跳而不掉下来。为了增加活动的挑战性，可以同时放多个球，看起来就像团队耍杂技。一段时间后，让儿童围成一圈坐下休息，分享活动中的感受，然后安静下来。

7. 最后，让儿童原地跑步，感受腿部的力量，重新着地，体验逃脱反应。等大家停下来后，让他们与对面同学进行眼神交流，互道"你好"。然后，大家一起张开降落伞，快速跑到伞下聚在一起，再次说一声"你好"，促进彼此之间的友谊，增强彼此之间的情感纽带。

午夜狼来

导致儿童压力过大的原因之一是没有时间做好保护自己的准备。在这个活动中，儿童有机会感受到即将来临的威胁。随着威胁程度的逐渐增加，他们会有越来越充足的时间做好心理准备，选择防御策略。

教师准备胶带、粉笔、纱线或类似的物品，在地上画一个半圆形代表狼的洞穴，指定某个区域为安全区，让儿童跑过去。最好是教师的身后有一堵墙，比如教师站在球场的角落或教室的外墙附近。老师扮演狼，然后钻进洞穴（稍后可以选一个儿童来扮演狼）。接下来，儿童聚集在狼窝的周围，距离狼窝 1～1.5 米；而教师（狼）则站在洞穴内。为了让游戏更加刺激，教师可以戴上狼的面具或尾巴，更好地扮演狼。

准备好后，儿童提问："狼什么时候来？"狼用低沉的声音恶狠狠地回答说："狼会在午夜归来。"有些儿童已经害怕得浑身发抖了。然后他们接着问："现在几点了？"狼回答说："八点钟。"

此时，教师要仔细观察儿童，看看是否有儿童过度兴奋或感到痛苦。然后从狼的角色回到老师的身份，引导儿童慢慢关注身体内部的感受。这有助于儿童将注意力从外部威胁转移到内部感觉，从而促进神经系统的健康运行。（请参考上文中的感觉对立词语。）教师引导儿童特别关注自己腿部的感觉，以及是否有奔跑的冲动。

等儿童安静下来，教师再次扮演狼，双方重复问答。儿童问："狼什么时候来？"狼回答说："午夜就来。""现在几点了？""九点钟。做好被吃掉的准备吧！"

这时，教师需要帮助儿童制订一个计划，改变一味逃跑的策略。教师还要建议儿童四处观察周围环境，寻找一个安全场所。儿童可以选一个朋友帮助自己逃跑。教师带领儿童原地奔跑或来回奔跑，让他们跑动时感受腿部的力量。这一步非常重要，因为它能让儿童发现自己身体内原来蕴藏着执行计划的力量，而不是盲目地四处奔逃。定向是修复创伤激活的一个关键因素，因为它能逐渐地增加刺激、释放和安静。它还能为惊慌失措的儿童提供他们自己无法获得的时间和空间。这类练习能帮助儿童在脑中建立新的神经通路，使神经系统更具韧性。通过游戏，儿童能够有效选择、尝试新的逃生方案。经过一次次的练习，又会反过来减少焦虑。

重复同样的过程，从八点钟逐渐增加到午夜。当儿童再问："现在几点了？"狼回答说："现在是午夜，我要出动了。"狼从洞内钻出来扑向孩子，直到他们跑到安全之地。

等每个人都跑到安全之地后，教师再从狼回到教师角色，把儿童聚在一起，要求他们把注意力再次转向内部，关注和确认自己的感觉。等大家都安静下来后，教师再次询问大家："现在谁觉得自己是安全的？"最后一步是让儿童找到身体内感到安全的部位，以及这种感觉是什么样子。

蜘蛛捕猎

这个活动能够帮助儿童了解自我身体的界限和边界感，帮助他们觉知四周是否有人靠近自己，并感受到保护自我空间的兴奋和力量。

教师用胶带围出直径 2.5 ～ 3 米的圆形区域，从 10 人小组中选出一个孩子站在圆圈中间扮演蜘蛛，其他孩子则扮演苍蝇，沿着胶带外围站成一圈。趁"蜘蛛"不注意，"苍蝇"们冲破"蜘蛛"的防线进入圆圈，同时确保自己不被抓住。而"蜘蛛"则努力抓住"苍蝇"，将"苍蝇"留在圆圈内变成"蜘蛛"。当所有的苍蝇都变成蜘蛛时，游戏结束。游戏可以根据需要不断地重复。

保护你的尾巴

在这个活动中，儿童同时扮演"猎物"和"捕食者"双重角色。他们可以保卫自己的领土（身体边界），同时"攻击"其他人。

每个儿童准备一条 1 米左右的"尾巴"，可以是一条七八厘米宽的布条，也可以是一根长的软绳。活动时将尾巴塞在后背腰带上。教师划定某个区域为安全岛，如呼啦圈、体操垫、几棵树之间的空地等区域，安全岛内不能进行任何"攻击"，儿童可以在这里放心地休息。教师喊"开始"之后，儿童互相追赶，一边努力揪下别人的尾巴，一边保护自己的尾巴不被揪下。他们可以采用各种方法来保护自己，如坐着，快速躲闪，迅速转身，或者跑到安全岛。

教师需要观察哪些儿童可以灵敏地追逐别人、保护自己，哪些儿童不能。有些儿童可能会显得笨拙、木讷或痛苦，不愿意玩这种游戏。老师可以通过以下几种方式来帮助这些儿童：

（1）小声向他们提出建议，比如让他们回头看，或用手保护自己。

（2）建立伙伴互助体系，让敏捷的儿童来帮助他们，手拉手一起逃跑。

（3）使用"超级英雄障碍卡"。（详见本节末尾的介绍。）

过去 - 现在 - 将来的跳房子

当儿童遭受创伤时，往往缺少当下体验或未来感，甚至根本没有相关体验。意象、观念和感觉被冻结在过去事件里。因此，儿童会因为创伤事件而变得焦虑和痛苦，特别是当他们面对压力时。这项活动能够帮助儿童克服被困在过去事件中无法自拔的困境，并开始以恢复运动的方式来探索时间概念，以此鼓励他们从过去回到当下，进而形成对未来的积极期望。教师可以用粉笔在地上画几个方格，或者再简单一点，不画方格，让儿童想象方格就在那里。

活动可以几队同时进行，以缩短等待时间。儿童以"跳房子"的方式向前移动（单脚和双脚交替跳跃）。游戏开始时，让儿童一边描述一个事件一边跳动。如果事件发生在当下，就原地跳跃，双脚着地；如果事件发生在过去，就单脚向后跳；如果事件描述的是未来情景，就单脚向前跳。这样做的目的是让想法和感受不断在过去、现在和未来之间进行转换，而不是一直停留在过去。

例如：

- 双脚原地跳跃："我现在在玩跳房子游戏。"
- 单脚向后跳："上周我的仓鼠死了。"
- 双脚原地跳跃："我现在玩得很开心。"
- 单脚向前跳："我们星期五要开派对。"

如果有儿童每一回合中都只陈述不愉快的经历，特别是在描述未来情景时也依然如此，那就建议他在愉快和不愉快的未来场景之间进行切换。例如，一个正受到父母离婚困扰的孩子可能会说："今天我的父母在吵架，昨天他们就在吵架，明天他们还会吵架。"如果下一轮他还执着于父母离婚这件事的困扰，教师就建议他描述一些有趣的事情。当然，只有当儿童"困在"过去或对未来持悲观态度时，才能给出这样的指导。如果儿童无法执行刚才的建议，那就鼓励他们想象一些美好的事情。

所有活动和游戏的注意事项：

活动中要确保每一个儿童都体验到胜任感。如果有些儿童定向反应、防守反应不熟练，或有些儿童速度较慢、能力较弱，你可以使用超级英雄卡向这些儿童提供帮助，以创造公平的竞争环境。

准备 12～36 张不同颜色的硬卡片，代表特定的超级英雄能力。示例如下：

- 红色卡片＝额外加时（增加的时间从 5 秒到 10 秒不等，让孩子有更多的时间进行定向）
- 蓝色卡片＝隐身
- 紫色卡片＝额外的力量（允许找一个朋友帮助自己）
- 绿色卡片＝安全岛（不会被抓住）
- 橙色卡片＝超级英雄（当拿着这张卡片时，附近的孩子会变弱、变慢）

当活动以普通学生为主，穿插几名特殊学生时，这些卡片会变得特别有用。教师可以根据实际情况制作英雄卡来满足班上所有人的需要。当然，肯定会有学生提出抗议，认为超级英雄卡的发放破坏了公平，这时候需要教师说服他们理解同意。

恢复保护性反射、信心和韧性的平衡活动

为了达到最佳学习效果，让所有儿童自由探索自己的身体是非常重要的。当儿童遭受摔倒、交通事故、运动损伤等涉及重力和速度的创伤时，他们自然保护的反应能力和平衡能力会受到损害，导致他们在以后的人生中容易遭受反复的创伤或更容易发生事故。当然，那些经历过早期创伤和情感忽视的儿童自我保护能力也较弱。无论儿童是由于发展性创伤还是惊吓性创伤而缺乏敏捷性或自卫能力，都可能会发展出易疲劳、丧失自信、不良身体意象等策略帮助自己暂时"适应"生活。

虽然健康反应的主要作用是提供自我保护，但它们对大脑功能的整合也具有重要作用。反应迟钝或"冻结"的学生更容易出现学习问题，尤其是在阅读和写作方面。而有利于改善平衡和运动的活动对视觉加工和学习有显著的影响。视觉是大脑的加工过程之一，而眼睛也只是视觉系统的组成部分之一。大脑将运动加工和记忆系统中存储的内部信息和眼睛看到的外界刺激进行整合，构建出我们看到的视觉意象。

个体因创伤而导致运动功能受限时，创造新意象所需的内部信息会受到过去创伤的影响而发生扭曲。这通常是前庭系统（平衡功能）紊乱的结果。当平衡感恢复时，大脑的加工速度和感觉整合能力就会恢复到正常水平。这两项能力的提高对注意缺陷多动障碍、阅读障碍和其他学习障碍的学生有特别明显的积极作用。

恢复因单一事件（比如骑自行车摔倒或体育课上摔倒）而"失去"的健康保护反应和自我防御能力是相对简单的事情。如果体育老师在常规体育课中融入平衡板、沙包、健身球和平衡木等简单器材，能够促进全班同学平衡能力的提升。那些因摔倒而遭受创伤的学生，需要在教师的指导下从活跃状态调整到安静状态，然后逐渐增加活动幅度来提升他们对自己平衡反应的信心。

有些学生为了克服恐惧强行投入到重获平衡的活动中，结果只是被过度刺激或再次受伤，变得更加封闭。还有些学生在恐惧中全身僵直，无法参加活动。教师需要把活动分解成几个小步骤逐步进行，既能给学生带来挑战，又能避免让学生不知所措。当探寻平衡的活动以这种循序渐进的方式完成时，学生曾经的恐惧转变为兴奋，对平衡能力的信心也得到提升。

当儿童无意识地摆动四肢来保护自己时，第一个作用是逐渐提升平衡能力，改善自我概念。第二个作用是，当儿童更多地依赖动觉、触觉和前庭感觉系统时，他们就不会过度依赖视觉系统来保持平衡。当眼睛得到放松，从警觉搜索的重任中解放出来时，儿童不再容易陷入疲劳。反过来，眼睛疲劳度降低，曾被视觉系统用来维持平衡的能量会转入阅读和写作任务，促进阅读时的双眼协作。我们还知道，任务难度越高，神经参与程度越高，因此，增加前庭神经的平衡能力可以提高人脑加工信息的速度和效率。

通过简单的练习来提升平衡反应

翻滚练习

准备一个与学生身形大小相似的健身球，让学生跪在球前，把躯干斜向上悬在球体上方，腹部朝下，手臂平伸。其他学生围成一圈，充当观察员，在必要的时候帮助该生保持平衡。教师把一只手放在学生后背上，轻轻地将其向前推到球上，同时观察学生如何利用肩膀、手臂、手、躯干、臀部、腿和脚来保持平衡，避免从球上掉下来。重复几次，直到学生开始以一种放松而又机警的方式进行更多的身体接触。教师注意观察学生的身体是否有僵硬或冻结的部位。如果学生做过几次练习后，某些身体部位还是没有感觉，如肩膀始终没有和球发生接触，教师可以建议学生将肩膀靠近健身球，然后体会下是什么感觉。需要注意的是，除非某个学生反应特别迟钝才实施这一步，一般情况下不需要这一步。学生逐渐放松的同时，自然就能更有效地指挥自己的身体。

变式

推动学生在健身球上缓缓后退或左右摇摆。

任其摆布

再次准备健身球，在球四周的地板上铺上枕头或体操垫，起保护作用。让某个学生直立坐在球上，双脚分开与肩同宽，保持平衡。两侧各站一名同学，一侧的同学轻轻地将球上的学生推向另一侧。如果这个学生不能保持平衡，另一侧的同学就及时抓住他。这样反复进行，直到学生能够轻松地保持平衡。如果这个学生有任何不舒服的感觉，就停止游戏，带领他跟踪不适感，直到他消除不适感。

变式

如果坐在球上的学生很擅长保持平衡，就让他闭上眼睛来增加挑战难度。

沙包平衡

教师准备好平衡设备，如平衡板[36]，让学生站在板上调整平衡，直到能平稳站立。教师事先设置好不同难度的平衡任务，学生可以通过改变双腿之间的宽度来改变难度等级，也可以通过调整平衡板下摇杆的角度来改变难度等级。

等学生可以站在平衡板上通过轻微的移动来保持平衡后，可以增加挑战难度，如引入抛沙包活动来训练视觉跟踪技能。指导学生双手同时用力，将沙包抛向空中，抛的时候尽量保持身体两侧对称活动，即左右手、左右手臂都需要做同样的动作，同时保持好在板上的平衡。这个活动能够训练儿童保持动态平衡的能力，协调左右脑的同步动作。

接着，指导学生用左手抛接沙包几分钟；然后交换动作，用右手抛接沙包几分钟。最后，再次用双手抛接沙包。但当学生抛沙包和接沙包时，要试着用鼻尖对准在空中移动的沙包。告诉学生在抛起、追随和抓沙包时，头部可以前后晃动。这样颈部肌肉、视觉系统和前庭系统将得到同步训练。

球友

球友活动较为简单，可以提高幼儿的协调能力和社交能力，也适用于任何年龄段有发育障碍的学生，如自闭症学生。活动只需要一个球和两名儿童，双方面对面坐在地板上相距约 1 米（距离可酌情缩短），张开双腿，在球滚过来时接住球。每名儿童轮流滚球和接球，不断重复这个活动。要求儿童在活动中仔细观察队友，确保队友做好准备后再滚球。双方动作协调性提高后，增加双方的距离，提升挑战难度。这个活动非常具有趣味性，有助于儿童学习非语言沟通技巧，尝试分享彼此的快乐。

变式

让大龄儿童和低龄儿童组队练习，练习节奏和耐心。

让普通儿童与特殊儿童组队练习。

滚球

滚球活动也简单易上手，适用于 4 ～ 10 岁的儿童，能同时锻炼运动功能和认知功能。活动至少需要 3 名儿童，A 儿童把球滚向 B 儿童，同时喊 B 儿童的名字。B 儿童接到球后，再以同样的方式把球滚向 C 儿童。等儿童熟练掌握这个操作后，再提升活动难度，增加第二个球。儿童在活动中不断提高协作配合能力和方向感，兴奋水平也不断提升。活动还可以加入第三个球或更多的球，但要避免难度过高让儿童有挫败感。

在活动设备方面，健身球购买非常方便。另外，一些设备制造商常常会配备活动指导手册，里面介绍的活动可以进行平衡能力、视觉跟踪能力、听觉跟踪能力和动觉意识能力等多种能力的训练。家长、教师和心理咨询师可以根据需要，合理利用。

结语

儿童要在学校茁壮成长，需要在生存能力之外掌握更多的能力。当获得系统干预，创伤症状逐渐缓解时，学生的精力就会投放到学习和亲社会行为上。我们生活在一个"压力山大"的时代。许多学生，无论是患有创伤后应激障碍，还是被遍布压力和紧张的快节奏生活所压垮，都可以从本章和下一章的活动中受益。本章介绍的理论和干预措施是基于神经生物学的基本原理构建的，适用于任课教师、辅导员、心理咨询师、校医、职业指导师、体育指导师和语言指导师。

本章选取的乔丹、亚历克斯、鲁比、卡洛斯和福雷斯特等案例可以作为评估儿童需要、根据儿童创伤史为其设计干预方案的原型，有些案例进行了详细讲解，有些案例并没有明确的介绍。这些案例中的学生或多或少与你身边的学生有相似的特点。希望你能通过本章学习，掌握处理受创学生各种问题的能力，从学习问题到爆发性行为再到逃学。

对教育工作者来说，最经常遇到的一个问题是如何在校园里有效应对高攻击性的学生，因此，第 11 章用大量篇幅着重讨论了如何与状态不稳定的学生合作，为他们提供长期辅导由内而外地改变他们。我们认为，在大多数情况下，暴力行为是尚未得到处理的创伤导致自我调节受限的结果。

本章还为最需要帮助的儿童提供了各种活动，这些活动可以帮助他们逐步降低负面感觉、情绪，或者在成人指导下进行自我调节。当然，这些活动也适用于全班学生，可以帮助他们保持最佳身心健康水平，更好地促进学习。

创伤对学生的行为具有重要影响，导致学生"对外""对内"都表现出相应的症状。创伤还常常与其他因素相结合，如贫困、父母缺席或情感缺失等，导致学生表现出各种行为障碍。此外，媒体和电子游戏中的暴力行为也会影响儿童的行为。

总之，作为教育工作者，要有效帮助学生，首先需要认识到学生的创伤是"什么"，然后跟踪自己和学生的感觉，熟练运用自主神经系统的动态储能 – 释能循环。如果你掌握了这些技能，就能熟练运用本章介绍的活动，并且还能根据学生具体情况进行灵活调整，有效帮助所有儿童不断增强自我调节能力。在新世纪的校园教育中，教育工作者采用、推广基于神经生物学的行为干预技术，能有效帮助那些因为创伤经历而无法适应校园生活的学生。

第 12 章

应对自然灾害和人为灾害
学校内外的危机干预

从 21 世纪初以来，一些学校加大危机干预人员的培训力度，以便在发生自杀、意外死亡、自然灾害或校园枪击等重大事件后帮助教师和学生。自 20 世纪 80 年代中期以来，学校心理老师和辅导员的角色和责任发生了巨大变化。曾经，在教职工会议和学校心理老师培训课程中，"危机"和"创伤"这两个词很少被提及。然而，近些年各种灾难对人类的影响愈演愈烈，如极端天气造成自然灾害增多、新疾病不断流行、校园枪击案件频发、媒体暴力无处不在、恐怖袭击事件有增无减等。

2000 年，美国全国学校心理学家协会（NASP）在其认证方案中增加了一项新要求：鉴于创伤事件在学生生活中的发生率越来越高，学校心理老师必须掌握危机干预的技能。在这些变化趋势下，以下两种危机干预模式在学校中获得了广泛的认可：①危机事件应激管理或"米切尔模型"（the "Mitchell Model"）；②危机干预（crisis intervention）。后者借鉴了美国红十字会的灾难心理健康项目、莉诺·泰若的迷你马拉松小组、米切尔模型和其他方法的相关内容。除此之外，第三种干预模式也在学校中逐渐得到认可，这就是针对受创儿童、青少年和父母的结构化感官干预（structured sensory intervention)。[1] 其他危机干预方案虽然很少或根本没有进行疗效的验证，但是也很容易在学校中得到推广。

随着研究的深入，结果发现这两种早期的危机事件解释模型在很多情况下效果有限，尤其是对儿童而言。[2] 这两种模型要求受创个体讲述他们的创伤经历，但他们在讲述自己的创伤经历时，随之而来的创伤感受并没有得到处理，这个过程让他们恐惧感重现，并没有减轻恐惧感。

首先，不要造成伤害

马克对危机事件晤谈的批判

马克是一位经验丰富的医院护士，主动参加过身体体验疗法的示范课。几年前在急诊室工作时，马克接诊一个受到虐待的儿童，目睹该儿童的惨状，产生替代性创伤，在之后的职业生涯中一直受到创伤经历的负面影响。马克迫切希望改变自己的工作状态，接受 45 分钟的咨询后，我帮助马克柔和地处理了创伤相关感觉、情绪和信念，马克不再因为创伤相关刺激而重现创伤性体验。当马克的身体摆脱惊吓状态时，他的脸色和呼吸都发生了积极变化，也放下了对虐待儿童的母亲所产生的敌意。马克又能重新觉察身体的感觉，内心非常轻松。

咨询结束后，马克跟我分享了他在"危机事件应激管理培训"中晤谈个人经历的体验。1996 年，他与消防员、护理人员、警察以及其他急救人员一起参加了该培训。"我到现在还经常做噩梦，梦到培训期间指导师讲过的一个故事。"马克说道，"这是一种难以置信的精神创伤。我觉得整个身体都僵住了。"马克不喜欢危机事件晤谈，"指导师把我们（有过创伤经历的成员）聚集在一起，但这对我们没什么帮助，反而让我们再次暴露在创伤之下"。

马克接着描述了自己所接受的训练。马克主要是通过回答三个问题来进行晤谈的：①你叫什么名字？②你的工作是什么？③你看到了什么？指导师对他们进行了短暂的创伤教育，让他们的反应正常化，然后就离开了。每个成员讲述的痛苦经历几乎没有得到任何处理或整合！马克确实曾说过"危机事件晤谈"是有效的，但并没有说晤谈可以替代治疗。

我们认为，这种缺乏整合的晤谈可能会再次造成创伤，尤其是对儿童来说。而且，由于儿童（也包括许多有创伤经历的成人）倾向于顺从，因此同伴做出的反应可能在不经意之间把当事人进一步推向封闭和解离。

晤谈的早期推动者认识到将受创人员聚集起来提供教育、社区联结和支持的重要性。如果我们从研究中分析出哪些因素有效，哪些因素无效，就可以据此构建并完善一个新的干预方案。我们还发现，晤谈创伤事件与通过感觉来处理意象、体验和思维这两种方式存在较大差异。今后需要继续进行深入研究，不断改进干预方案，特别是改进儿童创伤的干预方案。

2003 年，美国全国学校心理学家协会举办了一场学术会议，主题是"灾难幸存者早期心理干预效果"，斯蒂芬·布洛克（Stephen Brock）博士总结会议的主要结论后发表在该协会的简报上。布洛克还在另一篇题为"危机干预研究与技能"的论文中，对近年来的晤谈研究进行了详细总结。[3]

布洛克和谢恩·吉梅尔森（Shane Jimerson）博士合著的《危机事件的特征和后果：学校心理老师入门》（*Characteristic and Consequences of Crisis Events: A Primer for the School Psychologist*）一书介绍说："那些早期的学校危机干预往往是一种条件反射，没有自我检查的能力，这是可以理解的。"[4]他们回顾已有文献发现，研究大多针对成人，只有少数研究涉及青少年，干预效果也因创伤事件的性质而存在差别。关于目前流行的晤谈技术总结如下：

1. 交通事故后遭受轻微身体伤害的青少年和成人参加危机事件晤谈，尝试表达情绪和认知反应，学习创伤应激症状和应对策略的相关知识，其疗愈速度优于无干预人群。[5]

2. 危机事件晤谈不适用于急性身体损伤成人患者的短期（少于 60 分钟）独立干预。但是如果对危机事件晤谈进行扩展改进，或者将其与别的干预措施结合使用，则可能是有效的。

3. 当涉及流血事件时，接受危机事件晤谈的被试其状况和未接受晤谈的被试相比反而更加糟糕。

4.研究没有标准化。有必要在校园进行学术研究，根据干预效果构建最佳干预模型。

危机干预的另一种方法

身体体验疗法为学校和其他场所的危机干预提供了一个新的有效干预模式。在 2004 年东南亚海啸发生后，我们使用身体体验疗法对泰国儿童进行了危机干预。一年后进行随访，结果显示这些儿童依然保持着良好的心理状态。目前我们对正接受身体体验疗法进行情绪急救的泰国幸存者和未接受急救的幸存者进行干预效果对比。我们也使用身体体验疗法为美国卡特里娜飓风和丽塔飓风的幸存者提供情绪急救，对在新奥尔良和巴吞鲁日接受干预的幸存者进行了人口学变量的分析，探讨年龄、性别和社会经济因素是否影响被试的干预效果。前期数据也证实身体体验疗法能为受创者提供有效帮助。

使用身体体验疗法进行"情绪急救"的重点是通过解除唤醒（自我调节）来缓解症状，而不是让人们讲述痛苦的创伤经历来收集信息。我们没有引导幸存者分享他们的创伤记忆，而是引导他们分享灾难发生后的困境。灾难发生后的常见反应包括饮食和睡眠障碍、易怒、精神恍惚、四肢无力、疲劳、麻木、头痛、濒死感、闪回、担忧未来、恐慌和内疚等。为了防止再次受到创伤，尽量不要让幸存者详细回忆、讲述创伤经历。与其他干预模型相反，身体体验疗法坚持心理－生理和教育取向，不要求陷入悲伤、惊恐的幸存者讲述"可怕的经历"。这意味着识别受创儿童或成人的需要，给予针对性的支持，可以帮助他们走出惊吓和哀伤。在这个过程中，个体关于创伤的感觉和情绪知识略有增加，他们只是自发地展现出一小部分创伤经历，绝不是有意回忆大量细节。

学校中的危机晤谈

在下面的例子中，一群中学生在等待公交车时不幸目睹了一场驾车枪击事件。辅导员在枪击事件发生后为这些学生进行了紧急辅导，随后又进行了几次咨询。然而，其中一个男孩和一个女孩仍然存在问题，他们被转介去接受危机干预。在接受身体体验疗法后，两个孩子的症状都消失了。下文以男孩柯蒂斯为例，介绍如何使用身体体验疗法来为受创者提供帮助。

在驾车枪击案后，帮助柯蒂斯重返善良

你们可能还记得第 2 章提到的柯蒂斯。他就是那个在公共汽车站目击了一场驾车枪击事件的中学生。事情过后，他一直受到困扰，因此被转介到我这里。柯蒂斯在学校里焦躁不安、心烦意乱，在家时常欺负弟弟。当柯蒂斯见到我以后，说自己不想再像现在这样，"想重新找回自己"。他说自己最大的困扰是每当他脑海中浮现出那个被枪杀的人躺在地上的情景时就感到非常愤怒。柯蒂斯不仅上课时无法专心听讲，还伴随着睡眠障碍。但是最困扰他的是莫名其妙出现的一股冲动——很想伤害别人，没有任何理由，没有任何目标，只想伤害从自己眼前经过的路人，而之前他从未有过这样的冲动。

当我问他在身体的哪个部位感到愤怒时，他说："在我的腿和脚上。"我们一起追踪了他的双腿和双脚的感觉。在关注下肢一两分钟后，柯蒂斯告诉我他很想踢腿。他说自己很喜欢踢球，踢球时双腿充满爆发力。他还非常希望能在枪击现场一脚把手枪从那个黑帮成员手里踢飞。我让柯蒂斯以自己期望的踢飞手枪的姿势来踢球。但是我不允许柯蒂斯快速而猛烈地踢腿，因为这样很可能激发他的愤怒，而是先轻轻地向他展示如何以慢动作做出踢腿动作。我让他描述准备踢腿时臀部、腿部和双脚的感觉（此时身体想要做什么来阻止暴力行为）。然后我请柯蒂斯休息一会儿，并关注自己腿上的感觉。每次我们进行到这一步时，他的双腿就会颤抖。等柯蒂斯释放这股被激活的能量后，他集中精神，深吸一口气，踢出了球，他立刻感到自己恢复了平静，重获力量和信心，同时也摆脱了想伤害无辜路人的冲动。

经过这次"情绪急救"，柯蒂斯的身体开始从惊吓状态恢复过来，其伴随的症状也随之消失。几周后随访柯蒂斯和辅导员，发现柯蒂斯依然没有出现之前的症状。他不再有莫名攻击他人的想法，不再紧张焦虑。柯蒂斯又找回了自我，不仅重新掌控了自己的身体，也恢复了原本的善良。

这种危机干预工作的重点是从引导受创儿童关注事件的可怕性转为通过完成身体未完成的反应来保护和捍卫自己。这就是柯蒂斯症状缓解和长期创伤解除的原因所在。

团体危机救助

柯蒂斯的身体危机干预工作也可以运用于学生团体辅导中，但前提是咨询师接受过追踪感觉、神经系统激活和去激活，以及感觉 - 运动防御动作的训练。当一名学生主动处理并有效缓解自己的症状时，其他学生会发现活动的有效性，增强参与的主动性。以下便是教师领导 3 ～ 12 名成员的团体的指导方针：

1. 尽可能地邀请学生家长或其他照料者参与活动。

2. 学生围成一圈坐好，保证每个人都能看到其他成员。成人坐在孩子的正后方，形成一个同心圆，以提供支持。

3. 如果能准备一个儿童版健身球效果更好。学生坐在球上，能够更好地体验和描述自己的感觉。而且这些球柔软有弹力，孩子们也喜欢坐在上面。当然，没有准备健身球也可以。

4. 教师向成员讲授创伤的相关知识。说明儿童在惊吓初次产生时和消退时分别有什么体验，让儿童知道他们的反应是正常反应。如本书中曾介绍过有些人可能会感到麻木；有些人则可能有重复出现的意象或不合理信念等。教师预先说明自己将采取哪些措施来帮助他们，这些措施包括带领团体成员学习识别身体的感觉，以及如何利用这些感觉将卡住的感受、意象和不合理信念从身体和心理中移除。

5. 不要让成员描述事件发生的经过。教师向成员说明自己要传授一些有助于减轻症状的技能，帮助他们从困境中走出。

6. 教师请小组成员分享他们的一些创伤症状，如睡眠和饮食障碍、注意力不集中、梦魇、否认创伤事实等。同时也要注意不能过度关注症状本身，否则会引起更多的焦虑，甚至强化那些负面感受。症状讨论的前提是为了使受创学生的反应正常化,并引导他们重新恢复平衡状态。

7. 解释什么是感觉,以及感觉与情绪的区别,并让小组讨论各种感觉词汇。如果方便的话,教师可以把这些词打印出来发给大家。然后向大家提前说明接下来可能出现的反应:他们可能会感到战栗、颤抖、流泪、紧张、恶心、温暖、寒冷、麻木,也可能想逃跑、战斗、消失或躲藏。让成员事先了解这些都是他们摆脱惊吓时可能发生的感觉。

8. 每次团体活动时,教师邀请一位成人志愿者参与团体。让成员感受到团体中成人和其他成员的支持。如可以请成员与某个最要好的朋友或熟悉的成人进行眼神交流。也可以在成员间互助结对子,活动期间如果有成员难以继续参加活动,就请他休息,并由互助成员提供支持帮助。

9. 请成员舒服地坐在椅子或健身球上,引导他关注双脚与地面的接触,感受椅子和健身球的支撑力,以及当吸气和呼气时呼吸的状态。确保他体验到着陆感、中心感和安全感。

10. 只要成员准备好就即刻进行感觉体验。首先让成员描述一种能带来舒适或愉悦的感觉。如果某成员在创伤事件后从未有过积极感觉,那就让他回忆创伤事件前的一段美好经历,然后描述当下的感觉。

11. 成员可能会无意识地描述创伤症状,或者你可能需要问成员在创伤事件发生后遇到了哪些困难,并请他讲述自己的感受。以下是教师提问和评价的模板,可以作为引导成员发掘感觉意识的指南:

A. 当你看到这棵树背后男人的照片时,你在身体里注意到了什么?

B. 当你担心他可能会回来时,你在身体里注意到了什么?

C. 当你觉得肚子越来越紧时,你还注意到什么?这种紧绷的感觉像什么?它会是什么样子?你能告诉我这一感觉在哪里吗?

D. 当你看着那块石头的时候……或者用拳头捶打石头时……接下来会发生什么?

E. 当你感到双腿在颤抖时,你认为双腿想做什么?

F. 当双腿想跑步时,想象自己在最喜欢的地方跑步,某人(最喜欢最信赖的那个人)会在终点等着你。

　　G.请想象自己在模仿最喜欢的动物进行奔跑，想象风快速抚过脸颊的感觉，并感受腿部的力量。

　　12.教师注意在活动中跟随成员的节奏。当成员注意到内心的反应时，帮助他们以好奇的态度探索接下来的反应。

　　（关于情绪急救的详细内容请见第 4 章。关于亲人丧失的详细内容请见第 8 章。）

帮助受灾儿童恢复心理韧性：来自泰国的实践经验

　　2004 年 12 月印度洋地震造成的海啸发生后，我们的团队前往泰国使用身体体验疗法帮助受创儿童；拉加·谢尔文（Raja Selvam）带领"创伤光明组织"前往印度南部使用身体体验疗法帮助幸存者。亲人、家园、生活物资和动物突然被卷走的可怕经历给成人、学生和教师造成强烈的惊吓和哀伤，两个团队都竭尽全力帮助他们从惊吓和哀伤中恢复过来。团队不仅评估受创成人和儿童的需要，提供针对性治疗，还为医务人员和教育工作者举办培训班，传授创伤预防和干预的技能，帮助他们重返工作岗位后继续从事危机干预工作，帮助幸存者从创伤中走出。

活动指南

　　我们在泰国带领受创学生进行团体辅导、为教育工作者进行培训时使用了一些活动，这些活动成功帮助受创学生在开心游戏的同时重拾自信。许多儿童在活动之前感觉自己有头痛、双腿无力、肚子疼、抑郁、焦虑等问题，他们在活动中体验到控制感，开始恢复活力。看着这些孩子摆脱虚弱无力的状态，脸上重新充满欢笑和喜悦，我们感觉非常欣慰。降落伞活动已在第 11 章进行了详细介绍，下面将详细介绍"野狼（老虎）追兔""赋权""想象跳绳"等活动。

活　动

野狼（老虎）追兔

这个活动在亚洲被称为"老虎追兔"，因为老虎是当地儿童所熟悉的猛兽。你也可以在游戏框架不变的情况下进行微调，如替换活动中的动物。活动需要两个不同颜色和大小的球，主要用来激活儿童的战斗和逃跑反应。

老师与孩子们围成一圈坐在地板上。老师拿起其中的一个球代表兔子。然后，这只"兔子"开始慢慢地从一个孩子的手中传到下一个孩子的手中。随着熟练度的提升，老师鼓励孩子们逐渐加快节奏。当"兔子"在孩子之间进行接力传递时，引导他们关注自己身体内部的感觉。

然后老师拿起第二个球代表野狼，并开始追逐代表"兔子"的第一个球。随着活动的进行，孩子们也逐渐认同了野狼的力量和兔子的速度，传球的节奏越来越快。

如果是大龄儿童，老师可以提高游戏难度，也可以让团队成员自己制定规则，如改变传球方向。活动的重点不在于输赢，而是引导孩子感受追逐的刺激和团队快速传球的力量。

之后进入休息阶段，老师引导儿童识别自己的感觉（关于通过提问调查团体成员情况的指导请参阅第 11 章）。老师还可以询问儿童，谁觉得自己更像野狼，谁觉得自己更像兔子。然后重来一次游戏，让他们互换角色，上次感觉自己更像兔子的成员这次想象自己是狼，上次感觉自己更像野狼的成员这次想象自己是兔子，以获得不同的体验。

活动进行一段时间后，让孩子全部站起来，感受双腿的力量以及与地面的联系，这样他们可以通过身体释放激活的能量。那些感到虚弱或缺乏能量的孩子可以假装自己是兔子，看看自己能跳多高。那些需要额外支持的成员可以让成人或状态良好的学生握住他们的手，分享耐力和热情来帮助他们更好地跳起来。

游戏结束时，教师要注意观察每个孩子，确保所有孩子都没有滞留在惊吓或解离状态。如果有孩子依然处于惊吓状态，成人可以和他们一起进行着陆练习，直到他们活跃起来。

赋权

该活动较为简单，时间可长可短。其作用是帮助学生恢复着陆感、赋权感和团队意识。

将班级学生平均分成两列直队，相对而立，中间间隔大约 3.5 米。一队称为 A 队；另一队称为 B 队。A 队成员手牵手迈步向 B 队行进。当他们勇敢地向对方迈进时，高喊口号："咱们 A 队有力量！咱们 A 队有力量！你们有力量，我们更有力量！"队伍比较的目的不是削弱对方的力量，而是在两队轮流向对方迈进的过程中，帮助学生在团队协作中通过动作、手势和声音体验自己的力量和资源。

当 A 队抵达 B 队时，原地踏步大声呼喊口号，B 队认真倾听。然后 A 队回到起点，B 队向 A 队迈进并呼喊口号，A 队认真倾听。

在两队结束一轮后，重复上述练习。这一次，学生在前进和呼喊时，要手臂收放有力，全身动作协调，手臂和腿的摆动节奏一致，以此调动上半身的力量和控制力。当学生喊口号时，鼓励他们在运动中逐渐增加音量，这样他们就能感受到自己声音的力量在增长。这一轮结束后，教师让大家围成一个圆圈，关注自己的内在感觉（和其他活动一样）。如果在活动过程中，有些孩子感到害羞、孤僻或疲劳，不想参加活动，就让他们与另一个成员手牵手，在他人的支持下感受自己的力量。在活动过程中，教师可以随时停下来快速统计学生的感觉和体验。活动期间依然要给学生留出足够的休息时间，充分恢复平静。

想象跳绳

该活动引导学生跑向某个目标（不是逃离目标），让学生兴奋起来，并体验一次成功的逃离。

这个活动看起来像一出哑剧，不需要准备真实的跳绳，两个人分开站好，想象手拿一根长绳，其他人则像普通跳绳一样排好队。首先，想象长绳在接近地面的较低水平上来回摆动。学生一个接一个地跳过"绳子",到达安全的地方。如果学生想增加活动难度,教师可以提高想象中长绳的高度。不使用真实长绳的原因是,没有真正的跳绳反而会激发学生的想象力,象征着一种可控制的威胁正逼近他们。这会引起学生的自发运动,带来成功逃脱的满足感。

所有活动的注意事项:

在灾难发生后,"辅助自我调节"的关键是活动领导者能够准确评估和帮助那些陷入困境的学生。虽然有些学生过度兴奋难以安静(这类学生很容易被识别!),有些学生容易疲劳,或头痛、肚子疼痛无法继续活动。对这类学生,教师需要绘制反映学生需要的心象地图。

这些活动最好至少有另一个成人一同参加。领导者可以邀请体育老师、助教、志愿者、辅导员、有童心的长辈,甚至学校心理老师参与活动。多个成人一起参与活动效果最好,这样可以确保有特殊需要的学生都能得到帮助。

此外,在活动开始之前,教师还应该给成员示范团队之间怎样提供相互支持共同提升自我调节能力。例如,如果有学生感觉疲劳,就让他躺下来,把头枕在他人的肩膀上休息会儿,成年人帮助他探索感到疲劳的身体部位。如果学生说"我的腿感觉非常累",那就让腿休息一会儿。等学生做好准备时,带动学生慢慢移动双腿,可以让他模仿最喜欢的动物移动双腿,也可以让他仰卧,膝盖向上,双脚平放在地面上,然后交替伸展双腿。

另外,如果有学生过度兴奋无法平静下来,就让成人或自我调节能力比较好的同伴坐在他旁边,帮助他慢慢地吸气和呼气,感受着陆感。成年人或同伴把温暖的手掌放在学生的肩膀或后背,通过身体触摸引导学生保持平静。主要目标是帮助困难学生把异常反应恢复正常,并引导团体成员加深联系,学会互帮互助。

需要一个村庄:卡特里娜飓风、丽塔飓风和其他自然灾害

2005年发生在墨西哥湾的飓风使许多家庭分崩离析,学校工作人员需要帮助学生应付灾难的后果，这可能是他们第一次遇到这样艰巨的任务。2005年 11 月 16 日艾玛·戴利（Emma Daly）写的一篇题为"帮助学生应对飓风肆虐的世界"的文章刊登在《纽约时报》上。文章介绍了密西西比州格尔夫波特小学部分学生的身体症状，有些学生经常去找三河小学的校医看病，他们感觉自己有隐隐约约的头痛或胃痛，但很少出现发烧或其他症状。当然，有些学生遭遇创伤事件后确实会发烧，另一些学生则变得沉默寡言。所有这些症状都是创伤后应激障碍患者的常见症状。但是当时的教师和家长并没有把学生的身体症状和创伤联系起来。派往飓风受灾区的国际医疗救援队顾问林恩·琼斯（Lynne Jones）博士说："对孩子而言，这是预料之中的事；如果你经历了一段非常可怕、非常痛苦的经历，那么恐惧和痛苦就会在你的身体里扎根。"这是因为身体确实承受了创伤带来的重压，本书中关于预防创伤长期影响的模型已经介绍过身体的感觉和感受，同时身体也先天具有对抗无助和迷茫、恢复快乐和胜任感的能力。在自然灾害和恐怖袭击、战争等大规模死亡事件中，医护人员也会受到创伤影响。琼斯博士说："大规模灾害使人们在悲哀中产生了一种特殊的沉默——大家风雨同舟，共渡难关。"

我们的团队在泰国海啸后的创伤辅导中也发现同样的现象。每个人都遭受了重大损失，所以个体往往默默忍受痛苦，不愿讲出来徒增身边人的痛苦。幸存者的内疚感是面对灾难时的经典反应。一位母亲失去了孩子，但是她的朋友不仅失去了孩子，还失去了房子。因此，这位母亲认为自己不应该感到难过，因为朋友失去得更多。然而，损失的不平等并不意味着这位母亲的痛苦或创伤会减少。成年人在灾难过后认为自己必须能够应对创伤，保护好家庭成员，于是儿童就会注意保护照料者的感受，把自己的痛苦隐藏起来，尽量不让照料者感受到自己的痛苦，避免给他们增加太多负担。

因此，各种形式的团体支持能有效帮助父母和儿童化解孤独感。在泰国，僧侣在寺庙中集体念经能够减轻幸存者的痛苦。基督教徒或穆斯林在教堂做礼拜，培养团契精神，增强个人和集体的联系，也能减轻创伤痛苦。女性组成合作社一起为游客制作工艺品也具有治愈效果。也就是说，幸存者可以互相治愈！而心理专家最好是在外围默默地促进大家的相互支持。

不仅是父母需要支持，当地的急救人员、医务人员、心理健康工作者和宗教领袖也需要支持，以治疗他们的惊吓和悲哀反应，避免他们产生继发性创伤后应激障碍。

全球恐怖袭击事件不断

2001 年 9 月 11 日，美国的集体安全现实被粉碎。"9·11"事件会造成什么影响？应该告诉儿童哪些内容？这给我们留下了深刻的、没有答案的难题和恐惧。事实上，比以上 2 个问题更重要的是，如何与儿童谈论这些可怕的经历，以及应该如何倾听他们的感受和担忧。

恐怖袭击发生后，儿童需要感受到自己是被保护和受疼爱的，父母的情感付出比言语表达更能为儿童提供支持和帮助。儿童最需要的不是话语的具体内容，而是话语传递的安全感。"我深深地爱着你，随时随地都会保护你"，这句发自肺腑的真情实感比任何动听的话语更有价值。父母可以采取多种措施帮助儿童减轻痛苦。父母如果在家，多通过身体接触、拥抱、摇晃和触摸等方式和婴幼儿进行亲子交流；父母如果在外工作，经常给孩子打电话，让孩子知道父母一直在陪伴自己。父母还可以和孩子一起制订未来规划，让他们感到生活仍然会继续，仍然会充满欢笑。以上这些有规划或定期的日常活动对所有年龄段的孩子而言都很有意义。

由于媒体为了博取流量常常详细播放恐怖画面，因此你要保证孩子少看电视和手机，尤其是晚餐和睡觉前这两个时间点要格外注意。你实在想看电视或手机，就等孩子睡着以后再看。3 ~ 5 岁的幼儿已经能够用语言表达自己的感受，他们可能针对在电视上听到或看到的新闻进行提问。你可以告诉他们有这些想法很正常。你也可以带孩子画画，让孩子讲述画中的故事以及自己的内心感受，就像童话故事一样，王子或公主克服了重重困难，变得更加强大，最后过上了幸福的生活。（关于如何使用艺术和故事去激发和交流情感，请阅读第 4 章、第 5 章和第 11 章。）此外，孩子经常会在画中创造性地添加某些元素来解释所发生的事情。例如，一个孩子目睹了飞机撞向世贸大厦、人们从窗户跳出来的情景，在描绘这个画面时，他画出了这一情景，却又创造性地在地面上添加了一个小小的圆形物体。父母问这是什么，他回答说："这是一个蹦床，可以拯救从窗户跳下来的人。"

对于 6 ～ 12 岁的大龄儿童来说，你可以和他们直接进行讨论，重点了解他们从哪里获得的相关信息以及他们感到恐惧的原因是什么。然后，全家人一起集思广益，想办法帮助那些遭受创伤的人，可以带来显著的积极效果。例如带领儿童积极参与公益活动，给失去亲人的孤儿写信，或者组织募捐活动来筹集援助资金。

"9·11"事件后，学校心理危机干预能力匮乏

所在地区遭遇大规模灾害后，教育工作者迫切需要灾区之外的支援。教育工作者不仅像儿童一样遭受了灾难，而且事先很少有人接受过任何形式的心理危机干预培训，缺乏应对能力。美国红十字会灾难心理健康协调员丽莎·拉杜（Lisa LaDue）在"9·11"事件后，被派往位于弗吉尼亚州阿灵顿的红十字会总部，任务是接听来自华盛顿地区求助者的热线。2006 年她接受采访时，做出如下叙述。

> 企业、学校、托辅机构、家长和教师都发出了同样的呼声："我们需要帮助，然后才能有效帮助儿童。"很明显，尽管前几年社会在灾难应对方面做出了很大的努力，但大家都不知道如何帮助儿童从灾难事件中恢复过来。由于成人普遍存在的技能缺陷以及广大儿童的强烈需求，儿童成为我们五角大楼特别救援小组的重点关注对象。
>
> 直到 2001 年 9 月，我使用认知疗法帮助受创者解除惊吓时，发现认知疗法存在明显缺陷，并有幸接触到身体体验疗法。之后，我开始参加培训班，掌握了身体体验疗法，让自己更好地帮助那些受创者。灾难发生后，身体体验疗法能提供有效的心理危机干预。如果教师因为受创学生无法正常上课而求助，我们可以指导教师组

织课堂小活动帮助学生释放创伤能量，也可以将美术、写作及其他艺术表达方式与身体体验疗法有机结合起来，帮助儿童的神经系统重归平静。如果父母因为孩子睡眠障碍或不敢出门而求助，我们可以向父母提供简单的教育和指导，让他们帮助孩子恢复正常生活。我们还可以为灾区的精神卫生工作人员和其他医务人员进行身体体验疗法的培训，减轻他们的急性症状和创伤后应激障碍症状。

在为华盛顿地区的受灾者提供心理援助服务时，我发现在五角大楼袭击事件发生后，当地民众成了惊弓之鸟，非常担忧未来发生生物恐怖主义事件或狙击手肆意射杀无辜平民的恐怖袭击。父母不敢送孩子上学；儿童害怕父母外出工作，甚至外出购买的短暂分离；人们不敢在天黑后出门。似乎大家都不知道该如何应对恐怖袭击事件的影响。这些现象充分说明民众需要心理危机干预服务，帮助他们恢复平静，从直接创伤和替代性创伤中恢复过来。

作为国家大规模死亡事件研究所的联合创始人和高级顾问，我在全国各地开展了应对大规模死亡事件的培训课程。培训结束后，政府官员、社区负责人、志愿组织负责人、教育工作者和医务人员充分认识到为恐怖主义事件和其他大规模灾害（人为灾害或自然灾害）的幸存者提供心理服务的必要性。然而，根据我的个人经验，许多心理工作者仍然缺乏正确应对的技能。而身体体验疗法提供了新的干预思路，为幸存者带来了希望的曙光，不仅要帮助儿童，更要首先帮助儿童的照料者和医务人员，这样他们才能更好地帮助儿童重获安全感。

如果儿童的脸上充满恐惧，在学校中表现出退缩行为或破坏性行为，在家中无精打采，这正在向我们敲响警钟，提醒我们要设计相应的服务方案，帮助儿童解决身体、心理和精神层面的创伤，只有这样才能取得最佳治疗效果。身体体验疗法是最有效的危机干预方法，可以帮助儿童恢复内在的活力，缓解症状，防止躯体不适恶化为严重的身体疾病，并提升应对未来潜在威胁的能力。我多么希望"9·11"事件发生后我在华盛顿特区成立五角大楼特别救援小组时就已经掌握了这些技能。

——丽莎·拉杜，社会工作专业硕士，

任职于国家大规模死亡事件研究所[6]

改变灾难带来的社会创伤：跨文化亲子情感纽带项目

新生儿先天具有复杂的行为、情绪和感知能力。这些能力能够促进新生儿对外界的探索、建立亲子纽带，发展健康的社会行为。如果婴儿出生在一个充满压力和创伤的环境，他们的先天能力就会受到抑制，表现出恐惧和退缩行为。这些婴儿进入儿童期和成年以后，有可能回避人际交往，并表现出暴力倾向。健康的探索和亲密关系是一剂良药，可以帮助处于混乱、骚动和文化冲突中的个体降低暴力倾向。

人们可以改变创伤事件的消极影响，也可以解决战争创伤后遗症。这需要人们互帮互助，分享情感避免争斗，化解创伤且不去传播创伤。这要从最年幼的孩子开始。

1975 年，曾就职于美国国家心理健康研究所的詹姆斯·普雷斯科特（James Prescott）博士对土著部落进行了人类学研究，重点探讨婴幼儿抚养方式对暴力行为的影响。[7]他发现，如果部落文化非常注重亲子间身体触摸和使用节奏感比较强的运动（如母亲把婴儿绑后背上，工作和走路时婴儿随之一晃一晃），部落中暴力行为的发生率较低。如果部落文化不注重亲子间身体接触，或提倡惩罚孩子，则部落中容易发生打架、强奸、虐待等攻击行为。

普雷斯科特和其他研究者指出了生活中一些习以为常的事情的重要性——分娩和婴儿期是个体发展依恋和人际关系的关键期。[8]儿童在很小的时候就开始内化父母彼此之间的交往方式以及他们对外交往的方式。如果父母有过创伤经历，他们就无法再向孩子传递基本的信任感。缺少了父母的信任感，儿童很容易受到创伤。打破创伤代际传递的一个办法是在儿童内化父母对自己和他人的不信任之前，培养亲子间的信任和情感纽带。

挪威在这一领域的研究越来越热。我们的同事埃尔比约格·韦达是一位艺术表达治疗师，他针对婴儿期这一关键发展阶段，依据身体体验疗法的原理，设计了面向整个家庭处理父母创伤经历的社区干预方案。该方案简单易行，只需要一个房间，一些简单的乐器和小棉被即可，适用于不同文化。

方案流程如下：来自不同文化的家庭聚在一起，父母轮流向婴儿哼唱各自文化中的歌谣（为叙述方便，下文以母亲为例进行说明）。母亲可以怀抱婴儿，一边唱歌，一边跳舞，其间也可以使用简单的乐器伴奏。这种运动、歌谣和哼唱能促使神经系统恢复正常的警觉能力和接受能力。通过这种方式，逐渐缓和创伤的代际效应。

起初，婴幼儿会对这些活动感到困惑，但很快他们就能感兴趣，乐于参与其中。他们非常喜欢递给自己的摇铃和手鼓。有意思的是，有没有富有节奏性的声音和动作会导致截然不同的结果。没有节奏时，婴儿只知道把这些物品塞到嘴里，不会做其他事情；节奏响起时，婴儿会兴奋地挥舞摇铃或手鼓，跟随节奏咿呀说话。

新生儿出生时已具备一定的意识，他们发出的信号会激活母亲最深层次的平静感、应对能力和生物能力。在这种健康关系中，母亲和孩子互相激发对方的积极生理反应，相互促进，从而产生安全感和愉悦感。这种积极互动能打破创伤的恶性循环。

当父母把各自孩子放在地板上让他们互相交往时，这种积极的转变仍在继续。就像磁铁相互吸引一样，孩子们克服了羞怯，高兴地聚在一起，而母亲们则安静地在孩子周围围成一个圆圈，支持他们一起玩耍。音乐和歌曲诱发的人与人之间的亲近感是很奇妙的感受，必须亲眼目睹才能有深切的体会。

接下来，将所有家庭分为几个小组，每个小组依然包含来自不同文化的家庭。母亲们轻轻地晃动着裹在小棉被里的孩子。以孩子为媒介将成人联系起来，很快母亲们互相微笑致意，彼此熟悉起来，而之前她们可能彼此之间胆怯、不信任。活动结束后，母亲们心神愉悦，情不自禁地想与他人分享这种美妙的感觉。

这一社区干预方案的优点是便捷有效。第一次活动由社区外部人员领导。参加活动的母亲积累经验后，还可以接受培训担任其他团体的领导者，成为自己社区内的和平使者。领导者必须具备的品质是有良好的音乐节奏感和敏锐的人际界限觉察力。我们在实践中发现，有些人可以通过参与式体验和课程学习轻松掌握这些技能。

阿基米德曾说过："给我一个支点，我就能撬动地球。"在充满冲突、毁灭和创伤的世界里，我们在母婴之间亲密的、有节奏的身体律动中找到了这样一个支点。像刚才介绍的那个活动可以把人们聚在一起，加强彼此之间的情感联系，引导他们和谐相处。

创伤对我们每个人的影响各不相同，我们必须主动承担起自我疗愈的责任。如果我们不断对外攻击，那么自我疗愈永远不会实现。如同彼此相邻的国家世代存在恩怨纠纷，给两国人民带来巨大的痛苦。哪怕当前自己所在社区的居民彼此之间因为创伤而相互提防，我们也可以利用人类有机体来追求和平生存的能力，让社区成为自己、下一代和下下一代的安全岛。一旦我们在社区营造出良好的安全氛围，我们治愈自己和世界的进程就会产生质的飞跃。

终结或挽歌

如果可以的话，那些未经历创伤的人更愿意和谐相处。然而，创伤的后遗症会带来一种不合理信念，即我们始终无法克服内心的敌意，误解将永远使我们疏远。上文所介绍的增强情感联结的活动只是解决这个艰难困境的众多方法和实践中的一个具体示例。

这些方法不是包治百病的灵丹妙药，却也代表了良好的开端。在仅靠政治协商无法奏效的地方，这些方法给人们带来了希望。持续发生的大屠杀、城市暴力行为以及局部武装冲突给人类世界造成巨大伤害，它们直观展示了创伤循环给人类社会带来的灾难。这提示我们要不断探索有效的解决途径，提升人类生存质量。

创伤的危害不容忽视。人类生存历程中不可避免要遇到创伤，诱发生理本能反应。无论是个人还是集体，人类能够疗愈的唯一方法就是通过重新体验来解除创伤的遗留问题。音乐就提供了一种普遍的、文化通达的手段，通过团体体验的方式改变这些创伤的遗留问题。

因为忽视文化创伤而付出的社会代价：对五代人的影响

从人类历史来看，当人类开始群居，相互合作共谋生存时，就有了追求家庭温馨、社会和谐的需要。这是原始社会狩猎、采集的副产品，因为当时生存条件恶劣，必须紧密团结才能实现共同生存。

当自然资源因人口增长和村落定居而越来越匮乏时，人类开始发展农业获取生活物质，而农业的发展促进了围栏的出现。人类学家认为"征服者 - 受害者"这对概念的诞生可以追溯至这个关键时期。不同部落之间开始爆发战争，成为重大的创伤源，给家庭、个人和自然环境带来巨大伤害。从此，和平和谐的概念开始消失。

梅里达·布兰科（Merida Blanco）博士是文化人类学领域的研究专家，毕生致力于研究创伤的代际传递，她尝试用身体体验疗法来治疗社会创伤，促进人类和平发展。虽然她已经于2004年去世，却给我们留下了宝贵的知识财富。其中有一份尚未发表的创伤代际传递家谱图，说明了一个群体被另一个群体征服后五代人的变化轨迹[9]。

第一代： 在第一代被征服的过程中，大量男性被杀害、监禁、奴役或被残酷剥削，无法养家糊口。

第二代： 由于文化同一性已经被摧毁，第二代开始丧失自我价值，许多人酗酒和物质成瘾。

第三代： 从表面来看，第三代和前两代遭受的社会创伤之间的联系已经削弱或消失。但是虐待配偶和其他形式的家庭暴力层出不穷。

第四代： 从虐待配偶转为虐待儿童，或者二者兼而有之。

第五代： 创伤引发暴力，暴力造成更大的创伤，这个恶性循环持续发生，给人类社会造成巨大破坏，第五代早已放弃可持续性发展策略，随意破坏地球上的自然资源。

除了创伤代际传递家谱图，布兰科博士还留下了一幅手绘图。图中描绘了征服者的后代一直生活在对被征服者后代的恐惧中，修建了高大的围墙保护自己。她在图中画出绝望的河流，同时也画出希望的桥梁，这些桥梁能够将两个群体重新联系在一起。只有征服者的后代本着打破恶性循环、医治社会创伤的态度，主动承担责任，积极接触被征服者的后代，双方相互尊重，才能够搭建希望的桥梁，避免两败俱伤，共享幸福生活。

消除恶性循环

随着人们逐渐认识到未解决的创伤存在于个人神经系统和社会集体神经系统中，给后代带来了疗愈的曙光。如果我们这一代人能够敏锐察觉身体的感觉，恢复快乐和流动的生理反应，就可以消除创伤的代际传递。个体创伤的疗愈不仅能治愈我们自己，也能治愈我们的后代，首先是在个人层面发生积极变化，之后是在家庭层面，再之后是在社区层面，然后是在国家层面，最后是在全球层面。一位来自加沙的妇女在彼得·莱文和吉娜·罗斯（Gina Ross，人类福祉基金会教员和国际创伤治疗研究所创始人）的联合项目中说："我意识到，除非我们在自己的内心中找到平静，否则我们永远无法获得平静。"随着越来越多的人通过感觉和情感来化解创伤，灵活调整自己的行动，在身体、情绪和精神层面发生重大改变，地球这颗脆弱的星球开始播下希望的种子。通过本书的学习，教育工作者、社区领导者、医务工作者、父母和热心肠的邻居，可以改变儿童的痛苦生活。无论你是托辅机构负责人、任课教师、辅导员、校医、学校心理老师、管理人员、治疗师、儿科医生，还是从政人员，你已经具备了塑造美好未来的知识和技能。

第 13 章

面向未来的医疗服务改革
儿科创伤最小化方案

当人们接受适度的启蒙时，对身心的压迫就会消失。

——托马斯·杰斐逊（Thomas Jefferson）

彼得的故事

1969 年，我为南希女士进行心理咨询时开始提出身体体验疗法。当时南希患有多种身体问题，包括偏头痛、纤维肌痛、慢性疲劳、严重的经前综合征和肠易激综合征等多个疼痛性疾病，还有包括频繁惊恐发作在内的各种心理问题。（该案例在《唤醒老虎：启动自我疗愈本能》一书中有详细介绍。）在某次咨询中，南希开始战栗、哭泣，直至全身抽搐，并持续了将近 1 小时，因为她回忆起 4 岁在医院接受扁桃体切除术的可怕经历。当时她奋力挣扎，最终依然被医生和护士强行按住实施麻醉，然后进行手术。随着接触到越来越多与南希症状类似的个案，我惊讶地发现许多人都在幼时有过类似经历：都遭受过侵入性医疗措施的伤害。当我用自己建立的身体体验疗法帮助来访者时，发现首先要正视我自己幼时接受扁桃体切除术带来的创伤体验。我和南希一样，被医生和护士强行束缚在手术台上。我奋力挣扎，试图逃离这令人窒息的恐惧，却又无能为力，被淹没在恐慌和无助之中。我尝试用自己创建的身体体验疗法治疗自己，成功减轻了成年后一直困扰我的胃痛、恐惧感和背叛感。从南希和自己身上，我发现每个人都能够重新找回曾经丧失的纯真和活力。就在那时，我感到必须尽己所能帮助儿童预防不必要的创伤。南希和我接受扁桃体切除术是在 20 世纪 40 年代和 50 年代，尽管从那时到现在，扁桃体切除术的相关技术已取得巨大进步，但医院开展治疗的方式仍然让儿童感到痛苦和恐惧，远远超出了儿童的承受范围。

帮助儿童开展"反恐战争"，可以先从减少儿童非必要的痛苦和医疗服务系统无意造成的痛苦入手。医生、护士和相关人员的天职是救死扶伤。然而身处嘈杂忙乱的环境，日复一日地处理重大疾病和外伤，尽忠职守的医护人员经常出现工作倦怠或遭受替代性创伤，预算不足和人手紧缺也是常态。最重要的是，医疗系统管理部门具有浓厚的官僚主义作风，很少真正考虑医护人员和患者的真正利益。例如，到目前为止，管理部门很少站在各方利益相关者的角度去考虑问题，在各种规章制度的约束下，医务工作者忙于填写各种表格记录，几乎没有时间探索是否有更好的方法能够减少、乃至于消除对医患双方的负面影响，这真的令人惊讶。

医疗手段和手术的目的是解决患者的健康问题，而不是制造新的问题。不论是紧急治疗还是常规治疗，就算是成人也难以接受，更何况是儿童。这些治疗方法让我们难以理解，感到害怕，更不用说治疗本身就有可能带来伤害。例如，医方为了免除责任会让患者或家属事先在知情同意书上签字，这里边就列举了大量的风险。

希望读者能通过本章的学习，积极投入到医疗机构的改革中来。如果你是各种公共或私立医疗卫生机构的管理人员和医护人员，可以考虑怎样为患儿提供更加周到细致的服务，避免给儿童带来不必要的痛苦，加快康复进程，预防未来出现创伤症状以及节约资金。如果你是患者，请记住，在现代利益驱动的社会中，顾客就是上帝，作为消费者的你也有决定权，不能全凭医院安排。

事实上，任何医疗卫生机构都可以很容易地推行本章提出的建议。只要家长和医护人员团结协作，同心同力推进儿科医疗服务质量，就可以拧成一股绳，推动医疗服务迈上新的台阶。新的改革方案最好将创伤预防和创伤治疗两个层次都整合到现有模式中。如果整个医疗系统都能采取人性化的医疗措施，可以获得以下收益：

- 原本接受可怕的医疗措施后可能终生面临疾病、功能失调或情绪失控等问题困扰的儿童将有机会健康成长，变得更有韧性。
- 儿童及时消除了早期医疗创伤带来的绝望感和无助感，成年后较少受到焦虑和其他医疗、生理、心理创伤症状的困扰，即使在未来不幸遭遇冲击事件，他们也能尽快恢复健康。
- 儿童术后恢复得更快更好。
- 儿童避免出现严重的健康问题和暴力行为。
- 在治疗方案中，既考虑患儿的生理健康需求，也考虑患儿的心理需求和精神需求，让儿童感受到应有的尊重和尊严。
- 社会节约大笔医疗开支，患者痛苦得到缓解。

美国医疗卫生行业的现状

2003 年，有研究团队根据约翰斯·霍普金斯大学芭芭拉·斯塔菲尔德（Barbara Starfield）博士的研究报告，在《美国医学》杂志上发表了《医疗干预的年度物资成本和经济成本的数据》，向公众介绍了美国医疗卫生行业的现状[1]。

已确定的问题领域年度成本

- 医院内记录的处方药物不良反应　220 万美元
- 不必要的医疗措施和手术　750 万人次
- 不必要住院　890 万人次
- 常规药物导致的死亡　783936 人
- 总费用　2820 亿美元

　　《药物致死》(*Death by Medicine*)——加利·纽尔(Gary Null)博士的报告指出，大量证据表明当前的医疗卫生系统存在严重缺陷，往往弊大于利[2]。约瑟夫·麦克拉(Joseph Mercola)博士报告了医源性事件并在网站上公布了药物致死的相关信息。他写道："很明显，美国医疗卫生系统是美国人死亡和受伤的主要原因。"[3]众所周知，身体具有自愈性。而不必要的药物有可能阻断自愈过程，不必要的手术有可能引起额外的并发症。目前医疗卫生系统没有理解和尊重人体内在愈合能力、人类的精神特性以及患者支持系统在改变压力水平和减轻痛苦方面的重要作用。这种理解和尊重并不意味着贬低现代医学科技的许多巨大进步，而是对现代医学科技进步的反思和完善。

展望 21 世纪的替代医学和综合医学

　　未来转瞬即至。据估计，当今 36% ～ 62% 的人们经常选择替代医学(替代疗法)[4]。消费者对补充与替代医学(CAM)的需求不断提高，支出金额已达数十亿美元，为医院创造了巨大的经济效益，激励医院不断扩大相关服务。美国医院协会面向成员进行的调查数据充分支持了这一发展趋势。1998年，在美国心脏协会的医院年度调查中，仅有 8% 的医院及子公司提供补充与替代医学。到 2004 年，提供各种形式的补充与替代医学服务的医院增加到18%[5]。波士顿柏斯以色列狄肯尼斯医学中心替代医学教育与研究机构开展了一项调查研究，发现在 2003 年 16 种替代疗法中接纳程度最低的疗法已经从1990 年的 33.8% 增加到 1997 年的 42.1%。此外，1997 年患者用于替代疗法的自费支出保守估计为 270 亿美元，与当年患者用于医生服务的支出金额相差不大。研究得出的结论是 1990 年至 1997 年替代疗法的使用和支出大幅增加，主要原因是寻求替代疗法的人数越来越多[6]。

　　越来越多的人开始反思主流西医的客观性，不想再在医疗系统中被当成一个机械的数字，被抹杀个人的主观性。医院正在尝试被称为"综合医学"的混合医疗形式，综合医学提倡进行古代现代东方西方医学治疗的有机整合。除此之外，人们还呼吁不管医院采用什么治疗方法，都应注意推行人性化关怀。

　　推行人性化关怀的一个团体是行星树协会 Planetree Alliance。该协会是一个非营利组织，与医院和卫生服务机构展开合作，在患者康复阶段开发和实施以患者为中心的护理模式。美国已有 70 家医院加入这个以患者为中心的协会[7]。该协会的实践结果证明帮助患者建立愉快的治疗体验能有效提升成本效益。近年来相关研究表明触摸在健康和康复中具有重要作用，部分医院开始随之增加触摸疗法、灵气疗法和按摩疗法。针灸疗法以前很少被采用，甚至被认为是非科学疗法，但近年来也开始逐渐被医院接纳。

以家庭为中心的儿童医院模式简介

　　尽管目前以家庭为中心的儿童医院尚不多见，但部分医院已经开始引导社会关注患儿需求、提供人性化治疗。在许愿基金会的资助下，一些医院开始进行改革，尝试降低儿科创伤的发生率[8]。下面将介绍医院的具体改革措施，看看它们采取了哪些措施让患儿的医院之旅轻松愉快，没有恐惧，有效预防了儿童创伤。

　　在这些具有前瞻性战略眼光的医院中，有一家是位于加州长滩纪念医院下属的米勒儿童医院。在我们到达医院之前，儿童生活项目部经理丽塔首先在电话中介绍了热情洋溢的路线指引："从蓝色海豚的嘴巴进入，前行来到船边，会有接待人员给你们访客证。"只听语言介绍就已经引起我们强烈的兴趣，让我们在参观儿科病房之前就已经产生宾至如归的舒适感和温馨感。这家医院不仅为每个小患者提供身心全面护理，也为陪护人员提供舒适环境。医院向儿童和父母详细介绍治疗前、治疗期间和治疗后的具体内容，有时也支持兄弟姐妹一起来医院出谋划策，帮助患儿做好就诊准备。

　　儿童生活项目部的唯一宗旨就是确保儿童在门诊和住院过程中获得积极愉快的体验。生活专家引导儿童体验规划项目，根据儿童的反应制定既能面向团体又能包含个人特色的治疗方案，帮助儿童缓解恐惧和焦虑情绪。儿童生活专家使用模拟设备、书籍和"杰弗里"等道具直观生动地向儿童介绍住院过程，"杰弗里"是一个穿着卡通版病服和戴着蓝色手术帽的真人大小的娃娃，随身携带一个医疗箱，里边装有心电图贴纸、脉搏计、静脉注射器、血压计和注射器等。儿童可以看、可以摸，也可以玩这些道具。接下来，让儿童翻阅适合自己年龄段的读物，读物中包含各种实物照片供儿童进行选择。例如儿童可以先挑选自己喜欢的病服（病服上印有小熊和星星等图案）和拖鞋颜色，而且被告知出院后他们挑选的病服和拖鞋可以带回家。通过这样的措施，引导儿童逐渐适应医院治疗。

我在参观过程中碰巧遇到小男孩丹尼尔因为脖子长有肿块前来进行手术切除，于是跟随丹尼尔见证了就医过程。生活项目专家带领丹尼尔来到游戏室，游戏室铺着柔软的地毯，配备有攀爬楼梯、滑梯，还安装了家庭剧场，正播放动画片《猪医生去大熊贝尔蓝色的小屋为贝尔和朋友进行体检》。生活专家先讲了好几个故事，丹尼尔听得津津有味。接下来，丹尼尔伸手摸了摸故事中提到的"四周有黏性，中间是糊状"心电图贴纸。生活专家向丹尼尔演示如何将贴纸贴在胸前，并给他看了一张其他小朋友贴上贴纸的照片。

准备工作结束后等待医生到来的间隙，丹尼尔和父母一起玩了会儿滑梯。医生到达后先和丹尼尔做会儿游戏，彼此逐渐熟悉了。然后，医生简要介绍了治疗的全过程，并细致耐心地回答了丹尼尔父母的各种问题。

在米勒儿童医院，每个儿童都会领到一个专属自己的玩偶，自己帮它们装扮穿上病服；还会得到一个医疗游戏包，里面装有口罩、注射器、手套、棉球、酒精棉签、创可贴、压舌板和药杯等物品。儿童还会得到几本彩色书，如《汤米龟的核磁共振检查之旅》《我的住院指导手册》等，住院部还设置了面向所有患者和家属的图书馆，里面有各种视频、书籍以及上网设备。儿童还提前参观他们术后康复期间可以玩耍的游戏室，从而增加他们对术后恢复的期待。

此外，米勒儿童医院还引进了世界一流的止痛技术。例如，医院配备有"患者自控镇痛仪"，患者只需按下按钮，就能够获得最佳止痛效果。操作非常简单安全，即便是 5 岁的幼儿也能进行。这台仪器既能够有效缓解儿童的疼痛，又能够避免儿童药物过量。

除此之外，米勒儿童医院还提供了非药物止痛法，这就是配备了电视、录像机和交互式电子游戏设备的移动"娱乐中心"。儿童生活项目经理介绍了南加州大学进行的一项研究，该研究使用这些娱乐设施监控镰刀状红细胞贫血伴随强烈疼痛的儿童患者的生理反应。研究发现使用"娱乐中心"能显著缓解儿童的疼痛反应。娱乐中心适应面广，儿童和青少年都可以使用。另一个面向青少年（以及缺少父母陪伴的各个年龄段的孩子）的项目是"祖辈项目"。该项目招募老年志愿者来病房与青少年坐在一起，陪伴他们聊天、打牌，倾听他们的倾诉，或者提供简单的关心照料，从而缓解青少年的孤独和寂寞。

米勒儿童医院还心将环境装修成儿童喜欢的风格。每个房间的墙壁都描绘了七彩缤纷的海洋图案，面向幼儿的房间绘有各种各样的海洋生物，面向青少年的房间则绘有沙滩上的冲浪板。医院还专门为儿童提供可以床上玩的玩具、设计精巧的游戏室、可供观看的可爱宠物、精美的艺术品、好玩的手工艺品和富有趣味性的游戏，为儿童提供了联网"星光世界"进行特殊视频会议的机会，"星光世界"组织旨在保护儿童免受医疗创伤，帮助小病号联系到世界各地与自己具有相同疾病的其他儿童。医院每天还直播《笑呵呵》节目，节目的主角是一位儿童生活专家和一位儿童患者。儿童在病床上观看节目，其间可以随时拨打热线电话进行提问，而且所有提问的儿童在节目接收后会获得礼品，如节目中小演员的签名照，为了获得礼品，儿童踊跃拨打电话进行提问。尽管儿童生活专家全方位引导儿童做好心理准备，争取顺利完成治疗，但是儿童仍有可能受到创伤。医院工作人员随时监测儿童的心理状态，一旦发现儿童出现创伤反应，此时医院配备的社会工作者和心理咨询师就前往帮助儿童处理创伤。

加强创伤预防工作的建议

尽管越来越多的医疗机构意识到了这个问题，努力为儿童患者提供更舒适、更有吸引力的就医环境，但是他们仍有可能没有认识到或忽视最重要也是最简单的创伤预防措施。幸好儿科创伤预防不需要太多的经费投入或昂贵的设备，所有工作人员都可以参加培训掌握创伤预防技能。培训首先会讲解引发创伤的自主神经系统的动态，儿童的僵直反应、绝望无助的情绪、逃跑或战斗反应失败后固着的能量都能导致创伤，因此治疗过程中必须绝对确保儿童没有被强行绑缚、没有在恐惧状态下接受麻醉。医生、护士、社会工作者和儿童生活专家需要时刻关注儿童的感受，及时缓解儿童的焦虑情绪。尤其要注意观察儿童的行为，因为肢体语言和面部表情往往比语言更能直观地显示儿童内心是否恐惧。如果时间允许，可以在手术前一周向儿童讲解住院流程，进行角色扮演游戏，这样可以指导父母在家陪孩子玩"医院过家家"的游戏，直到孩子提前适应住院经历。

这里还要再次强调第 7 章介绍的创伤预防的相关内容。当儿童必须进行手术时，争取在切口线部位进行局部麻醉。尽管越来越多的研究表明局部麻醉能够提高恢复速度，减少并发症，但局部麻醉依然没有得到广泛运用[9]。很多时候，全身麻醉的病例是可以改为局部麻醉的，而且可以减少全身麻醉的风险。但是，在大多数情况下，医生跳过局部麻醉，直接采用全身麻醉。实施局部麻醉，除了能缩短恢复时间，还有另外一个好处，那就是避免全身麻醉状态下儿童的身体将切口判断为遭受侵犯，类似于遭受动物攻击——尽管全身麻醉已经让儿童的大脑失去意识。如果儿童没有做好迎接麻醉的心理准备，遇到这种完全陌生的困境，很容易对未来生活产生负面影响。研究表明，如果儿童遭受虐待或者所在家庭出现功能障碍，很有可能在未来发生心理问题或生理疾病[10]。我们应该保护儿童免受意外风险的影响，避免他们直接面对压力。

推动创伤干预项目更上一层楼

长滩纪念医院下属的米勒儿童医院是美国在患者家庭服务方面做得比较出色的 90 家模范医院之一。其他关注儿童需要的医疗改革项目，如果能够采用上文介绍的简单而又切题的建议，能更好地提升改革效果。你需要做的就是根据本书介绍的创伤预防原则，选择一家已经明白预防医疗创伤的重要性，懂得敏锐观察，提前准备能够预防医疗创伤的医疗机构；或者选择一家愿意与父母开展协同合作的医疗机构，对医护人员进行培训。

你可以登录相关网站详细了解儿童医疗项目和许愿项目的内容，学习如何将这些项目推广到自己的社区。你需要事先提醒周围的人，高端精密设备并不是创伤预防项目的基本要素，理解并减缓儿童的恐惧、担忧和痛苦才是创伤预防的关键所在。请记住，医学的使命应该是为儿童和家庭服务，绝不是让儿童和家庭服从医学。你要明白子女和家庭应有的权利，并坚持要求享受这些权利。最后，要不要做出改变，取决于你的选择。

坎迪的故事

坎迪是米勒儿童医院儿童生活项目部的一名实习生，我参观医院时认识了她。她非常热爱自己的本职工作，并对我在创伤预防领域的工作特别感兴趣，结果引起了我的关注。我认真听她讲述了自己的故事。坎迪年轻时是一个活泼开朗的女生，喜欢跳舞。她在 7 岁时意外发现膝盖莫名其妙地疼痛起来，于是去医院就诊。

坎迪说她永远不会忘记那次可怕的治疗经历。医生在她的膝盖周围"又敲又戳"，结果发现膝盖中扎着一根针。但让她记忆最深的是她听到医生对护士不经意间说出的冷酷话语："如果取不出来这根针，我们得给她截肢！"作为成年的坎迪说："理智上我知道他们挽救了我的生命，要不然这根针有可能顺着血管游到心脏。但情感上我非常害怕，没有任何人来安慰我。手术结束后，护士说'让你妈妈看看，我们的治疗多么成功'。"而实际上，他们的治疗远远不够。

我问坎迪这段经历给她的生活带来什么影响。她说从那时起她就变得既害羞又焦虑，这也是她为什么热爱儿童医疗创伤预防工作的原因，自己的痛苦经历使她想尽己所能避免其他儿童经历类似的痛苦。

人类福祉基金会的积极建议

人类福祉基金会一直致力于推动儿童及成人的幸福生活。2005 年，人类福祉基金会在医疗卫生机构中实施名为"创伤资源：最佳恢复的创新方法"的项目。该项目由几位护士、医生、社会工作者、心理学家和其他接受过身体体验疗法培训的学员共同负责筹备和实施，宗旨是向医疗机构的利益相关者和工作人员推广宣传本书介绍的创伤预防和治疗方法。这个仍在进行的健康项目有三个目标：

- 干预：当个体遭遇严重外伤或重大疾病时，依据身体体验疗法的神经生物学教育模式为他们提供心理干预。
- 预防：在儿童接受麻醉、手术和其他医疗措施之前，利用本书的知识引导儿童做好心理准备。
- 保护：依据身体体验疗法的基本原理来缓解医护人员的替代性创伤，提高工作满意度，降低工作倦怠，激发其工作积极性。

该项目是同类项目中第一个将身体体验疗法应用于临床干预的项目，研究目标旨在通过增强对身体感觉的意识，发掘自身资源，进而提升临床治疗效果，避免身体疾病治愈过程中出现心理创伤。

目前，许多医院和医疗中心的治疗技术日益精湛，以前的绝症现在也可以进行治疗。下一步的发展目标应该定位在为患者的心理、情绪和精神问题提供及时有效的干预。事故、外伤、疼痛、重大疾病、暴力攻击以及自然灾害等灾难性事件的破坏力并不仅仅局限于肉眼可见的身体伤害，会在生理和行为的各个层面都造成创伤。

加州大学旧金山医学中心的儿童医院就是一家这样的医院，它已开始探讨怎样根据患者的情感需要提供相应服务。在儿科社会工作者凯伦·尚克（Karen Schanche）的主持下，医院儿童风湿病及康复医学部与儿童生活部的两名成员进行了卓有成效的合作，为儿科患者设计了一项新的治疗方案，并进行临床实践，有效减少了患者在医学治疗中出现的创伤症状 [11]。

凯伦在护理工作中坚持为患者提供身体体验疗法的相关服务。她在风湿科门诊中为 4 ～ 18 岁定期复诊的儿童提供心理服务，引导他们多次在没有全身麻醉的情况下接受较为疼痛的关节注射。凯伦不仅向儿童介绍手术是怎样影响他们的，还与儿童一起探索怎样才能感觉舒适与安全。凯伦向儿童介绍感觉、角色扮演与自我界限等知识，帮助他们找到通达内部资源的方法，从而保持控制感。比如让儿童决定他们想要谁来陪伴自己，希望别人如何帮助自己缓解手术带来的压力和疼痛。

在凯伦的帮助下，这些小患者不再感到特别痛苦，只是感到稍微痛苦，甚至还可能心怀快乐。面对痛苦，他们只是略有不适感，因此他们能够忍受注射的疼痛，心中保持控制感。

凯伦在研究中发现了一个令人难以置信的结果：与接受全身麻醉的儿童相比，得到自己帮助的儿童在膝盖注射时非常配合。事后儿童回顾自己的感受时，常常说"我没有恶心感，不需要呕吐"。在接受身体体验疗法的帮助后，许多儿童惊讶地发现自己没有接受全身麻醉时进行注射反而会有更好的体验。事实上，最大的收益是局部应用麻醉乳膏和冷冻喷雾剂代替全身麻醉，帮助儿童避免了绑缚、全身麻醉无意中可能造成的心理和生理并发症。儿童被医护人员摁住强行进行注射时要承受巨大的痛苦，凯伦指导他们通过"推手"或"推走"游戏来感受自己的防御反应和力量，从而增强儿童的力量，降低无助感。部分游戏在注射过程中也能进行，可以引导儿童更好地感受自己身上强大的肌肉，从而将儿童的注意力从疼痛上转移开来。凯伦经常将身体体验疗法和艾瑞克森催眠疗法的技术结合在一起，借助儿童的意象和隐喻更好地帮助他们。

凯伦没有进行正式研究，只是持续收集此类项目在临床上为接受慢性疾病持续治疗的儿童、为治疗肿瘤疾病或缓解疼痛而接受放疗和化疗的儿童产生积极效果方面的定性资料。迄今为止，凯伦已经为27名在风湿科门诊接受治疗的患儿和7名住院患儿提供了服务。患儿非常感激凯伦的热情帮助，主治医生也惊喜地发现患儿提升了迎接治疗的能力，提高了就诊满意度。

除上述科室，凯伦还与加州大学旧金山分校癌症综合中心的症状管理和安宁护理服务部合作，在成人泌尿科门诊开展研究。初步研究是调查了解每个患者的需要，持续收集干预前和干预后的数据，并在适当情况下由患者的责任护士收集数据。目前，该项目得到私人经费、联邦经费以及癌症中心基金会经费的资助，继续为癌症综合中心的门诊部提供服务。

虽然加州大学旧金山分校医学中心的研究还有待继续深入，但我从各种新闻报道中发现不管患者是在接受医疗措施之前，还是在接受医疗措施之后接受的身体体验疗法，都促进了患者的快速恢复。即使身体遭遇不可逆的伤害，他们也能够缓解创伤症状，提升回归正常生活的能力。

结语

在许多人的印象中，医院和诊所是陌生之地，甚至遍布危机。当一个人因健康或生命受到威胁而求诊时，更会增加威胁感。医学治疗会给儿童造成额外的创伤，许多成年人脑海中仍然深深印刻着自己幼时接受治疗后出现呼吸困难、僵直不动或刻骨铭心的恐惧感。

幸运的是，正如你所看到的，我们可以多方面入手为医疗行业带来更多的人性化治疗和安宁护理。医护人员只要略作调整，就可以显著降低患者的威胁感，提升患者的安全感。例如，心理定向、角色扮演、去除糟糕化思维以及有意识地使用积极语言等技术都是比较便捷有效的技术，医护人员在常规治疗中使用这些技术可以为患者提供生理、心理的双重护理，并不会额外增加工作负担。甚至由于这些技术能缩短患者的恢复时间、转变他们的消极态度，还会在一定程度上减轻医护人员的心理压力。

其他主题，如预防医护人员工作倦怠、做好更全面的医疗准备、减少非必要侵入性医疗措施、积极开展临床研究等，本书就不再进行介绍。为了帮助管理者更好地改革、完善现有医疗系统，有必要增加一个关于医学教育的主题，呼吁医疗卫生工作人员参加相关培训，理解创伤的特性。我们衷心希望在不远的将来，所有医院和医疗中心都能够理解预防或降低患者压力和创伤惊吓的重要性，尤其是柔弱的儿童更需要得到特殊关注。

Trauma Through a Child's Eyes

附录 A

意外和摔倒的情绪急救

快速参考指南

以下指南是儿童突然发生意外或摔倒后应该采取的情绪急救措施。可以复印后贴在冰箱或药箱上，便于紧急时刻快速看到指南内容。请记住，创伤只是生命的小插曲，不是生命的全部。

"它只是暂时带来伤害。"

1. 请关注自己的反应，直到自己相对平静下来。

2. 让儿童静止不动，保持安静和身体温暖。

3. 给儿童留出充足的休息时间，逐渐找到安全感。

4. 当儿童的惊吓程度逐渐减弱时，引导儿童关注自己的感觉。

5. 可以保持一两分钟的静默，其间注意观察儿童的言行。

6. 等待儿童充分休息后再谈论创伤事件。

7. 继续关注儿童的身体反应。

8. 最后，关注儿童的情绪反应。

Trauma Through a Child's Eyes

附录 B

症状清单

以下练习旨在帮助你在观察儿童的语言行为时识别出创伤症状。每类症状都列出两个典型表现，引导你学习识别儿童的创伤症状。

这些示例能提升你的观察技巧。如果孩子需要心理治疗师的帮助，你向治疗师提供记录清单也能帮助治疗师快速全面地了解孩子的情况。如果儿童已经出现继发性创伤症状，依然有痊愈的希望。亡羊补牢未为迟也。

症状分类及典型表现

（请在下面空白处记录孩子表现出的各种症状）

1. 生理症状

示例：食欲不振、睡眠障碍

_____

_____

_____

2. 情绪症状

示例：愤怒、羞耻和易怒

_____

_____

_____

3. 精神症状

示例：孤独、失落、羞愧

_____

_____

_____

4. 认知症状

示例：意识模糊、注意广度变窄

_____

_____

_____

5. 行为症状

示例：重复游戏、攻击行为

_____

_____

_____

致　谢

一个儿童胜于一百个好老师。多年来，我在研究中发现，儿童自身的勇气、热情、自主性、活力和纯洁的心灵能够带来普通而又神奇的治愈效果。非常感谢玛吉长期以来的支持与合作，感谢她对儿童心理治疗和儿童救助事业的真诚奉献。感谢洛林·黑格（Lorin Hager）为本书编写的韵律儿歌，感谢11岁的朱莉安娜·多瓦勒（Juliana DoValle）为这些儿歌创作的插图。在本书的出版过程中，感谢理查德·格罗辛格（Richard Grossinger）、北大西洋图书的主创团队，尤其是凯西·格拉斯（Kathy Glass）和香农·凯利（Shannon Kelly）的辛勤付出和杰出贡献。最后，我要感谢自己对梦想和直觉的追求；感谢父母对我的支持和关爱，虽然他们也有过痛苦，有些不足，但给予了我无微不至的关怀，培养了我旺盛的好奇心和创造力。

——彼得·A. 莱文

首先，我要感谢我的导师彼得·莱文，自1994年以来，他始终是激发我灵感的源泉，是指引我前行的灯塔。他教授给我的宝贵知识已经百倍地传递给了我所服务的儿童和家庭，以及我教导的专业人士。感谢我的父母玛吉（Marge）和吉姆（Jim），父亲以身作则展示了工作是另一种形式的爱，母亲积极鼓励，坚定了我成为一名作家的信念。其次，我要感谢这些勇敢的孩子，他们用真诚、勇气、好奇心和自主性教会了我许多知识，并允许我整理他们的故事来帮助其他人；我也要感谢他们的父母能够与子女并肩成长。加利福尼亚州是全美种族最多样化的州，在加州长滩市中心学校工作是我的荣幸。我有幸遇到了砥砺前行的学生，他们努力克服儿童阶段难以承受的障碍，并让我从中汲取力量；我有幸遇到了兢兢业业的老师、辅导员和校长，他们的鼎力支持使我能愉快工作。我很高兴能把我的治疗犬贝乔（Beijo）带到学校，来安慰那些受到团伙暴力伤害的青少年。我要感谢本书的编辑凯西·格拉斯，她的才华横溢、坚韧不拔、恪尽职守以及可爱的波兰语为本书增辉添彩。感谢跟我学习身体体验原则的专业人士，他们的热情、才能与智慧促进了我的学习。感谢朋友们的支持和帮助，尤其是卡罗琳（Carolyn）分享了她的故事，这些故事在本书中提供了"酷酷的力量"。我还要特别感谢那些从事身体体验疗法的朋友——亚历山大·杜阿尔特、帕蒂·艾里奇以及卡伦·桑奇对本书的直接贡献；感谢阿比·布莱克斯利（Abi Blakeslee）、萨拉·佩蒂特（Sara Petit）、梅琳达·麦斯威尔·史密斯（Melinda Maxwell-Smith）、约翰·阿莫德奥（John Amodeo）为本书编辑提出的宝贵意见；感谢身体体验疗法培训中致力于儿童创伤治愈工作的助手们。最后但同样重要的是，我想对我的儿子Jack 表达最深情的赞美，他非常有耐心，能包容我的过失，鼓励我做最好的自己。他向我展现了一个孩子的需求，并教导我如何成为优秀的父母；在本书的写作过程中，他还为我跑腿、下厨、随时解决电脑问题。

——玛吉·克莱恩

注　释

推荐序

1. Perry, B.D. "Neurobiological Sequelae of Childhood Trauma: Post-traumatic Stress Disorder in Children," in Murberg, M., ed. *Catecholamines in Post-traumatic Stress Disorder: Emerging Concepts.* Washington, DC: American Psychiatric Press, 1994, 253–276.

2. Yehuda R. et. al. "Transgenerational Effects of Posttraumatic Stress Disorder in Babies of Mothers Exposed to the World Trade Center Attacks during Pregnancy." *The Journal of Clinical Endocrinology & Metabolism* 90, no. 7: 4115–4118.

第1章

1. Jean Houston, The Possible Human (Los Angeles, CA: Jeremy Tarcher, 1982).

2. Peter Levine, *Healing Trauma: A Pioneering Program for Restoring the Wisdom of Your Body,* book and CD published by Sounds True, Louisville, CO, 2005. Also: Peter Levine, *It Won't Hurt Forever: Guiding Your Child through Trauma,* CD published by Sounds True, 2001.

3. Peter Levine, *Waking the Tiger: Healing Trauma* (Berkeley, CA: North Atlantic Books, 1997).

4. Antonio R. Damasio, *Descartes' Error: Emotion, Reason, and the Human Brain* (New York: Harper Perennial, 1995).

   Antonio R. Damasio, *The Feeling of What Happens: Body and Emotion in the Making of Consciousness* (New York: Harcourt, Inc., 1999).

5. Bessel A. van der Kolk, "Psychobiology of Post-Traumatic Stress Disorder," Chapter 11 in *Textbook of Biological Psychiatry,* edited by Jaak Panksepp, PhD (Wiley-Lisi, Inc., 2004).

6. Joseph LeDoux, *The Emotional Brain: Mysterious Underpinnings of Emotional Life* (New York: Simon and Schuster, 1998).

7. Bessel van der Kolk featured in *The Secret Life of the Brain,* A PBS Video Series, 2002.

8. Peter Levine, *Waking the Tiger,* 1997 (see note 3 above).

第2章

1. D. M. Levy, "On the problem of movement restraints," *American Journal of Orthopsychiatry*, Vol. 14: 644 (1944).

2. Bruce D. Perry, MD, PhD, *The Vortex of Violence: How Children Adapt and Survive in a Violent World*, published online by the Child Trauma Academy, 2000. www.childtrauma.org.

   B.D. Perry, R. Pollard, T. Blakely, W. Baker, D. Vigilante, "Childhood Trauma, the neurobiology of adaptation and 'use-dependent' development of the brain: how 'states' become 'traits'," *Infant Mental Health Journal*, Vol. 16, No. 4: 271–291 (1995).

   B.D. Perry, "Incubated in Terror: Neurodevelopmental factors in the 'cycle of violence'," in *Children, Youth and Violence: The Search for Solutions*, J. Osofsky, ed. (New York: Guilford Press, 1997), pp. 124–148.

3. M. Straus, "Cultural and organizational influences on violence between family members," in *Configurations: Biological and Cultural Factors in Sexuality and Family Life*, R. Prince and D. Barried, eds. (Washington, D.C.: Health, 1974).

   M. Straus and R. Gelles, "How violent are American families: Estimates from the national family violence survey and other studies," in *Family Abuse and Its Consequences: New Directions in Research*, G. Hotaling et al., eds. (Newbury Park, CA: Sage Press, 1998).

4. National Incident-Based Reporting System, Uniform Crime Reporting Program, 1999.

5. Murray A. Straus and Richard Gelles cited in *Violence and Childhood: How Persisting Fear Can Alter the Developing Child's Brain* by Bruce Perry, MD, PhD, The Child Trauma Academy, Department of Psychiatry and Behavioral Sciences, Baylor College of Medicine, Texas Children's Hospital, 1996.

   M. Straus and R. Gelles, 1998. See Note 3 above.

6. Carla Garrity et al., *Bully-Proofing Your School: A Comprehensive Approach for Elementary Schools* (Longmont, CO: Sopris West, 1994).

7. Sue Smith-Heavenrich, "Kids Hurting Kids," *Mothering* magazine, May-June 2001: 72–79.

   Kathleen Vail, "Words That Wound," *American School Board Journal*, September 1999.

8. Lauren Fredman, "Bullied to Death in Japan," *World Press Review*, Vol. 42 (March 1995): 25.

9. Debra Pepler's research was cited in an article by Hara Estoff Marano, "Big, Bad Bully," *Psychology Today*, Vol. 28: 50–89 (Sept–Oct 1995). Also found more recently in: Debra Peplar, Workshop material, "The Play-

ground—The Overlooked Classroom," Ottawa-Carleton Community Forum on Bullying. April 1998.

10. *Nielsen Media Research, 2000* as reported by the © 2003 National Center for Children Exposed to Violence (NCCEV). Modified: December 16, 2005. Cited in Bruce Perry (see Note 2 above).

    Other sobering statistics related to television and youth reported by the NCCEV:

    > Percentage of television time children ages 2–7 spend watching alone and unsupervised: 81 (Kaiser Family Foundation, 1999. "Kids and Media @ the New Millennium.")

    > Television alone is responsible for 10% of youth violence. (Senate Judiciary Committee Staff Report, 1999.)

    > Hours per year the average American youth spends in school: 900. (Benjamin Barber, *Harper's*, Nov. 1993: 41.)

    > Hours per year the average American youth watches television: 1,023. (Nielsen Media Research, 2000.)

    See also A.C. Huston, E. Donnerstein, and H. Fairchild et al, *Big World, Small Screen: The Role of Television in American Society* (Lincoln, NE: University of Nebraska Press, 1992).

11. "Come in and play," *Supermarket Business*, Vol. 55: 103 (2000).

12. C.A. Anderson and B.J. Bushman, "Effects of violent games on aggressive behavior, aggressive cognition, aggressive affect, physiological arousal, and prosocial behavior: A meta-analytic review of the scientific literature," *Psychological Science*, Vol. 12: 353–359 (2001).

13. Craig E. Emes, MD, CCFP, "Is Mr. Pac Man Eating our Children? A Review of the Effect of Video Games on Children," *The Canadian Journal of Psychiatry*, Vol. 42, No. 4: 409–14 (May 1997).

    A more recent review of the literature regarding violence in the interactive media concludes that increases in aggressive behavior and thoughts, angry feelings, and increased physiological arousal may be linked to violent video games. These studies were compelling enough to lead to the 2005 adoption of "The American Psychological Association's (APA) Resolution on Violence in Videogames and Interactive Media." This Resolution advocates for a reduction of violence in all media marketed to children and youth. Source: "APA Calls for Reduction of Violence in Interactive Media Used by Children and Adolescents" (APA online press release, August 17, 2005).

    See also C.A. Anderson, "Violent Video Games and Aggressive Thoughts, Feelings, and Behavior," Chapter in S.L. Calvert, A.B. Jordan, and R.R. Cocking (eds.) *Children in the Digital Age: Influences of Electronic Media on Development* (pp. 101–119), Westport, CT: Praeger Publishers, 2002.

C.A. Anderson and B.J. Bushman, "The Effects of Media Violence on Society," *Science*, Vol. 295: 2377–2378 (2002).

B.J. Bushman and J. Cantor, "Media Ratings for Violence and Sex: Implications for Policymakers and Parents," *American Psychologist*, Vol. 58, No. 2: 130–141 (2003).

D.A. Gentile, P.J. Lynch, J.R. Linder, and D.A. Walsh, "The Effects of Violent Video Game Habits on Adolescent Aggressive Attitudes and Behaviors," *Journal of Adolescence*, Vol. 27: 5–22 (2004).

14. Victor C. Strasburger and Edward Donnestein, "Children, Adolescents, and the Media: Issues and Solutions," *Pediatrics*, Vol. 103: 129–139 (1999).

Note: For assistance in video game selection, the Entertainment Software Rating Board at www.esrb.org can help you weed out inappropriate titles. Another helpful resource is "A Parent's Guide to Video and Computer Games" by Kevin Simpson, which is an online article found at www.Parentcenter.com.

15. Marilyn Van Derbur, *Miss America By Day: Lessons Learned from Ultimate Betrayals and Unconditional Love* (Denver, CO: Oak Hill Ridge Press, 2003).

16. Vernon Wiehe, *Sibling Abuse* (Thousand Oaks, CA: Sage Publications, 1997), p. 59.

17. Dr. Bruce Perry, *Violence and Childhood: How Persisting Fear Can Alter the Developing Child's Brain* (2000). Available at www.childtrauma.org.

18. Robin Karr-Morse and Meredith S. Wiley, *Ghosts from the Nursery: Tracing the Roots of Violence* (New York: The Atlantic Monthly Press, 1997), p. 91.

L.W. Sontag and R.F. Wallace, "Study of fetal activity: Preliminary report of the Fels Fund," *American J. Diseases of Children*, Vol. 48: 1050–1057 (1934).

Also cited in: *Birth and the Origins of Violence: Featured Paper* (1995), an unpaginated paper by David B. Chamberlain, Ph.D at www.birthpsychology.com. Dr. Chamberlain is also the author of *The Mind of Your Newborn Baby* (Berkeley, California: North Atlantic Books, third edition, 1998) and is one of the organizers of the First International Congress on Pre- and Perinatal Psychology.

19. Inge Bretherton, "The Origins of Attachment Theory: John Bowlby and Mary Ainsworth," *Developmental Psychology*, Vol. 28: 759–775 (1992).

第3章

1. Dr. Lenore Terr, MD, *Too Scared To Cry: Psychic Trauma in Childhood*

(New York: Basic Books, A Division of Harper Collins Publishers, 1990), pp. 159–161.

2. Dean G. Kilpatrick, Ronald Acierno, Benjamin E. Saunders, Heidi S. Resnick, Connie L. Best, Paula P. Schnurr, "Risk factors for adolescent substance abuse and dependence: data from a national sample," *Journal of Consulting and Clinical Psychology,* Vol. 68, No. 1: 19–30; quote on p. 23 (August 2003).

3. Gerald Huether, personal communication, 2004.

4. Marilyn Van Derbur, *Miss America By Day: Lessons Learned from Ultimate Betrayals and Unconditional Love* (Denver, CO: Oak Hill Ridge Press, 2003).

第4章

1. Antonio Damasio, *The Feeling of What Happens: Body and Emotion in the Making of Consciousness* (New York: Harcourt, Inc., 1999).

2. Joseph E. LeDoux, *The Emotional Brain: Mysterious Underpinnings of Emotional Life* (New York: Simon and Schuster, 1998).

3. Robert Fulford, D.O., personal communication, Summer session, New England College of Osteopathic Medicine, Biddeford, Maine, 1980.

4. Lenore Terr, *Too Scared To Cry: Psychic Trauma in Childhood* (New York: Basic Books, A Division of Harper Collins Publishers, 1990), p. 235.

5. Eugene Gendlin, *Focusing* (New York: Bantam Books, 1981).

第5章

1. Peter Levine, *It Won't Hurt Forever: Guiding Your Child through Trauma,* CD published by Sounds True, 2001. Rhymes composed by Peter Levine, with Lorin Hager and Maggie Kline. Instructional pamphlet by Maggie Kline.

2. Bessel A. van der Kolk, Alexander C. McFarlane, and Lars Weisaeth, eds. *Traumatic Stress: The Effects of Overwhelming Experience on Mind, Body, and Society.* (New York: The Guilford Press, 1996).

第6章

1. Robert Fulford, D.O., personal communication, Summer session, New England College of Osteopathic Medicine, Biddeford, Maine, 1980.

2. Judith Acosta, LCSW, and Simon Prager, PhD, *The Worst Is Over: What to Say When Every Moment Counts (Verbal First Aid to Calm, Relieve Pain, Promote Healing and Save Lives)* (San Diego, CA: Jodere Group, 2002).

第7章

1. D.M. Levy, "On the problem of Movement Restraints," *American Journal of Orthopsychiatry* 14 (1944): 644.

2. Found online at the magazine's Website.

3. K. Yashpal, J. Katz, and T.J. Coderre. "Effects of Preemptive or Post-Injury Intrathecal Local Anesthesia on Persistent Nociceptive Responses." *Anesthesiology* (1996).

   C. Michaloliakou, F. Chung, S. Sharma, "Preoperative Multimodal Analgesia Facilitates Recovery after Ambulatory Laparoscopic Cholecystectomy," *Anesth Analg,* 1996.

   S. I. Marshall and F. Chung, "Discharge Criteria and Complications After Ambulatory Surgery," *Anesth. Analg.* Vol. 88, No. 3: 508 (March 1, 1999).

4. Kaczynski's mother and Dahmer's father were both personally interviewed by Peter Levine via telephone.

5. Susan Brink, "Soothing the Littlest Patients: Doctors Focus on Easing Pain in Kids," *U.S. News & World Report, Inc.,* June 12, 2000. www.usnews.com.

6. *Ibid.*

第8章

1. William Steele and Melvyn Raider, *Structured Sensory Intervention for Traumatized Children, Adolescents and Parents,* Volume I of the Mellen Studies in Social Work Series (United Kingdom: Edwin Mellen Press, Ltd., 2001), p. 155.

2. Judith S. Wallerstein, Julia M. Lewis, and Sandra Blakeslee, *The Unexpected Legacy of Divorce: A 25-Year Landmark Study* (New York: Hyperion, 2000). The exact quote came from a debate between Dr. E. Mavis Hetherington, who wrote *For Better or Worse: Divorce Reconsidered* with John Kelly (New York: Norton, 2002), and Dr. Judith Wallerstein, who conducted studies reported in *The Unexpected Legacy of Divorce.* This debate was reported on by Mary Duenwald in *The New York Times,* p. 1 of a 3-page article (see note 2 above).

3. Dr. E. Mavis Hetherington and John Kelly, *For Better or Worse: Divorce Reconsidered* (New York: W. W. Norton & Company, Inc., 2002).

4. Vicki Lansky, "Divorce: 10 Things I Learned" (Oxygen Media, 2001).

5. Judith S. Wallerstein, Julia M. Lewis, and Sandra Blakeslee, *The Unexpected Legacy of Divorce,* p. 216.

C.M. Heinke and I. Westheimer, *Brief Separations* (New York: International University Press, 1965).

J. Soloman and C. George, "The Development of Attachment in Separated and Divorced Families: Effects of Overnight Visitation, Parent and Couple Variables," *Attachment and Human Development,* Vol. I, No. 1: 2–33 (April 1999).

6. E. Mavis Hetherington, "An Overview of the Virginia Longitudinal Study of Divorce and Remarriage with a Focus on Early Adolescence," *Journal of Family Psychology,* Vol. 7, No. 1: 39–56 (June 1993).

7. John W. James and Russell Friedman, *When Children Grieve* (New York: Harper Collins, 2001).

8. Elizabeth Kübler-Ross, *On Death and Dying* (New York: Macmillan, 1969).

第9章

1. Marilyn Van Derbur, *Miss America By Day: Lessons Learned from Ultimate Betrayals and Unconditional Love* (Denver, CO: Oak Hill Ridge Press, 2003).

2. Anaïs Nin, author and diarist (1903–1977).

3. Alfred Kinsey et al., *Sexual Behavior of the Human Female* (Philadelphia: W.B. Saunders, 1953).

4. Children's Hospital National Medical Center, Washington, D.C. (www.safechild.org), 2006.

5. Harborview Medical Center, Harborview Center for Sexual Assault and Traumatic Stress (Seattle, WA, 2006).
National Committee for Prevention of Child Abuse, "Basic Facts About Sexual Child Abuse."

> The following statistics are from the National Incident-Based Reporting System (NIBRS):
>
> Sixty-seven percent of all victims of sexual assault reported to law enforcement agencies were juveniles (under the age of 18); 34% of all victims were under age 12.
>
> One of every seven victims of sexual assault reported to law enforcement agencies was under age 6.
>
> 40% of the offenders who victimized children under age 6 were juveniles (under the age of 18).
>
> The data are based on reports from law enforcement agencies of twelve states and include the years 1991 through 1996. (Bureau of Justice Statistics www.ojp.usdoj.gov/bjs/, 2006)

6. Groth, 1982; DeFrancis, 1969; Russell, 1983. As reported by the Children's Hospital National Medical Center, Washington, D.C., Website, (www.safechild.org), 2006.

7. Caren Adams and Jennifer Fay, *No More Secrets: Protecting Your Child from Sexual Assault* (San Luis Obispo, CA: Impact Publishers, 1984).

8. Vernon R. Wiehe, *Sibling Abuse: Hidden Physical, Emotional, and Sexual Trauma* (Thousand Oaks, CA: Sage Publications, 1997), p. 59.

9. *Child Adolescent Psychiatry Journal*, Vol. 35: 1 (January 1996).
   Criminal Justice Source Statistics (2000, Table 4.7, p. 362).

10. J.V. Becker and E.M. Coleman, *Handbook of Family Violence* (New York: Plenum Press, 1988), pp. 197–205.

11. William Holmes, MD, and Gail Slap, "Sexual Abuse of Boys," *Journal of the American Medical Association*, Vol. 21, No. 280: 1859 (December 1998).

12. Quotation by Dr. Leigh Baker, author of *Protecting Your Children From Sexual Predators* (New York: St. Martin's Press, 2002); taken from Marilyn Van Derbur, *Miss America By Day* (Denver, CO: Oak Hill Ridge Press, 2003).

13. Caren Adams and Jennifer Fay, *No More Secrets*.

14. Susan B. Miller, *Disgust: The Gatekeeper Emotion* (Mahwah, NJ: The Analytic Press, 2004).

15. Studies by Bessel van der Kolk and Judith Herman cited at Cape Cod Conference on Trauma with van der Kolk and Peter Levine, July 2001. (As reported by van der Kolk in his lecture and Powerpoint presentation.)

16. Marilyn Van Derbur, *Miss America By Day.*

17. Jan Hindman, *Just Before Dawn: From the Shadows of Tradition to New Reflections in Trauma Assessment and Treatment of Sexual Victimization* (Lincoln City, OR: AlexAndria Associates, 1989), p. 87.

18. Jennifer Freyd, *Betrayal Trauma* (Cambridge: Harvard University Press, 1996), p. 190.

19. American Medical Association, "Strategies for the treatment and prevention of sexual assault" (Chicago: 1995).

第10章

1. This quote is from one of Suzanne's "Birthing the Future" bookmarks.

Suzanne Arms is the author of *Immaculate Deception II: Myth, Magic & Birth* (Berkeley, CA: Celestial Arts, 1994) and founder of "Birthing the Future" a non-profit organization to support the child-bearing woman and share the finest world wisdom about ancient, traditional, and contemporary childbirth beliefs and practices. Information and products can be found at www.BirthingTheFuture.com.

2. D.H. Stott and S.A. Latchford, "Prenatal Antecedents of Child Health, Development, and Behavior," *Journal of the American Academy of Child Psychiatry*, Vol. 15, No. 1: 161–191 (Winter 1976).

3. L.W. Sontag. "Implications of Fetal Behavior and Environment for Adult Personalities," *Annals of the New York Academy of Sciences*, Vol. 134: 782 (1966).

4. Dr. Catherine Monk, "Fetal Heart Rate Reactivity Differs by Women's Psychiatric States: An Early Marker of Developmental Risk," *Journal of the American Academy of Child and Adolescent Psychiatry*, Vol. 43, No. 3: 283–290 (March 2004). Cited in source #4, above.

5. Dr. Tiffany Field, "Maternal Depression and Increased Fetal Activity," *Journal of Obstetrics and Gynaecology*, Vol. 21, No. 5: 468–473 (September 1, 2001). Also cited in source #4, above.

6. Dr. Thomas O'Connor, "Maternal antenatal anxiety and children's behavioural/emotional problems at 4 years: Report from the Avon Longitudinal Study of Parents and Children," *The British Journal of Psychiatry*, Vol. 180: 504 (2002).

7. Stephen W. Porges, "Neuroception: A subconscious system for detecting threats and safety," *Zero to Three Journal*, Vol. 24, No. 5: 19–24 (May 2004).

8. D. Chamberlain, "Reliability of birth memory: Observations from mother and child pairs in hypnosis," *Journal of Prenatal and Perinatal Psychology and Health*, Vol. 14, No. 1-2: 19–29 (1999).

D. Chamberlain, "The significance of birth memories," *Journal of Prenatal and Perinatal Psychology and Health*, Vol. 14, (1-2): 65–84 (1999).

D. Chamberlain, *The Mind of Your Newborn Baby* (Berkeley, CA: North Atlantic Books, 1998).

P.G. Hepper, "Fetal memory: Does it exist? What does it do?" *Acta Paediatr* (Stockholm), Suppl 416: 16–20 (1996).

9. This particular study was cited in the following book:

Mark L. Howe, *The Fate of Early Memories: Developmental Science and the Retention of Childhood Experiences (Washington, D.C.: American Psychological Association, 2000).*

10. Wendy McCarty, *"The power of beliefs: What babies are teaching us,"* Journal of Prenatal and Perinatal Psychology and Health, Vol. 16, No. 4: 341–360 (2002). This paper is based on a presentation to the 10th International Congress of APPPAH held in San Francisco, December 2001.

11. D.B. Chamberlain, "Reliability of birth memories: Observations from mother and child pairs in hypnosis," *Journal of the American Academy of Medical Hypnoanalysts,* Vol. 1, No. 2: 89–98 (1986).

    D.B. Chamberlain, "The significance of birth memories," *Journal of Prenatal and Perinatal Psychology and Health,* Vol. 14 (1–2): 65–84 (1999).

    D. B. Chamberlain, "Birth recall in hypnosis," *Birth Psychology Bulletin,* Vol. 2, No. 2: 14–18 (1981).

12. Edward Z. Tronick, "Emotions and Emotional Communications in Infants," *American Psychologist,* Vol. 44, No. 2: 112–119 (February 1989). Direct quote on p. 112.

13. Suzanne Arms, *Birth Today: Myth and Fact* (Bayfield, CO: Birthing the Future, 2004), p. 3. Part of conference materials given to participants attending the Taos, New Mexico, Birthing the Future Conference, February 2005.

14. www.childbirthconnection.org (an evidence-based maternity care non-profit organization).

15. Documentary by Debby Takikawa (narrated by Noah Wyle), *What Babies Want: An Exploration of the Consciousness of Infants* (2005). Contact Beginnings Inc., A Resource Center for Children and Families, P.O. Box 681, Los Olivos, CA 93441. Telephone: (800) 893-5070; www.whatbabieswant.com.

16. Wendy Anne McCarty, PhD, *Welcoming Consciousness: Supporting Babies' Wholeness from the Beginning of Life—An Integrated Model of Early Development* (Santa Barbara, CA: WB Publishing, 2004), p. 64.

    This e-book (ISBN 0-9760658-5-1) can be found at www.wondrousbeginnings.com or write to 2022 Cliff Drive, #306, Santa Barbara, CA 93109.

    See the Bibliography for other titles by Wendy McCarty, as well as W. Emerson, R. Castellino, and D. Chamberlain, for more information on the life influence of the womb experience.

17. This study was cited in Suzanne Arms, *Immaculate Deception II* (Berkeley, CA: Celestial Arts, 1994), p. 85.

18. *Ibid.,* p. 84.

19. *Ibid.,* p. 91.

20. Suzanne Arms, *Birth Today: Myth and Fact,* Bayfield, CO: Birthing the Future, 2004, pp. 2–3.

21. Tiffany Field, PhD, "Massage Therapy for Infants and Children," *Developmental and Behavioral Pediatrics*, Vol. 16, No. 2: 105–111 (April 1995).

F. Scafidi, T. Field, S. Schanberg, et al, "Massage stimulates growth in preterm infants: a replication," *Infant Behavior Development*, Vol. 13: 167–188 (1990).

22. J. Madeleine Nash, "Fertile Minds," *Time* magazine. Special Issue: How a Child's Brain Develops. February 3, 1997, p. 50.

23. *Ibid.*, p. 51.

24. R.V.E. Grunau, M.F. Whitfield, J.H. Petrie, "Early pain experience, child and family factors, as precursors of somatization: a prospective study of extremely premature and fullterm children," *Pain*, Vol. 56: 353–359 (1994).

R.V.E. Grunau, "Do early experiences of pain have long-term consequences: evidence from the clinic." Paper presented at the Fourth International Symposium on Pediatric Pain, July 1997, Helsinki, Finland.

R.V.E. Grunau, M.F. Whitfield, J. Petrie, "Children's judgments about pain at age 8–10 years: do extremely low birthweight (<1000) children differ from full birthweight peers?" *J Child Psychol Psychiatry*, Vol. 39: 587–594 (1998).

Fran Lang Porter, PhD, Cynthia M. Wolf, PhD, and J. Philip Miller, A.B., "Procedural Pain in Newborn Infants: The Influence of Intensity and Development," *Pediatrics*, Vol. 104, No. 1: p. e13 (July 1999).

(From the Department of Pediatrics and the Division of Biostatistics, Washington University School of Medicine, St. Louis, MO)

A. Taddio, J. Katz, A.L. Ilersich, "Effect of neonatal circumcision on pain response during subsequent routine vaccination," *Lancet*, Vol. 349: 599 (1997).

25. W.A. McCarty, "The Power of Beliefs: What babies are teaching us," *Journal of Prenatal and Perinatal Psychology and Health*, Vol. 16, No. 4: 341–360 (2002).

26. Wendy Anne McCarty, *Welcoming Consciousness*, p. 53.

27. Beatrice Beebe, "A procedural theory of therapeutic action: Commentary on the Symposium, Interventions that Effect Change in Psychotherapy," *Infant Mental Health Journal*, Vol. 19, No. 3: 333–340 (Fall 1998).

28. Wendy Anne McCarty, *Welcoming Consciousness*, p. 62.

29. Giacomo Rizzolatti and Laila Craighero, "The Mirror-Neuron System," *Annual Review of Neuroscience*, Vol. 27: 169–192.

30. Daniel J. Siegel, MD, and Mary Hartzell, M.Ed., *Parenting from the Inside Out* (New York: Jeremy P. Tarcher/Penguin, 2004), pp. 76–77.

M. Iacoboni et al, "Cortical Mechanisms of Human Imitation," *Science*, Vol. 286: 2526–2528 (1999).

31. Sandra Blakeslee, "Cells That Read Minds," *The New York Times* ("Science Times" section, online), January 10, 2006.

32. Allan Schore, *Affect Regulation and the Origin of the Self: The Neurobiology of Emotional Development* (Hillsdale, NJ: Lawrence Erlbaum Associates, 1994).

33. Dr. Robert Scaer, Behavorial Medicine Conference, Hilton Head, South Carolina, December 2004. Authors' personal notes from the conference.

34. "Periods of equilibrium and disequilibrium" is a theme that runs through Piaget's work. The Swiss-born Piaget wrote in French; he died in 1980. Some English translations of his work include:

L. Smith, *Critical Readings on Piaget* (London: Routledge, 1996).

P. Mussen (ed.), *Piaget's Theory: Handbook of Child Psychology,* 4th edition, Vol. 1 (New York: Wiley, 1983).

Also, the Gesell Institute of Human Development cites Piaget's theory of "disequilibrium/equilibrium" in their series of books for parents. An example follows:

Louise Bates Ames, Clyde Gillespie, Jacqueline Haines, and Frances Ilg, *The Gesell Institute's Child Development from One to Six* (New York: Harper & Row, 1979).

35. Allan N. Schore, Department of Psychiatry and Biobehavioral Sciences, UCLA School of Medicine, "The experience-dependent maturation of a regulatory system in the orbital prefrontal cortex and the origin of developmental psychopathology," *Development and Psychopathology,* Vol. 8 (1996), p. 61.

36. Diana Fosha (Adelphi University), "The Dyadic Regulation of Affect," JCLP/In Session: *Psychotherapy in Practice,* Vol. 57, No. 2: 227–242 (New York: John Wiley & Sons, Inc., 2001). Quote p. 233.

37. Joseph Chilton Pearce, speaking in the documentary DVD by Debby Takikawa, *What Babies Want* (see note 17, above).

38. Allan Schore, *Affect Regulation and the Origin of the Self.* See note 34.

39. Debby Takikawa, DVD, *What Babies Want.*

40. Wendy Anne McCarty, PhD, *Being with Babies: What Babies Are Teaching Us,* Vol. I (November 1996), p. 4.

41. *Ibid.,* Vol. 1, p. 4.

42. *Ibid.,* Vol. 1, p. 5.

43. Dr. Belleruth Naparstek, Behavioral Medicine Conference, Keynote Address, Hilton Head, South Carolina, December 2004. Authors' personal notes from the conference.

44. Suzanne Arms, *Immaculate Deception II* (Berkeley, CA: Celestial Arts, 1994), p. 187.

第11章

1. The designation of PTSD was the result of psychiatrists and psychologists working with returning Vietnam veterans as well as perpetrators/victims of domestic violence and child abuse. A team of field researchers further investigated and promoted the APA (American Psychiatric Association) listing of post-traumatic stress disorder in the diagnostical and statistical manual for the first time in the 1980 edition.

2. Lenore Terr, *Too Scared To Cry: Psychic Trauma in Childhood* (New York: Basic Books, 1990).

3. Carla Hannaford, *Smart Moves: Why Learning Is Not All in Your Head* (Arlington, VA: Great Ocean Publishers, Inc., 1995), p. 102.

4. "The Magic in Me" poem was written by Maggie Kline and Peter Levine and excerpted from: Peter A. Levine, *It Won't Hurt Forever: Guiding Your Child Through Trauma* (Audio Learning Program) (Boulder, CO: Sounds True, 2001). Contact www.soundstrue.com or call (800) 333-9185. The company is presently located in Louisville, CO.

5. Julie Henderson, *Embodying Well-Being, or How to Feel as Good as You Can in Spite of Everything* (Napa, CA: Zapchen, 1999). See Zapchen@aol.com or call (707) 258-8594.

6. Carla Hannaford, *Smart Moves*, p. 103.

7. *Ibid.*, p. 190.

8. Paul E. Dennison and Gail E. Dennison, *Brain Gym*, Teachers Edition, Revised. (Ventura, CA: Edu-Kinesthetics, Inc., 1994). Further information can be obtained through the Educational Kinesiology Foundation, P.O. Box 3396, Ventura, CA 93006-3396; telephone (800) 356-2109 or (805) 658-7942.

9. John Stewart, PhD, *Beyond Time Out: A Practical Guide to Understanding and Serving Students with Behavioral Impairments in the Public Schools* (Gorham, ME: Hastings Clinical Associates, 2000), pp. 148–149.

10. Dennison and Dennison, *Brain Gym*, p. 31 footnote. See note 8 above.

11. Bessel A. van der Kolk, Alexander C. McFarlane, and Lars Weisaeth (editors), *Traumatic Stress: The Effects of Overwhelming Experience on Mind, Body, and Society* (New York: The Guilford Press, 1996), p. 429.

12. Daniel Siegel, MD, speaking at the "Cutting-Edge Conference on Healing Trauma: Attachment, Trauma, the Brain, and the Mind," held in San Diego, California, in 2001. Author's personal notes.

13. B.D. Perry, "Childhood Trauma, the Neurobiology of Adaptation and 'Use-Dependent' Development of the Brain: How 'States' Become 'Traits'," *Infant Mental Health Journal*, Vol. 16, No. 4: 271–291 (1995).

   S.W. Porges, PhD, "Physiological Regulation in High-Risk Infants: A Model for Assessment and Potential Intervention," *Development and Psychopathology*. Vol. 8: 43–58 (1996).

S.W. Porges, PhD, "The Poly Vagal Theory: Phylogenetic Substrates of a Social Nervous System," *International Journal of Psychophysiology*, Vol. 12: 29–52 (2001).

14. Daniel J. Siegel, *The Developing Mind: How Relationships and the Brain Interact to Shape Who We Are* (New York: The Guilford Press, 1999), p. 319.

   Daniel J. Siegel, MD, and Mary Hartzell, M. Ed., *Parenting from the Inside Out: How a Deeper Self-Understanding Can Help You Raise Children Who Thrive* (New York: Jeremy P. Tarcher [Penguin], 2003), p. 106.

   Allan N. Schore, *Affect Dysregulation and Disorders of the Self* (New York: W.W. Norton & Company, 2003), pp. 212–216.

15. "The Secret Life of the Brain: Post-Traumatic Stress Disorder," video produced by the National Science Foundation and aired on PBS. To order call (800) 336-1917.

16. Michael Janofsky, "Bill on Student Bullying is Considered in Colorado," *The New York Times,* March 18, 2001, Section A, p. 10.

17. "The School Shooter: A Threat Assessment Perspective," FBI Report in conjunction with The National Center for the Analysis of Violent Crime (NCAVC), 2001. To contact them, you may write to: Federal Bureau of Investigation, Critical Incident Response Group, FBI Academy, Quantico, VA 22135.

18. D.O. Lewis, J.H. Pincus, B. Bard, E. Richardson, L.S. Princhep, M. Feldman, and C. Yeager (Department of Psychiatry, NYU Med Center), "Neuropsychiatric, Psychoeducational and Family Characteristics of 14 Juveniles Condemned to Death Row in the United States," *The American Journal of Psychiatry,* Vol. 145: pp. 584–589 (1988).

19. Robin Karr-Morse and Meredith W. Wiley, *Ghosts from the Nursery: Tracing the Roots of Violence* (New York: The Atlantic Monthly Press, 1997), p. 299.

20. Bessel A. van der Kolk, Alexander C. McFarlane, and Lars Weisaeth (editors), *Traumatic Stress*, p. 11. See note 11 above.

21. Gabor Maté, MD, "Are Violent Teens Suffering 'the Rage of the Unparented'?" (Toronto: Canada, *globeandmail.com Insider Edition,* December 18, 2004, p. F7).

   See also Gordon Neufeld and Gabor Maté, *Hold On To Your Kids: Why Parents Need to Matter More Than Peers* (Toronto, Ontario, Canada: Knopf, 2004).

22. Reported by B. van der Kolk, Cape Cod Institute, conference entitled "Trauma, Consciousness, and the Body" (Bessel van der Kolk and Peter Levine Presenting), Eastham, MA, July 23–27, 2001. Authors' personal notes from the conference.

23. Gordon Neufeld and Gabor Maté, *Hold On To Your Kids.* See note 21 above.

24. Gordon Neufeld and Gabor Maté, *Hold On To Your Kids.* See note 21 above.

25. This homeroom tactic was discussed in an interview conducted on TV a few years prior to publication of this book, but the authors can only reference it anecdotally now. (Apologies!) A great idea is nonetheless worth sharing.

26. For example:

    Kali Miller, PhD, *Animal-Assisted Therapy (AAT): The Healing Power of the Four-Footed Co-Therapist, Research Supporting the Benefits of Human-Animal Interaction & Methods for Successfully Incorporating AAT into Present Settings,* Copyright 2003, Medical Educational Services, Inc., 2004 Highland Ave., Suite C, Eau Claire, WI 54701, (715) 836-9900, pp. 28–33.

    > Contact Kali Miller (Conference Presenter for AAT) at Corinthia Counseling Center, Inc.,185 N.E. 102nd Ave., Portland, OR 97220; Telephone (503) 251-1952.

    A.M. Beck and A.H. Katcher, "A new look at pet-facilitated therapy," *Journal of the American Veterinary Medical Association,* Vol. 184: 414–421 (1984).

    N.M. Bodmer, "Impact of pet ownership on the well-being of adolescents with few familial resources," C. Wilson and D. Turner (eds.), *Companion Animals in Human Health* (Thousand Oaks, CA: Sage Publications, 1998), pp. 237–247.

    J.L. Hanselmann, "Coping skills interventions with adolescents in anger management using animals in therapy," *Journal of Child & Adolescent Group Therapy,* Vol. 11, No 4: 159–195 (2001).

    K.M. Hansen, C.J. Messinger, M. Baun, and M. Megel, "Companion animals alleviating distress in children," *Anthrozoos,* Vol. 12, No. 3: 142–148 (1999).

27. John Stewart, PhD, *Beyond Time Out,* pp. 15–18. See note 9 above.

28. *Ibid.,* p. 18.

29. Heinz Kohut, *The Restoration of the Self* (New York: International University Press, 1977).

30. Cape Cod Institute: "Trauma, Consciousness, and the Body" (Bessel van der Kolk and Peter Levine Presenting), Eastham, Massachusetts, July 23–27, 2001. Authors' personal notes from the conference.

31. C.G. Jung, *Structure and Dynamics of the Psyche,* Collected Works, Vol. 8, second edition (Princeton, NJ: Princeton University Press, 1969).

32. O. Fred Donaldson, PhD, *Playing by Heart: The Vision and Practice of Belonging* (Deerfield Beach, FL: Health Communications, 1993).

33. Julie Henderson, *Embodying Well-Being.* See note 5, above.

34. Ysaye M. Barnwell, *No Mirrors in My Nana's House* (a book & CD) (San Diego, CA: Harcourt Brace & Company, 1998).

35. Violet Oaklander, *Windows to Our Children* (Moab, UT: Real People Press, 1978), pp. 3–5.

36. Balametrics offers equipment such as balance boards and sensory integration tools for educators, parents, and therapists. Visit their Website at www.balametrics.com or call (800) 894-3187 or (360) 452-2842. To write: Balametrics, Inc., P.O. Box 2716, Port Angeles, WA 98362, or email: info@balametrics.com.

第12章

1. J.T. Mitchell and G.S. Everly, *Critical Incident Stress Debriefing: An Operations Manual* (Ellicott City, MD: Chevron, 1996); and by same authors, *Critical Incident Stress Management: The basic course workbook* (Ellicott City, MD: Institute of Critical Incident Stress Foundation, 1996).

   S. E. Brock, J. Sandoval, and S. Lewis, *Preparing for Crises in the Schools: A Manual for Building School Crisis Response Teams*, second edition (New York: Wiley, 2001).

   W. Steele and M. Raider, *Structured Sensory Intervention for Traumatized Children, Adolescents and Parents (SITCAP)* (New York: Edwin Mellen Press, 2001).

   L.C. Terr, "Mini-marathon groups: Psychological 'first aid' following disasters," *Bulletin of the Menninger Clinic*, Vol. 56: 76–86 (1992).

   American Red Cross, Disaster Mental Health Service I: Participant's Attachments. Washington, D.C. (1994).

2. Stephen E. Brock, PhD, "Crisis Management Research Summaries," NASP *Communiqué*, Vol. 31, No. 8: 40 (2003). Published by the National Association of School Psychologists, Bethesda, MD.

3. *Ibid.*

4. Stephen E. Brock, PhD, NCSP, and Shane R. Jimerson, PhD, NCSP, *Characteristics and Consequences of Crisis Events: A Primer for the School Psychologist* (Sacramento, CA: California Association of School Psychologists, 2002).

   The NASP *Communiqué*, which referenced both Brock articles (Notes 2 and 4) in Vol. 30, No. 4 (December 2001), also featured an article titled "Best Practices in School Crisis Prevention and Intervention: Interview with the Editors," including Stephen E. Brock, Philip J. Lazarus, and Shane R. Jimerson, editors of the book entitled *Best Practices in School Crisis Prevention and Intervention*. See www.nasponline.org to link to NASP Crisis Resources for parents and teachers.

5. L. Conlon, T.J. Fahy, and R. Conroy, "PTSD in ambulant RTA victims: a randomized controlled trial of debriefing," *Journal of Psychosomatic Research*, Vol. 46: 37–44 (1999).

6. Interview with Maggie Kline, July 25, 2006. Contact this organization at: National Mass Fatalities Institute, Lisa R. LaDue, MSW, LISW, Kirkwood Community College, 6301 Kirkwood Blvd. SW, Cedar Rapids, IA 52404. Telephone: (319) 398-7122.

7. J.W. Prescott, *The Origins of Human Love and Violence* (Newport Beach, CA: Institute of Humanistic Science, originally 1975; most recently published 1995). Contact the Institute at 1829 Commodore Rd., Newport Beach, CA 92660.

8. *Ibid.*

9. Merida Blanco, PhD, wrote for numerous publications and for various advocacy groups.

第13章

1. Dr. Barbara Starfield, Johns Hopkins School of Hygiene and Public Health, "Data Published in Annual Physical and Economic Cost of Medical Intervention," *The Journal of American Medicine* (2003).

2. Gary Null, PhD, Carolyn Dean, MD, N.D., Martin Feldman, MD, and Debora Rasio, MD, *Death by Medicine*, published online at www.garynull.com (November 2003). This article is posted with the permission of Nutrition Institute of America, Inc. (NIA, Inc.)

3. Joseph Mercola, D.O., "Drugs and Doctors May Be the Leading Cause of Death in the United States," Issue 394 (January 15, 2003), eHealth News You Can Use @ www.mercola.com.

4. P. Barnes, E. Powell-Griner, K. McFann, and R. Nahin, "Complementary and alternative medicine use among adults: United States, 2002," *CDC Advance Data Report #343*. Reported May 27, 2004. Available at nccam.nih.gov/news/camsurvey.htm.

5. National Center for Complementary and Alternative Medicine (CAM) as reported at website (May 2004); and the National Center for Health Statistics, from the National Institutes of Health Survey (NHIS) Annual Study, 2002 Edition.

6. D.M. Eisenberg, R.B. Davis, S.L. Ettner, et al, "Trends in alternative medicine use in the United States, 1990–1997: results of a follow-up national survey." *JAMA*, Vol. 280, No. 18: 1569–1575 (1998). Study conducted at the Center for Alternative Medicine Research and Education, Department of Medicine, Beth Israel Deaconess Medical Center, Boston, MA 02215.

7. Go to www.planetree.org and click on "finding a hospital." It's also a good link to a medical video library.

8. Make-A-Wish Foundation is a national organization with a different Website and address for each state.

9. K. Yashpal, J. Katz, and T.J. Coderre, "Effects of preemptive or post-injury intrathecal local anesthesia on persistent nociceptive responses," *Anesthesiology* (1996).

C. Michaloliakou, F. Chung, and S. Sharma, "Preoperative multimodal analgesia facilitates recovery after ambulatory laparoscopic cholecystectomy," *Anesth. Analg.* (1996).

S. I. Marshall and F. Chung, "Discharge Criteria and Complications After Ambulatory Surgery," *Anesth. Analg.*, Vol. 88, No. 3: 508 (March 1, 1999).

10. V. Felitti, R. Anda, D. Nordenberg, D. Williamson, A. Spitz, V. Edwards, et al, "Relationship of Childhood Abuse and Household Dysfunction to Many of the Leading Causes of Death in Adults," *American Journal of Preventive Medicine*, Vol. 14, No. 4 (1998).

11. Phone interview conducted on July 14, 2006. Karen Schanche, MSW, LCSW, is a clinical social worker/psychotherapist who works as part of three multi-disciplinary teams at the University of California at San Francisco Medical Center: the Pediatric Rheumatology and Rehabilitation Medicine teams, and the Cancer Center's Symptom Management and Palliative Care Outpatient Service at the Comprehensive Cancer Center of UCSF. She can be reached at (415) 455-4915 or via email: karen.schanche@ucsfmedctr.org; or kschanche@earthlink.net.

参考文献

Acosta, Judith, LCSW, and Simon Prager, PhD. *The Worst Is Over: What to Say When Every Moment Counts (Verbal First Aid to Calm, Relieve Pain, Promote Healing and Save Lives)*. San Diego, CA: Jodere Group, 2002.

Adams, Caren, and Jennifer Fay. *No More Secrets: Protecting Your Child from Sexual Assault*. San Luis Obispo, CA: Impact Publishers, 1984.

Anderson, C.A., and B.J. Bushman, "Effects of Violent Games on Aggressive Behavior, Aggressive Cognition, Aggressive Affect, Physiological Arousal, and Prosocial Behavior: A Meta-Analytic Review of the Scientific Literature." *Psychological Science*, Vol. 12: 353–359 (2001).

Anderson, C.A., and B.J. Bushman, "The Effects of Media Violence on Society." *Science*, Vol. 295: 2377–2378 (2002).

Baker, Dr. Leigh. *Protecting Your Children From Sexual Predators*. New York: St. Martin's Press, 2002.

Barnwell, Ysaye M. *No Mirrors in My Nana's House* (book & CD). San Diego, CA: Harcourt Brace & Company, 1998.

Becker, J.V., and E.M. Coleman. *Handbook of Family Violence*. New York: Plenum Press, 1988.

Bowlby, J. *A Secure Base: Parent-Child Attachment and Healthy Human Development*. New York: Basic Books, 2000.

Bowlby, J. *Separation: Anxiety and Anger*. New York: Basic Books, 2000.

Brazelton, MD, and T. Berry. *Touchpoints: The Essential Reference, Your Child's Emotional and Behavioral Development*. United States: Addison-Wesley, 1992.

Bretherton, Inge. "The Origins of Attachment Theory: John Bowlby and Mary Ainsworth." *Developmental Psychology* 28 (1992): 759–775.

Brink, Susan. "Soothing the Littlest Patients: Doctors Focus on Easing Pain in Kids." *U.S. News & World Report, Inc.*, June 12, 2000.

Buckley, Sarah J. *Gentle Birth, Gentle Mothering*. Anstead, Queensland, Australia: One Moon Press, 2005. See www.sarahjbuckley.com to order this book or learn more about this Australian MD and author.

Bushman, B.J., and J. Cantor, "Media Ratings for Violence and Sex: Implications for Policymakers and Parents," *American Psychologist*, Vol. 58, No. 2: 130–141 (2003).

Calvert, S.L., A.B. Jordan, and R.R. Cocking, eds. *Children in the Digital Age: Influences of Electronic Media on Development.* Westport, CT: Praeger Publishers, 2002.

Castellino, R., with D. Takikawa and S. Wood. *The Caregivers' Role in Birth and Newborn Self-Attachment Needs.* Santa Barbara, CA: BEBA, 1997. Available through Castellino Training Seminars, telephone: (805) 687-2897.

Castellino, R. "The stress matrix: Implications for prenatal and birth therapy." *Journal of Prenatal and Perinatal Psychology and Health,* Vol. 15, No. 4: 31–62 (2000).

Castellino, R. Paper presented at the 10th International Congress of The Association for Prenatal and Perinatal Psychology and Health, December 2001, San Francisco, CA.

Chamberlain, D. "The expanding boundaries of memory." *Pre- and Perinatal Psychology Journal,* Vol. 4, No. 3: 171–189 (1990).

Chamberlain, D. "The mind of the newborn: Increasing evidence of competence." In P.G. Fedor-Freybergh & M.L.Vogel (eds.), *Prenatal and Perinatal Psychology and Medicine: Encounter with the Unborn, A Comprehensive Survey of Research and Practice.* Park Ridge, NJ: Parthenon, 1988.

Chamberlain, David B., PhD. *The Mind of Your Newborn Baby.* Berkeley, CA: North Atlantic Books, third edition, 1998.

Chamberlain, D. "Prenatal receptivity and intelligence." *Journal of Prenatal and Perinatal Psychology and Health,* Vol. 12 (3-4): 95–117 (1998).

Chamberlain, D. "Reliability of birth memory: Observations from Mother and Child Pairs in Hypnosis." *Journal of Prenatal and Perinatal Psychology and Health* 14, no. 1–2 (1999): 19–29.

Chamberlain, D. "The Significance of Birth Memories." *Journal of Prenatal and Perinatal Psychology and Health* 14, no 1–2 (1999): 65–84.

Damasio, Antonio R. *Descartes' Error: Emotion, Reason, and the Human Brain.* New York: Harper Perennial, 1995.

Damasio, Antonio R. *The Feeling of What Happens: Body and Emotion in the Making of Consciousness.* New York: Harcourt, Inc., 1999.

Dennison, Paul E., and Gail E. Dennison. *Brain Gym.* Teachers Edition, Revised. Ventura, CA: Edu-Kinesthetics, Inc., 1994.

Donaldson, O. Fred, PhD. *Playing by Heart: The Vision and Practice of Belonging.* Deerfield Beach, FL: Health Communications, 1993.

Doubleday, Jock. *Spontaneous Creation: 101 Reasons Not to Have Your Baby in a Hospital,* Vol. 1. "A Book about Natural Childbirth and the Birth of Wisdom and Power in Childbearing Women."

Emerson, W. "The power of prenatal and perinatal experience in maximizing human potential throughout life." Paper presented at the Prenatal and Perinatal Psychology Conference, Newport Beach, CA (January 1989).

Emerson, W. "Psychotherapy with infants and children." *Pre- and Perinatal Psychology Journal*, Vol. 3, No. 3: 190–217 (1989).

Emerson, W. "The vulnerable prenate." *Pre- and Perinatal Psychology Journal*, Vol. 10, No. 3: 125–142 (1996).

Emerson, W. (Audiotape) *Shock, A Universal Malady: Prenatal and Perinatal Origins of Suffering* (1999).

Emes, Craig E., MD, CCFP. "Is Mr. Pac Man Eating our Children? A Review of the Effect of Video Games on Children." *The Canadian Journal of Psychiatry*, Vol. 42, No. 4: 409–14 (May 1997).

Field, Tiffany. "Maternal Depression and Increased Fetal Activity." *Journal of Obstetrics and Gynaecology* 21, no. 5 (September 1, 2001): 468–473.

Fredman, Lauren. "Bullied to Death in Japan," *World Press Review*, Vol. 42 (March 1995): 25.

Freyd, Jennifer. *Betrayal Trauma*. Cambridge: Harvard University Press, 1996.

Garrity, Carla et al., *Bully-Proofing Your School: A Comprehensive Approach for Elementary Schools*. Longmont, CO: Sopris West, 1994.

Gendlin, Eugene. *Focusing*. New York: Bantam Books, 1981.

Gentile, D.A., P.J. Lynch, J.R. Linder, and D.A. Walsh, "The Effects of Violent Video Game Habits on Adolescent Aggressive Attitudes and Behaviors." *Journal of Adolescence*, Vol. 27: 5–22 (2004).

Goer, Henci. *Obstetrics Myths vs. Research Realities*. New York: Bergin and Garvey, 1994.

Goer, Henci. *The Thinking Woman's Guide to a Better Birth*. New York: The Berkley Publishing Company, Penguin Group (USA), 1999.

Hannaford, Carla. *Smart Moves: Why Learning Is Not All in Your Head*. Arlington, VA: Great Ocean Publishers, Inc., 1995.

Hepper, P.G., "Fetal memory: Does it exist? What does it do?" *Acta Pœdiatr* (Stockholm) 416 (1996): 16–20.

Hetherington, E. Mavis. "An Overview of the Virginia Longitudinal Study of Divorce and Remarriage with a Focus on Early Adolescence." *Journal of Family Psychology* 7, no. 1 (June 1993): 39–56.

Henderson, Julie. *Embodying Well-Being or How to Feel as Good as You Can in Spite of Everything*. Napa, CA: Zapchen, 1999.

Herman, Judith Lewis, MD. *Trauma and Recovery*. New York: Basic Books, 1992.

Hetherington, E. Mavis, and John Kelly. *For Better or Worse: Divorce Reconsidered.* New York: Norton, 2002.

Hindman, Jan. *Just Before Dawn: From the Shadows of Tradition to New Reflections in Trauma Assessment and Treatment of Sexual Victimization.* Lincoln City, OR: AlexAndria Associates, 1989.

Holmes, William, MD, and Gail Slap. "Sexual Abuse of Boys." *Journal of the American Medical Association* 21, no. 280 (December 1998): 1859.

Huston, A.C., E. Donnerstein, H. Fairchild, et al. *Big World, Small Screen: The Role of Television in American Society.* Lincoln, NE: University of Nebraska Press, 1992.

Houston, Jean. *The Possible Human.* Los Angeles: Jeremy Tarcher, 1982.

James, John W., and Russell Friedman. *When Children Grieve.* New York: Harper Collins, 2001.

Karr-Morse, Robin, and Meredith W. Wiley. *Ghosts from the Nursery: Tracing the Roots of Violence.* New York: The Atlantic Monthly Press, 1997.

Kilpatrick, Dean G., Ronald Acierno, Benjamin E. Saunders, Heidi S. Resnick, Connie L. Best, and Paula P. Schnurr. "Risk factors for adolescent substance abuse and dependence: data from a national sample." *Journal of Consulting and Clinical Psychology,* Vol. 68, No. 1: 19–30 (2003).

Kohut, Heinz. *The Restoration of the Self.* New York: International University Press, 1977.

Kübler-Ross, Elizabeth. *On Death and Dying.* New York: Macmillan, 1969.

Leboyer, Frederick. *Birth Without Violence.* New York: Fawcett Book Group, 1990.

LeDoux, Joseph E. *The Emotional Brain: Mysterious Underpinnings of Emotional Life.* New York: Simon and Schuster, 1998.

Leitch, Laurie. "A Post-Tsunami Diary," *Psychotherapy Networker,* Vol. 29: 62–69 (Nov-Dec 2005). Laurie Leitch was a member of the FHE's TOP team that went to Thailand to do SE-based relief work.

Levine, Peter. *Healing Trauma: A Pioneering Program for Restoring the Wisdom of Your Body* (a book and CD); *It Won't Hurt Forever: Guiding Your Child Through Trauma;* and *Sexual Healing: Transforming the Sacred Wound,* (the latter two are primarily audio programs). All available from Sounds True, Louisville, CO.

Levine, Peter. *Waking the Tiger: Healing Trauma.* Berkeley, CA: North Atlantic Books, 1997.

Leo, Pam. *Connection Parenting: Parenting Through Connection Instead of Coercion.* Deadwood, OR: Wyatt-MacKenzie Publishing, Inc., 2005.

Levy, D.M. "On the problem of movement restraints," *American Journal of Orthopsychiatry,* Vol. 14: 644 (1944).

Marano, Hara Estoff. "Big, Bad Bully," *Psychology Today*, Vol. 28: 50–89 (Sept–Oct 1995).

Marshall, James. *George and Martha*. New York: Houghton Mifflin Co., 1972.

Marshall, S.I., and F. Chung, "Discharge Criteria and Complications After Ambulatory Surgery." *Anesth. Analg.* 88, no. 3 (March 1, 1999): 508.

McCarty, Wendy Anne, PhD. *Being with Babies: What Babies Are Teaching Us, An Introduction, 1*. Goleta, CA: Wondrous Beginnings, 1996. (Available through www.wondrousbeginnings.com.)

McCarty, W.A. *Being with Babies: What Babies Are Teaching Us, Supporting Babies' Innate Wisdom, 2*. Goleta, CA: Wondrous Beginnings, 1997. (Available through www.wondrousbeginnings.com)

McCarty, W.A. "How our earliest experiences in the womb and at birth affect us now." *The Energy Field*, Vol. 5, No. 1: 1 (2004).

McCarty, W.A. "Keys to healing and preventing foundational trauma: What babies are teaching us." *Bridges—ISSSEEM magazine*, Vol. 13, No. 4: 8–12 (2002).

McCarty, W.A. "Nurturing the Possible: Supporting the integrated self from the beginning of life." *Shift: At the Frontiers of Consciousness*, Vol. 6: 18–20 (2005).

McCarty, W.A. "Supporting babies' wholeness in the 21st century: An integrated model of early development." *Journal of Prenatal and Perinatal Psychology and Health*, Vol. 20, No. 3: 187–220 (2006).

McCarty, W.A. "The CALL to reawaken and deepen our communication with babies: What babies are teaching us." *International Doula*, Vol. 12, No. 2 (Summer 2004).

McCarty, W.A. "The Power of Beliefs: What babies are teaching us." *Journal of Prenatal and Perinatal Psychology and Health*, Vol. 16, No. 4: 341–360 (2002).

McCarty, W.A. *Welcoming Consciousness: Supporting Babies' Wholeness from the Beginning of Life—An Integrated Model of Early Development* (eBook). Santa Barbara, CA: WB Publishing, 2004. (Available through www.wondrousbeginnings.com)

McCarty, W.A. *What Babies Are Teaching Us: A Collection* (eBook). Santa Barbara, CA: WB Publishing, 2005. (Available through www.wondrousbeginnings.com)

Michaloliakou, C., F. Chung, S. Sharma. "Preoperative Multimodal Analgesia Facilitates Recovery After Ambulatory Laparoscopic Cholecystectomy." *Anesth Analg* (1996).

Miller, Susan B. *Disgust: The Gatekeeper Emotion*. Mahwah, NJ: The Analytic Press, 2004.

Neufeld, Gordon, PhD, and Gabor Maté, MD *Hold On To Your Kids: Why Parents Need to Matter More Than Peers.* Toronto, Ontario, Canada: Knopf, 2004.

Monk, Catherine. "Fetal Heart Rate Reactivity Differs by Women's Psychiatric States: An Early Marker of Developmental Risk." *Journal of the American Academy of Child and Adolescent Psychiatry* 43, no. 3 (March 2004): 283–290.

Oaklander, Violet. *Windows to Our Children.* Moab, UT: Real People Press, 1978.

O'Connor, Thomas. "Maternal Antenatal Anxiety and Children's Behavioural/Emotional Problems at 4 Years: Report from the Avon Longitudinal Study of Parents and Children." *The British Journal of Psychiatry* 180 (2002): 504.

Pearce, Joseph Chilton. *Evolution's End: Claiming the Potential of Our Intelligence.* New York: HarperCollins Publishers, 1992.

Pearce, Joseph Chilton. *Magical Child: Rediscovering Nature's Plan for Our Children.* New York: Dutton, 1977; reprinted by Penguin Books (Plume) in 1992.

Perry, Bruce. *Violence and Childhood: How Persisting Fear Can Alter the Developing Child's Brain.* The Child Trauma Academy, Department of Psychiatry and Behavioral Sciences, Baylor College of Medicine, Texas Children's Hospital, 1996.

Perry, Bruce D., MD, PhD. *The Vortex of Violence: How Children Adapt and Survive in a Violent World,* published online by the Child Trauma Academy, 2000. www.childtrauma.org.

Perry, Bruce D. "Incubated in Terror: Neurodevelopmental factors in the 'cycle of violence'," in *Children, Youth and Violence: The Search for Solutions,* J. Osofsky, ed. New York: Guilford Press, 1997.

Perry, B.D., R. Pollard, T. Blakely, W. Baker, and D. Vigilante. "Childhood Trauma, the neurobiology of adaptation and 'use-dependent' development of the brain: how 'states' become 'traits'." *Infant Mental Health Journal,* Vol. 16, No. 4: 271–291 (1995).

Porges, Stephen W. "Neuroception: A Subconscious System for Detecting Threats and Safety." *Zero to Three Journal* 24, no. 5 (May 2004): 19–24.

Prescott, J.W. "The origins of human love and violence." Newport Beach, CA: Institute of Humanistic Science, 1995. (1829 Commodore Rd., Newport Beach, CA 92660)

Rothenberg, Mira. *Children with Emerald Eyes: Histories of Extraordinary Boys and Girls.* Berkeley, CA: North Atlantic Books, 2003.

Sapolsky, Robert M. *Why Zebras Don't Get Ulcers: An Updated Guide to Stress, Stress Related Diseases, and Coping.* New York: W.H. Freeman & Company, 1994.

Scaer, Robert. *The Trauma Spectrum*. New York: Norton, 2005.

Schore, Allan N. *Affect Dysregulation and Disorders of the Self*. New York: W.W. Norton & Company, 2003.

Schore, Allan N. *Affect Regulation and the Origin of the Self: The Neurobiology of Emotional Development*. Hillsdale, NJ: Lawrence Erlbaum Associates, 1994.

Siegel, Daniel J., MD. *The Developing Mind: How Relationships and the Brain Interact to Shape Who We Are*. New York: The Guilford Press, 1999.

Siegel, Daniel J., MD, and Mary Hartzell, M.Ed. *Parenting from the Inside Out: How a Deeper Self-Understanding Can Help You Raise Children Who Thrive*. New York: Jeremy P. Tarcher/Penguin, 2003.

Smith-Heavenrich, Sue. "Kids Hurting Kids." *Mothering* magazine, May-June 2001: 72–79.

Soloman, J., and C. George. "The Development of Attachment in Separated and Divorced Families: Effects of Overnight Visitation, Parent and Couple Variables." *Attachment and Human Development I*, no. 1 (April 1999): 2–33.

Somé, Sobonfu E. *Welcoming Spirit Home: Ancient African Teachings to Celebrate Children and Community*. Novato, CA: New World Library, 1999.

Sontag, L.W., and R.F. Wallace. "Study of Fetal Activity: Preliminary report of the Fels Fund." *American J. Diseases of Children*, Vol. 48 (1934): 1050–1057.

Sontag, L.W. "Implications of Fetal Behavior and Environment for Adult Personalities." *Annals of the New York Academy of Sciences* 134 (1966): 782.

Steele, William, and Melvyn Raider. *Structured Sensory Intervention for Traumatized Children, Adolescents and Parents*, Volume I of the Mellen Studies in Social Work Series. United Kingdom: Edwin Mellen Press, Ltd., 2001.

Stern, Daniel N. *The Interpersonal World of the Infant: A View from Psychoanalysis and Developmental Psychology*. New York: Basic Books, 1985.

Stern, Daniel N. *The Motherhood Constellation: A Unified View of Parent-Infant Psychotherapy*. New York: Basic Books, 1995.

Stewart, John, PhD. *Beyond Time Out: A Practical Guide to Understanding and Serving Students with Behavioral Impairments in the Public Schools*. Gorham, ME: Hastings Clinical Associates, 2000.

Stott, D.H., and S.A. Latchord, "Prenatal Antecedents of Child Health, Development, and Behavior." *Journal of the American Academy of Child Psychiatry.*, 15, no. 1 (Winter 1976): 161–191.

Straus, Murray A. "Cultural and organizational influences on violence between family members," in *Configurations: Biological and Cultural*

Factors in Sexuality and Family Life, R. Prince and D. Barried, eds. (Washington, D.C.: Health, 1974).

Strasburger, Victor C., and Edward Donnestein, "Children, Adolescents, and the Media: Issues and Solutions." *Pediatrics,* Vol. 103: 129–139 (1999).

Terr, Lenore, MD. *Too Scared To Cry: Psychic Trauma in Childhood.* New York: Basic Books, A Division of Harper Collins Publishers, 1990.

Tronick, Edward Z. "Emotions and Emotional Communications in Infants." *American Psychologist* 44, no. 2 (February 1989): 112–119.

Vail, Kathleen. "Words That Wound," *American School Board Journal,* September 1999.

Van Derbur, Marilyn. *Miss America By Day: Lessons Learned from Ultimate Betrayals and Unconditional Love.* Denver, CO: Oak Hill Ridge Press, 2003.

van der Kolk, Bessel A., Alexander C. McFarlane, and Lars Weisaeth, eds. *Traumatic Stress: The Effects of Overwhelming Experience on Mind, Body, and Society.* New York: The Guilford Press, 1996.

Wallerstein, Judith S., Julia M. Lewis, and Sandra Blakeslee. *The Unexpected Legacy of Divorce: A 25-Year Landmark Study.* New York: Hyperion, 2000.

Wiehe, Vernon R. *Sibling Abuse: Hidden Physical, Emotional, and Sexual Trauma.* Thousand Oaks, CA: Sage Publications, 1997.

Yashpal, K., J. Katz, and T.J. Coderre. "Effects of Preemptive or Post-Injury Intrathecal Local Anesthesia on Persistent Nociceptive Responses." *Anesthesiology* (1996).

Zand, Walton, and Roundtree. *A Parents' Guide to Medical Emergencies: First Aid for Your Child.* Avery Publishing Group, 1997.

关于分娩和护理的经典书籍

Bradley, Robert, MD. *Husband-Coached Childbirth.* New York: Harper & Row, 1965; revised 1981.

Dick-Reed, Grantly, MD. *Childbirth Without Fear: The Principles and Practice of Natural Childbirth.* New York: Harper, 1959; revised 1972.

Leboyer, Frederick. *Birth Without Violence.* New York: Fawcett Book Group, 1990.

Montagu, Ashley. *Touching: The Human Significance of the Skin,* third edition. New York: Harper & Row, 1971.

Torgus, Judy, ed. *The Womanly Art of Breast-Feeding.* Franklin Park, IL: La Leche League International, 1987.